Manfred Nelitz, Romain Seil (Hrsg.)

Das kindliche Knie

Manfred Nelitz, Romain Seil (Hrsg.)

Das kindliche Knie

—

DE GRUYTER

Herausgeber des Bandes
Prof. Dr. med. Manfred Nelitz
MVZ Oberstdorf
Kliniken Kempten / Oberallgäu
Akademische Lehrkrankenhäuser der
Universität Ulm
Trettachstr. 16
87561 Oberstdorf
E-Mail: manfred.nelitz@mvz-oberstdorf.de

Prof. Dr. med. Romain Seil
Centre Hospitalier de Luxembourg Clinique d'Eich
Service de Chirurgie Orthopédique
Centre de l' Appareil Locomoteur de Médecine du
Sport et de Prévention
Rue d'Eich 78
1460 Luxembourg
Luxembourg
E-Mail: rseil@yahoo.com

ISBN: 978-3-11-042725-7
e-ISBN (PDF): 978-3-11-042404-1
e-ISBN (EPUB): 978-3-11-042421-8

Library of Congress Cataloging-in-Publication data
A CIP catalog record for this book has been applied for at the Library of Congress.

Bibliografische Information der Deutschen Nationalbibliothek
Die Deutsche Nationalbibliothek verzeichnet diese Publikation in der Deutschen Nationalbibliographie; detaillierte bibliografische Daten sind im Internet über http://dnb.d-nb.de abrufbar.

© 2016 Walter de Gruyter GmbH, Berlin/Boston
Druck und Bindung: CPI books GmbH, Leck
Einbandabbildung: Foto Heimhuber, Sonthofen
∞ Gedruckt auf säurefreiem Papier
Printed in Germany

www.degruyter.com

Zu den Autoren (in alphabetischer Reihenfolge)

Prof. Dr. med. Meinrad Beer
Klinik für Diagnostische und Interventionelle Radiologie
Universitätsklinikum Ulm
Albert-Einstein-Allee 23
89081 Ulm
E-Mail: meinrad.beer@uniklinik-ulm.de

Dr. med. Leonhard Döderlein
Orthopädische Kinderklinik Aschau
Behandlungszentrum Aschau GmbH
Bernauer Straße 18
83229 Aschau i. Chiemgau
E-Mail: l.doederlein@bz-aschau.de

Dr. med. Daniel Dornacher
Orthopädische Universitätsklinik Ulm
Oberer Eselsberg 45
89081 Ulm
E-Mail: daniel.dornacher@rku.de

PD Dr. med. Oliver Eberhardt
Olgahospital Stuttgart, Zentrum für
Kinder-, Jugend- und Frauenmedizin
Akademisches Lehrkrankenhaus der
Universität Tübingen
Kriegsbergstraße 60
70174 Stuttgart
E-Mail: o.eberhardt@klinikum-stuttgart.de

PD Dr. med. Francisco F. Fernandez
Olgahospital Stuttgart, Zentrum für
Kinder-, Jugend- und Frauenmedizin
Akademisches Lehrkrankenhaus der
Universität Tübingen
Kriegsbergstraße 60
70174 Stuttgart
E-Mail: f.fernandez@klinikum-stuttgart.de

Prof Dr. med. Johannes-Peter Haas
Deutsches Zentrum für Kinder- und
Jugendrheumatologie
Akademisches Lehrkrankenhaus der LMU
München
Gehfeldstr. 24
82467 Garmisch-Partenkirchen
E-Mail: haas.johannes-peter@rheuma-kinderklinik.de

Dr. med. Alexander Hoffmann
Abteilung für Orthopädie
Centre Hospitalier de Luxembourg
Clinique d'Eich
Sports Medicine Research Laboratory
Luxembourg Institute of Health
77, Rue d'Eich
L-1460, Luxembourg

Prof. Dr. med. Klaus Huch
Orthopädie und Unfallchirurgie
Birkle-Klinik
Obere Sankt Leonhardstraße 55
88662 Überlingen
klaus.huch@birkle-klinik.de

PD Dr. med. Sabine Lippacher
Orthopädische Gemeinschaftspraxis
Deininger Str. 17
86720 Nördlingen
E-Mail: sabinelippacher@yahoo.de

Prof. Dr. med. Manfred Nelitz
MVZ Oberstdorf
Kliniken Kempten / Oberallgäu
Akademische Lehrkrankenhäuser der
Universität Ulm
Trettachstr. 16
87561 Oberstdorf
E-Mail: manfred.nelitz@kliniken-oa.de

Dr. med. Christian Nührenbörger
Clinique du Sport
Centre Hospitalier de Luxembourg
Clinique d' Eich
76, Rue d'Eich
L-1460, Luxembourg
E-Mail: nuehrenboerger.christian@chl.lu

Prof. Dr. med. Dietrich Pape
Département de l'Appareil Locomoteur
Centre Hospitalier de Luxembourg
Clinique d' Eich
77, Rue d'Eich
L-1460, Luxembourg

Prof. Dr. med. Romain Seil
Sports Medicine Research Laboratory
Luxembourg Institute of Health
Département de l'Appareil Locomoteur
Centre Hospitalier de Luxembourg
Clinique d' Eich
78, Rue d'Eich
L-1460, Luxembourg
E-Mail: rseil@yahoo.com

Prof. Daniel Theisen, PT, PhD
Sports Medicine Research Laboratory
Luxembourg Institute of Health
77, rue d'Eich
L-1460 Luxembourg
E-Mail: daniel.theisen@lih.lu

Dr. med. Julia Wölfle-Roos
Orthopädische Universitätsklinik Ulm
Oberer Eselsberg 45
89081 Ulm
E-Mail: julia.woelfle@uni-ulm.de

Inhaltsübersicht

Romain Seil, Alexander Hoffmann, Dietrich Pape

Romain Seil, Alexander Hoffmann, Dietrich Pape

Vorwort

„Kinder sind keine kleinen Erwachsenen". Dieser Satz trifft nicht nur für die Pädiatrie, sondern auch für die Kinderorthopädie und insbesondere für das Kniegelenk bei Kindern und Jugendlichen zu.

Knieprobleme bei Kindern und Jugendlichen reichen von harmlosen „Wachstumsschmerzen" und Überlastungssyndromen bis zu schweren Arthritiden und Tumorerkrankungen. Die Behandlung ist häufig interdisziplinär.

Die Komplexität von Kniegelenkerkrankungen und Verletzungen im Wachstumsalter und die wachsenden wissenschaftlichen Erkenntnisse an Knieschmerzen im Kindes- und Jugendalter waren der Anlass, dieses Buchprojekt in Angriff zu nehmen.

Das Buch soll all denen, die sich mit dem kindlichen Kniegelenk befassen, ein hilfreicher Begleiter in der täglichen Arbeit sein.

Wir möchten zuerst allen Autoren für die Erstellung der Kapitel danken. Uns ist bewusst, wie zeitaufwendig dies neben der klinischen Tätigkeit ist.

Beim DeGruyter Verlag möchten wir uns für die tatkräftige Unterstützung von der Planung bis zur Fertigstellung des Buches bedanken. Zwei Namen möchte ich stellvertretend nennen. Frau Dr. Bettina Noto und Frau Sabina Dabrowski haben durch Ihre unermüdliche Mithilfe das Projekt von Beginn an begleitet und mit der nötigen Sorgfalt unterstützt.

Wir wünschen den Lesern viel Vergnügen bei der Lektüre des Buches und viel Erfolg in der täglichen Praxis.

September 2016

Manfred Nelitz
Romain Seil

Daniel Dornacher

1 Anamnese und klinische Untersuchung des kindlichen Kniegelenkes

Außerhalb von Endemiezeiten mit Infektionen der oberen Atemwege sind Beschwerden am Bewegungsapparat die häufigste Ursache für eine Vorstellung eines Kindes beim Arzt [1]. Hierbei nimmt das Kniegelenk eine eher prominente Stellung ein: es ist bei Verletzungen in dieser Altersgruppe das am zweithäufigsten betroffene Gelenk.

Die kindlichen Kniegelenkerkrankungen lassen sich neben der Gruppe mit vorausgehendem Trauma in eine zweite große Gruppe ohne vorausgehendes Trauma einteilen. Allen gemein ist, dass der körperlichen Untersuchung eine umfassende Anamneseerhebung, oft mit Fremdanamnese, vorausgeht. Sie als Untersucher haben also nicht nur einen Gesprächspartner, sondern mindestens zwei (die Eltern). Ungeachtet dessen sollte der Patient, also das Kind, im Mittelpunkt der Anamneseerhebung stehen. Das Kind oder der Jugendliche verdienen es, so ernst genommen zu werden wie ein Erwachsener. Somit sollte, wenn möglich, der Patient zuerst begrüßt werden und auch bei der Anamneseerhebung das erste Wort bekommen.

Die in diesem Buch gegenständlichen Erkrankungen treten bei Kindern als auch bei Jugendlichen auf. In diesen beiden Lebensabschnitten unterscheidet sich das Herangehen bei Anamneseerhebung und Untersuchung. Ein Vierjähriger mit hinkendem Gangbild wird keine exakt differenzierte Aussage zur Lokalisation seiner Beschwerden machen können. In diesem Alter wird zum Beispiel eine Erkrankung des Hüftgelenkes nicht selten als Oberschenkel- oder Knieschmerz, gar als Bauchschmerz beschrieben. In diesem Zusammenhang sei erwähnt, dass bei Knieschmerzen im Kindes- als auch im Jugendalter obligat eine Untersuchung des ipsilateralen Hüftgelenkes erfolgen muss, um Verzögerungen in der Behandlung einer Coxitis, einer Perthes-Erkrankung oder einer Epiphyseolysis capitis femoris zu vermeiden.

Bei jugendlichen Patienten entsteht nicht selten der Eindruck, dass sie eigentlich nicht aus freien Stücken in die Sprechstunde kommen wollten, sondern auf Drängen der Eltern erschienen sind. Die Beschwerden können in diesem Alter bereits recht präzise erfragt werden. In dieser Lebensphase scheinen jedoch entwicklungspsychologische Faktoren bei der Schmerzverarbeitung oder Schmerzentstehung, teilweise sogar ohne objektivierbare organische Störung, eine große Rolle zu spielen. So manifestiert sich zum Beispiel das Krankheitsbild des „vorderen Knieschmerzes" typischerweise in diesem von Ablösung und Persönlichkeitsentwicklung geprägten Lebensabschnitt. Insbesondere in diesen Fällen, wenn sich die Schmerzen nicht mit unserem mechanistisch geprägten Weltbild erklären lassen, muss eine gewissenhafte klinische Untersuchung die Grundlage für die weitere Behandlungsplanung sein.

Im Folgenden soll dem Leser ein Katalog grundlegender Untersuchungstechniken für die klinische Praxis an die Hand gegeben werden.

1.1 Anamnese

- Lokalisation: Werden die Beschwerden peripatellar, am lateralen Aspekt oder popliteal beschrieben? Liegt ein „vorderer Knieschmerz" vor (*grab-sign* [2, 3]), (Abb. 1.1)?
- Charakter: Ist dieser scharf, umschrieben, lokalisierbar („mit einem Finger anzeigbar?") oder dumpf, drückend, diffus?
- Uni- oder bilaterale Beschwerden? Wenn bilaterale Beschwerden vorliegen: sind diese gleichzeitig oder „mal links und mal rechts" vorhanden?
- Ging ein Trauma voraus? Wenn ja: wann und bei welcher Tätigkeit? Wie war der Mechanismus?
- Wann treten die Beschwerden auf: gelegentlich, regelmäßig oder dauerhaft, in Ruhe und nachts? Wacht der Patient nachts aufgrund der Schmerzen auf?
- Sind die Beschwerden bewegungs-, lage- oder belastungsabhängig? Treten die Beschwerden beispielsweise beim längeren Sitzen mit gebeugten Kniegelenken auf (wie beim vorderen Knieschmerz)?
- Gehen die Schmerzen mit Blockaden einher (z. B. beim eingeschlagenen Meniskus-Korbhenkelriss)?
- Sind die Schmerzen von einem *giving-way* begleitet: Der Patient beschreibt, dass das Kniegelenk plötzlich schmerzhaft nachgebe oder „einhänge", typischerweise bei einer Insuffizienz des vorderen Kreuzbandes, oder dass die „Kniescheibe herausspringe" im Sinne einer Patella(sub)luxation?

1.2 Inspektion

1.2.1 Im Gehen

- Besteht ein Hinken?
- Kann das Kniegelenk bei der Schrittabwicklung physiologisch gestreckt werden (ca. 10° Flexion in der Standphase)?
- Bestehen Hinweise auf Torsionsfehler? Zeigt sich ein Patellaschielen (*kneeing-in*)? Wie ist die Position des Fußes in Relation zur Gehrichtung (physiologischer Fußöffnungswinkel: zwischen Fuß-Längsachse und Gehrichtung 10-15°)?
- Tritt ein Lateralschub des Kniegelenks während Standphase (*lateral-thrust*) als Hinweis für M. Blount auf?
- Liegen begleitende Fußdeformitäten vor (Knick-Senkfuß)?

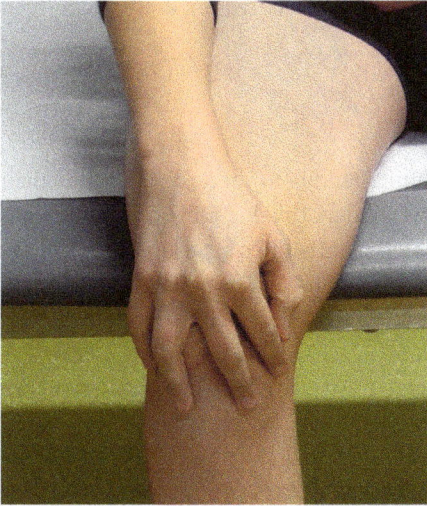

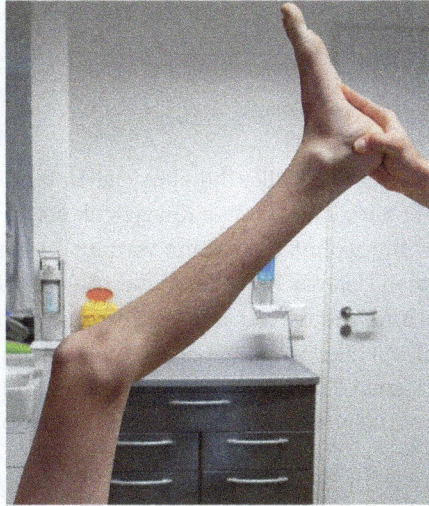

Abb. 1.1: Typisches Umgreifen der Kniescheibe bei der Frage nach der Schmerzlokalisation beim vorderen Knieschmerz [1, 2].

Abb. 1.2: Poplitealwinkel als objektivierbarer Messwert für die Flexibilität der ischiocruralen Muskulatur.

1.2.2 Aktive Funktionsprüfung

- Ist ein einbeiniges Hüpfen sicher demonstrierbar?
- Ergeben sich Auffälligkeiten bei einer einbeinigen Kniebeuge? Tritt bei einer Schwäche der Hüftabduktoren (positives Trendelenburg-Zeichen) eine verstärkte Hüftadduktion mit femoraler Innenrotation und Valgusbewegung am Kniegelenk auf?

1.2.3 Im Stehen

- Ist ein Patellaschielen vorhanden (Hinweis für vermehrte/verminderte femorale Antetorsion)?
- Können Achsabweichungen im Varus- oder Valgussinne mit streng nach ventral orientierten Patellae gesehen werden? Soll der Interkondylenabstand beim Varus oder der Intermalleolarabstand beim Valgus dokumentiert werden, so empfiehlt sich eine Angabe in Zentimetern, eine Bestimmung des Abstandes in „Querfingern" des Untersuchers ist eher unpräzise.
- Liegt ein Patellahochstand vor?
- Ist die Kniegelenkkontur abgrenzbar (verstrichene Kontur bei Schwellung und Erguss)?
- Sind Muskelasymmetrien oder Differenzen für die Silhouette des M. vastus medialis (z. B. bei patellofemoraler Instabilität) vorhanden?

– Ist im Sagittalprofil ein Streckdefizit oder ein Genu recurvatum erkennbar?

1.3 Palpation

Grundsätzlich sollte die klinische Untersuchung bei einem Kind oder Jugendlichen nicht am schmerzhaften Kniegelenk begonnen werden. Um den jungen Patienten mit der ungewohnten Situation vertraut zu machen, empfiehlt es sich, mit der orientierenden Untersuchung der großen Gelenke der schmerzfreien Gegenseite zu beginnen. Nach frischen Verletzungen kann zudem zunächst die Bildgebung komplettiert werden, ein hiervor verabreichtes Analgetikum kann anschließend die Untersuchung des verletzten Kniegelenkes erleichtern. Bei jüngeren Kindern ist es meist hilfreich, die Untersuchung auf dem Schoß der Mutter oder des Vaters zu beginnen.

Im Liegen
– Gibt es eine Temperaturdifferenz zur gesunden Seite?
– Ist ein intraartikulärer Erguss vorhanden? Bei einem relevanten Erguss lässt sich durch Ausstreichen der suprapatellaren Recussus das Phänomen der „Tanzenden Patella" untersuchen.
– Liegen Druckdolenzen über dem Gelenksspalt medial oder lateral vor? Bei der Palpation des medialen und lateralen femorotibialen Gelenkspaltes von ventral nach dorsal können Druckdolenzen Hinweise auf Meniskusverletzungen sein.
– Zeigen sich Druckdolenzen im Verlauf des medialen oder lateralen Kollateralbandes?
– Lassen sich Beschwerden über den Patellafacetten auslösen? Es werden die Retinacula und die Gelenkkapsel in Kniestreckung und bei entspannter Quadrizepsmuskulatur palpiert. Beim vorderen Knieschmerz können Druckschmerzen sowohl an der medialen als auch an der lateralen Patellafacette vorliegen. Eine mediale Druckdolenz kann auf eine Verletzung der medialen Retinacula und des medialen patellofemoralen Ligamentes (MPFL) hinweisen, ein tastbarer fibrotischer Strang (mit Schappphänomen bei Beugung des Kniegelenkes) auf eine Plica. Druckdolenzen über der lateralen Facette finden sich beim lateralen Hyperpressionssyndrom.
– Sind Beschwerden bei der Palpation der periartikulären Weichteile vorhanden? Zum Beispiel Beschwerden über der caudalen Patellaspitze (M. Sinding-Larsen-Johansson), der Tuberositas tibiae (M. Osgood-Schlatter, zusätzliche Prominenz?), Beschwerden in der Poplitea (Untersuchung in Bauchlage, Poplitealzyste?) oder über der Bursa präpatellaris?

Bei Knieschmerzen im Kindes- oder Jugendalter muss obligat eine Untersuchung des ipsilateralen Hüftgelenkes erfolgen. Ein Rotationsschmerz im Hüftgelenk oder eine Bewegungseinschränkung (zum Beispiel Drehmann-Zeichen

bei der Epiphyseolysis capitis femoris) können klinische Zeichen einer Erkrankung des Hüftgelenkes sein.

1.4 Bewegungsumfänge

Die Messung der Kniegelenkbeweglichkeit erfolgt in Rückenlage nach der Neutral-
Null-Methode immer auf beiden Seiten.
- Für das vollständig gestreckte Kniegelenk wird in dieser Position die Neutral-0-
  Stellung angenommen
- Flexion/Extension: Die Untersuchung der Knieflexion erfolgt bei flektiertem
  Hüftgelenk, die der Knieextension bei getrecktem Hüftgelenk (Entspannung der
  doppelgelenkigen ventralen bzw. dorsalen Oberschenkelmuskulatur). Am kind-
  lichen Kniegelenk lässt sich eine physiologische Flexion von bis zu 150° unter-
  suchen. Nicht selten liegt eine Überstreckbarkeit mit 5–10° vor, vor allem bei
  Mädchen mit allgemeiner Bandlaxität.
- Rotation: Die tibiale Rotation gegen das Femur ist in Kniestreckung durch die
  Spannung der Ligamente gesperrt, in 90° Beugung kann die Tibia gegen das
  Femur ca. 20° außen- und 10° innenrotiert werden.

In diesem Kontext können bei bestimmten Fragestellungen mittels folgender Tests
Aussagen über die Flexibilität der Quadriceps- und ischiocruralen Muskulatur getroffen werden:
- Poplitealwinkel: Das Hüftgelenk auf der zu untersuchenden Seite wird 90° gebeugt und bleibt kontralateral gestreckt. Das Kniegelenk wird aus der Beugung
  langsam gestreckt, bis ein muskulärer Widerstand auftritt. Der Winkel des Kniegelenkes an dieser Stelle wird als Poplitealwinkel beschrieben und dient als objektivierbarer Messwert für die Flexibilität der ischiocruralen Muskulatur
  (Abb. 1.2).
- Fersen-Gesäßabstand (Test nach Ely): In Bauchlage wird das Knie gebeugt, bis ein
  muskulärer Widerstand auftritt oder ipsilateral das Becken von der Untersuchungsliege abgehoben wird. Der Abstand der Ferse zum Gesäß kann als objektivierbarer Messwert für die Flexibilität bzw. Verkürzung des rectus-femoris-Anteils
  der Quadricepsmuskulatur benutzt werden [4] (Abb 1.3).

1.5 Stabilitätsprüfung

Eine vollständige Untersuchung ist bei akuten Verletzungen oft nicht möglich, da
Schmerzen und Angst eine notwendige muskuläre Entspannung unmöglich machen.
Unabhängig hiervon ist die Prüfung der Bandstabilität weniger schmerzhaft als die
Durchführung der klassischen Meniskustests, weshalb die Stabilitätsprüfung zuerst
erfolgen sollte.

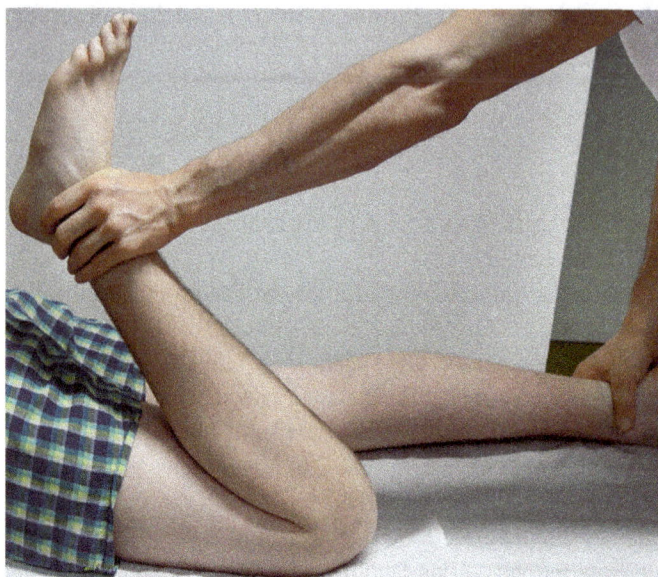

Abb. 1.3: Der Fersen-Gesäßabstand (Test nach Ely) als objektivierbarer Messwert für die Flexibilität bzw. Verkürzung des rectus-femoris-Anteils der Quadricepsmuskulatur.

Eine konklusive Einschätzung der individuellen Bandstabilität ist nur in Verbindung mit einer Untersuchung der Gegenseite möglich!

1.5.1 Untersuchung der kollateralen Stabilität

– Mediale Stabilität: Zur Prüfung des medialen Kollateralbandes wird in 30° Kniebeugung und Außenrotation des Fußes am Sprunggelenk ein Valgusstress aufgebaut, als Widerlager liegt die andere Hand über dem Fibulaköpfchen. Mit dieser Hand wird das Ausmaß und die Qualität der etwaigen Instabilität eingeschätzt. Eine Aufklappbarkeit mit ca. 2 mm gilt als physiologisch. Eine Klassifikation in 3 Grade ist möglich (Grad I: Aufklappbarkeit mit 0 – 5 mm, Grad II: 6 – 10 mm und Grad III: mehr als 10 mm). Die Untersuchung wird zusätzlich in Kniestreckung durchgeführt. Da die Kreuzbänder, die posteromediale Gelenkkapsel und das lig. popliteum obliquum zur Stabilität in Streckung beitragen, sollte eine Aufklappbarkeit in Streckung eine differenzierte Betrachtung der Kreuzbänder und des posteromedialen Bandkomplexes nach sich ziehen [5].
– Laterale Stabilität: Zur Prüfung des lateralen Kollateralbandes wird in 30° Kniebeugung als auch in Kniestreckung ein Varusstress aufgebaut. Die Einschätzung der Instabilität kann analog o.g. Klassifikation in 3 Graden erfolgen. Eine Instabilität in 30° Beugung zeigt eine Verletzung des lateralen Kollateralbandes und ggf. des posterolateralen Bandkomplexes an. Eine Instabilität in Streckung kann

mit zusätzlichen Verletzungen der Kreuzbänder, der Popliteusehne oder des Tractus iliotibialis einhergehen [6].

1.5.2 Untersuchung des vorderen Kreuzbandes

- Lachmann-Test (Prüfung des vorderen Kreuzbandes): In 20–30° Kniebeugung umfasst ein Hand des Untersuchers den distalen Oberschenkel, die andere den proximalen Unterschenkel. Es wird eine nach anterior gerichtete Translationsbewegung des Unterschenkels gegen den Oberschenkel ausgeführt. Die Abschätzung der Instabilität kann nach o. g. Klassifikation erfolgen. Zudem sollte die Qualität des Anschlages (hart, weich) beurteilt werden (Abb. 1.4).
- Schubladentest: Das Kniegelenk wird ca. 90° gebeugt, der Fuß wird auf der Untersuchungsliege aufgestellt und durch den Untersucher fixiert. Eine nach anterior gerichtete Translationsbewegung wird vom proximalen posterioren Unterschenkel ausgeübt. Die Einschätzung der Instabilität erfolgt analog zum Lachmann-Test.
- *Pivot-Shift*: Dieser Test wird von Kindern und Jugendlichen als unangenehm empfunden und sei der Vollständigkeit halber erwähnt: Der Untersucher führt den Unterschenkel aus der Kniestreckung mit Valgusstress und in Innenrotation langsam in die Beugung. Bei Insuffizienz des vorderen Kreuzbandes kommt es bei 30–40° Beugung zu einem (schmerzhaften) Repositionsschnappen nach Subluxation [7].

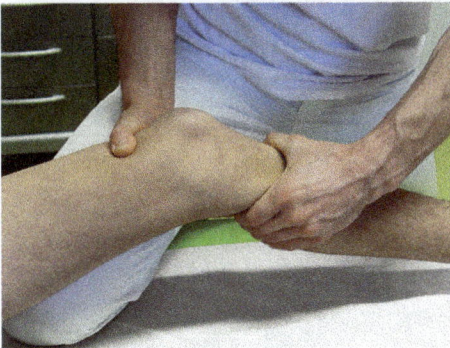

Abb. 1.4: Lachmann-Test: In 20–30° Kniebeugung umfasst ein Hand des Untersuchers den distalen Oberschenkel, die andere den proximalen Unterschenkel. Es wird eine nach anterior gerichtete Translationsbewegung des Unterschenkels gegen den Oberschenkel ausgeführt. Das Bein des Patienten kann hierbei auf dem Oberschenkel des Untersuchers gelagert werden.

1.5.3 Untersuchung des hinteren Kreuzbandes

- *Hinterer Schubladentest:* Setting analog zum (vorderen) Schubladentest, es wird jedoch am proximalen Unterschenkel eine nach posterior gerichtete Translationsbewegung ausgeführt. Dieser Test kann zusätzlich in Innen- und Außenrotation des Unterschenkels durchgeführt werden. Bei einer isolierten Insuffizienz des hinteren Kreuzbandes kommt es bei Unterschenkel-Innenrotation durch Vorspannen des medialen Kollateralbandes und des lig. popliteum obliquum zu einer Reduktion der posterioren Translation.

– *Posterior Sag*-Test (Godfrey's Test): Der Untersucher unterstützt den Fuß des Patienten bei 90° gebeugtem Hüft- und Kniegelenk. Bei einer Komplettruptur des hinteren Kreuzbandes kann es unter Einwirkung der Schwerkraft zu einem „Nach-unten-Sacken" des Unterschenkels kommen. Dies lässt sich durch eine im gegenseitigen Vergleich etwas weiter nach posterior stehende Tuberositas tibiae erkennen [8] (Abb. 1.5).

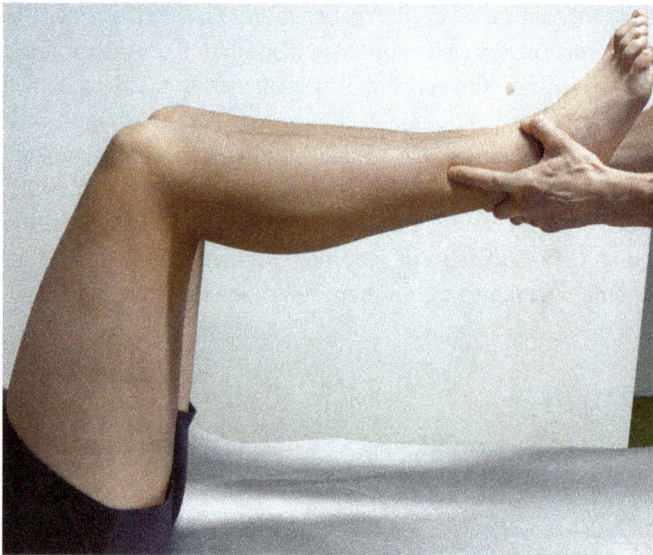

Abb. 1.5: *Posterior Sag*-Test (Godfrey's Test): Bei einer Komplettruptur des hinteren Kreuzbandes kann es unter Einwirkung der Schwerkraft zu einem „Nach-unten-Sacken" des Unterschenkels kommen. Dies lässt sich durch eine im gegenseitigen Vergleich etwas weiter posterior stehende Tuberositas tibiae erkennen [7].

Sollte eine symptomatische Kniegelenkinstabilität oder Insuffizienz der Kreuzbänder vorliegen, obwohl sich in der Anamnese kein relevantes Trauma finden lässt, so sollte eine kongenitale Hypo- oder Aplasie der Kreuzbänder ausgeschlossen werden. Diese findet sich zum Beispiel bei paraxialen longitudinalen Defekten wie zum Beispiel dem proximalen fokalen Femurdefekt (PFFD) oder der fibularen Hemimelie. Als seltene Differentialdiagnose bei Kreuzbandinsuffizienz sollte an eine Hämophilie gedacht werden.

1.6 Untersuchung der Menisken

Für die Untersuchung der Menisken wurden zahlreiche Provokationstests beschrieben.

Einer der gebräuchlichsten ist der McMurray-Test. Hierfür befindet sich der Patient in Rückenlage.

– Innenmeniskus: Das Kniegelenk wird gebeugt, und die Tibia wird außenrotiert. Nun wird das Kniegelenk unter Varusstress langsam in die Streckung geführt. Hierbei können die für den Patienten subjektiv störenden Beschwerden reproduziert werden. Zudem tastet ein Finger über dem medialen Gelenkspalt. Bei einem instabilen Meniskus kann ein Schnappen getastet werden (Abb 1.6).

– Außenmeniskus: Der Provokationstest erfolgt analog unter Innenrotation der Tibia und in Valgusstress.

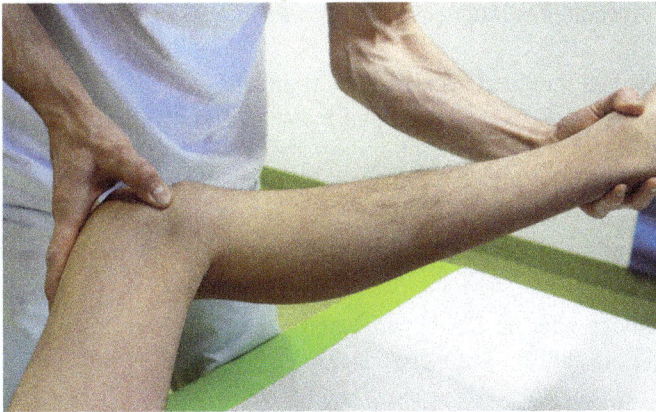

Abb. 1.6: McMurray-Test: Für den Innenmeniskus: Das Kniegelenk wird gebeugt, und die Tibia wird außenrotiert, dann wird das Kniegelenk unter Varusstress langsam in die Streckung geführt. Hierbei können die Beschwerden reproduziert werden. Für den Außenmeniskus erfolgt der Provokationstest analog unter Innenrotation der Tibia und in Valgusstress.

Eine Besonderheit stellt der Scheibenmeniskus dar, welcher nicht selten bereits im Kindesalter klinisch symptomatisch wird. Die Patienten stellen sich mit eher unspezifischen Beschwerden, in der Regel über dem lateralen Gelenkspalt, vor. Es kann ein diskreter Erguss tastbar sein. Bei der Untersuchung können bei der Beweglichkeitsprüfung hörbare Schnappphänomene und Blockaden auftreten [9].

1.7 Untersuchung des retropatellaren Gelenkes

Mit den nachfolgenden Tests sollen primär Untersuchungstechniken für die Fragestellung einer patellofemoralen Instabilität dargestellt werden. Bei einer entsprechenden Anamnese (vorderer Knieschmerz, *giving-way*, stattgehabte Patellaluxation) darf die Untersuchung nicht nur auf das betroffene Kniegelenk beschränkt bleiben. Ohne präzise klinische Analyse der Pathologie ist eine korrekte Behandlungsplanung nicht möglich. Hierfür ist eine Untersuchung beider unterer Extremitäten notwendig. Die Beurteilung einer etwaigen allgemeinen Bandlaxität kann an einem Unterarm erfolgen.

Zur Inspektion (Beinachse, Torsionsfehler, Muskelasymmetrien) und Palpation (Erguss, Schmerzen im Bereich der medialen Patellafacette) sei auf 2. und 3. verwiesen.

1.7.1 Tests zur Beurteilung einer allgemeinen Bandlaxität

– Daumen-Unterarmabstand: Bei palmarflektiertem Handgelenk wird der Daumen des Patienten vom Untersucher zum Unterarm geführt. Bei einer allgemeinen Bandlaxität ist der Abstand des Daumens zum Unterarm nahe 0 cm oder aufgehoben.
– Ist eine Überstreckbarkeit im Ellenbogengelenk vorhanden?
– Lässt sich eine passive Dorsalextension in den Metacarpo-Phalangealgelenken über 90° einstellen?

1.7.2 Spezielle Tests bei patellofemoraler Instabilität

– *J-Zeichen:* In Rückenlage oder im Sitzen wird das gestreckte Kniegelenk passiv langsam in die Beugung geführt. Bei einer relevanten Lateralisation der Patella befindet sich diese bei Kniestreckung proximal und lateral des Sulcus trochleae. Bei zunehmender Kniebeugung läuft die Patella nach distal und zentriert sich abrupt aus ihrer lateralisierten Position nach zentral in den Sulcus. Der Weg, den die Patella hierbei von proximal lateral nach distal zentral zurücklegt, lässt sich mit einem „J" beschreiben.
– Ein positives J-Zeichen kann im Sinne einer deutlichen patellofemoralen Instabilität gewertet werden.
– *Apprehension*-Test: Das betroffene Kniegelenk befindet sich in 20 – 30° Beugung. In dieser Position wird durch den Daumen des Untersuchers ein lateralisierendes Moment auf die mediale Patellafacette ausgeübt. Bei einem positiven Test hat der Patient das Gefühl einer drohenden Patellaluxation und kontrahiert reflektorisch den M. vastus medialis (Abb. 1.7).
– *Patellaverschiebeschmerz:* Bei Patienten mit retropatellarer Symptomatik ist häufig durch Verschieben nach medial und lateral der für die Patienten typische Schmerz provozierbar. Wer das viel zitierte „Zohlen-Zeichen" mit zum Beispiel völlig „kniegesunden" Medizinstudenten im Untersuchungskurs demonstrierte, weiß um die schlechte Korrelation zu einer tatsächlichen retropatellaren Pathologie.

– *Patellar glide*-Test: Bei gestrecktem Kniegelenk und entspannter Quadrizeps-muskulatur wird die Patella passiv nach medial und lateral geschoben. Die laterale Verschieblichkeit ist ein Test für die mediale Zuggurtung der Patella und umgekehrt. Die Patella wird längs in 4 Quadranten eingeteilt. Abhängig von der Translation der Patella in Relation zu ihrer Breite kann die Verschieblichkeit in 4 Graden angegeben werden. Eine Verschieblichkeit um mehr als 3 oder 4 Quadranten wird im Sinne einer defizitären ligamentären oder retraculären Zuggurtung betrachtet [10, 11].

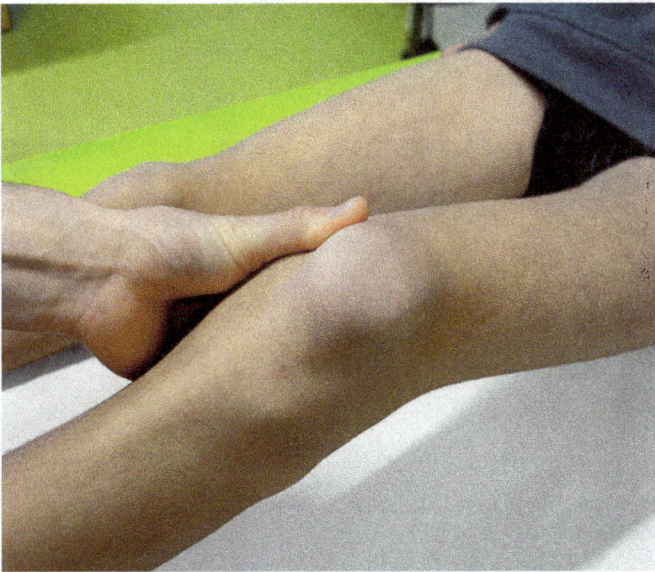

Abb. 1.7: *Apprehension*-Test: Das betroffene Kniegelenk befindet sich in 20 – 30° Beugung. Durch den Daumen des Untersuchers wird ein lateralisierender Stress über die mediale Patellafacette ausgeübt. Bei einem positiven Test hat der Patient das Gefühl einer drohenden Patellaluxation.

1.7.3 Untersuchung der Torsionsverhältnisse

Zur Einschätzung des Risikofaktors „Torsionsstörung" muss bei einer patellofemoralen Instabilität neben der Inspektion im Stehen und Gehen eine klinische Analyse der Torsionsverhältnisse durchgeführt werden. Ein innenrotiertes Gangbild mit einwärtsgedrehten Kniescheiben („Patellaschielen") weist auf eine erhöhte femorale Antetorsion hin. Die femorale Antetorsion sollte hierbei in 90° Beugung des Hüftgelenkes als auch in Extensionsstellung untersucht werden. Dies geschieht üblicherweise zunächst in Rücken- und dann in Bauchlage (Hinweis zur Terminologie: Die Rotation beschreibt eine Drehbewegung in einem Gelenk, die Torsion eine Drehung des Knochens um seine Längsachse).

Femorale Torsion

– Untersuchung in Rückenlage: Bei 90° gebeugtem Hüft- und Kniegelenk wird die Innen- als auch Außenrotation am Hüftgelenk nach der Neutral-Null-Methode festgehalten. Normalerweise lässt sich ein Hüftgelenk in dieser Stellung mehr außen- als innenrotieren. Sollten die Verhältnisse umgekehrt sein, so kann dies als Hinweis für eine relevante femorale Torsionsstörung gewertet werden.

– Untersuchung in Bauchlage: Nun befinden sich die Hüftgelenke in Extensionsstellung. Zunächst wird die endgradige Innen- als auch Außenrotation nach der Neutral-Null-Methode festgehalten. Hierzu werden beide Kniegelenke 90° gebeugt. Die nun senkrecht stehenden Unterschenkel definieren die Neutral-Nullstellung. Der Untersucher führt dann über beide Unterschenkel die Hüftgelenke in die Innen- als auch Außenrotation (Abb 1.8).

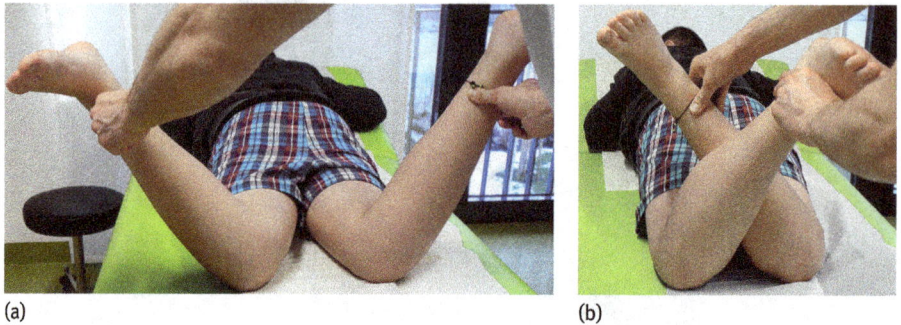

(a)   (b)

Abb. 1.8: Untersuchung der femoralen Torsionsverhältnisse in Extensionsstellung der Hüftgelenke in Innenrotation (a) und Außenrotation (b).

– Zusätzlich kann die tatsächliche femorale Antetorsion klinisch abgeschätzt werden. Hierbei wird mit einer Hand der Trochanter major palpiert, mit der anderen Hand wird der Unterschenkel geführt. Mit dem geführten Unterschenkel kann nun das Femur soweit rotiert werden, bis sich der Trochanter major am proximalen Oberschenkel am weitesten lateralisiert tasten lässt. In dieser Stellung wird der Winkel zwischen dem Unterschenkel und der Senkrechten eingeschätzt. Dieser entspricht der femoralen Antetorsion. Bei erfahrenen Untersuchern stimmen die Werte relativ gut mit denen bildgebender Verfahren (zum Beispiel Torsionsmessung der unteren Extremitäten im MRT) überein (Abb 1.9).

Tibiale Torsion

– Untersuchung in Bauchlage: Nach oben aufgeführter Untersuchung der femoralen Torsion kann die tibiale Torsion bestimmt werden. Hierzu bleiben die Kniegelenke 90° gebeugt, die Unterschenkel stehen senkrecht. Nun kann die Malleolenachse in Relation zur Knieachse bestimmt werden. Gebräuchlicher ist die Abschätzung der

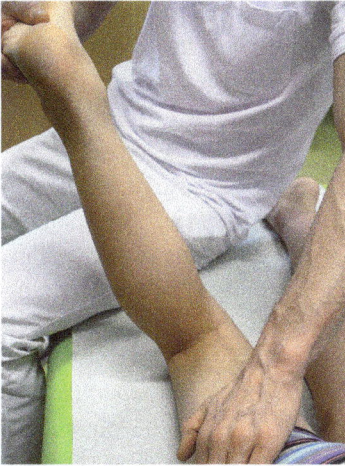

Abb. 1.9: Femorale Antetorsion: Mit einer Hand wird der Trochanter major palpiert, mit der anderen Hand wird der Unterschenkel geführt. Mit dem geführten Unterschenkel kann nun das Femur soweit rotiert werden, bis sich der Trochanter major am proximalen Oberschenkel am weitesten lateralisiert tasten lässt. In dieser Stellung wird zwischen dem Unterschenkel und der Senkrechten der femorale Antetorsionswinkel eingeschätzt.

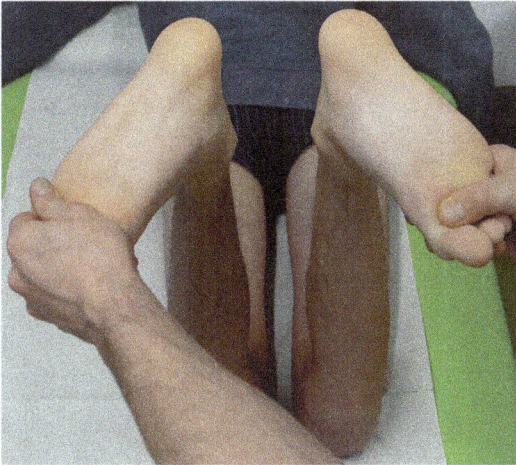

Abb. 1.10: Tibiale Torsion: Abschätzung mit dem „Fuß-Femur-Winkel": Hierbei wird von oben blickend die Längsachse des Fußes zur Oberschenkelachse beurteilt.

tibialen Torsion mit dem „Fuß-Femur-Winkel": Hierbei wird von oben blickend die Längsachse des Fußes zur Oberschenkelachse beurteilt [12] (Abb 1.10).

1.8 Zusammenfassung

Bei der Anamneseerhebung haben Sie als Untersucher mit dem Patienten und dessen Eltern meistens mindestens zwei Gesprächspartner. Obwohl sehr junge Patienten selten sehr differenzierte Aussagen zu ihren Beschwerden machen können, sollten sie bei der Anamneseerhebung im Mittelpunkt bleiben. Beim jugendlichen Patienten scheinen entwicklungspsychologische Faktoren eine Rolle bei der Schmerzverarbeitung zu spielen. Mitunter sind die Beschwerden in dieser Altersgruppe nicht durch eine orthopädisch-mechanistische Denkweise erklärbar.

Unabhängig hiervon ist beim Knieschmerz im Kindes- und Jugendalter eine Untersuchung des ipsilateralen Hüftgelenkes obligat, um eine Coxitis, eine Perthes-Erkrankung oder eine Epiphyseolysis capitis femoris nicht zu übersehen.

Die Analyse von Achsdeformitäten und Torsionsstörungen nimmt bei der klinischen Untersuchung von Kindern und Jugendlichen einen vordergründigen Stellenwert ein. Zusätzlich zur Inspektion im Stehen und Gehen wird eine Beurteilung der femoralen und tibialen Torsionsverhältnisse in Rücken- und Bauchlage durchgeführt.

Bei der Bewertung einer ligamentären Stabilität des Kniegelenkes sollte mindestens die gesunde Gegenseite (vorher) untersucht werden, zudem empfiehlt sich hierbei die Überprüfung einer etwaigen allgemeinen Bandlaxität.

Der häufig im Jugendalter klinisch manifesten patellofemoralen Instabilität nähert man sich über eine klinische Analyse der zugrunde liegenden Risikofaktoren. Erst hiernach sollte die tatsächlich benötigte bildgebende Diagnostik angefordert werden.

1.9 Literatur

1. Huppertz HI. Gelenkschmerzen im Kindes- und Jugendalter. Monatsschr Kinderheilkd 1998,146,5–11
2. Stanitski CL: Anterior knee pain syndromes in the adolescent. J Bone Joint Surg Am 1993,75,1407–16
3. Günther KP, Thielemann F, Bottesi. Der vordere Knieschmerz bei Kinder und Jugendlichen. Diagnostik und konservative Behandlung. Orthopäde 2003,32,110–8
4. Behnisch-Gärtner CM, Berger N: Chronische Knieschmerzen bei Kindern und Jugendlichen. Eine Übersicht über anlage- und überlastungsbedingte Knieschmerzen. Orthopäde 2014,43,758–63
5. Patel JK, Singhal M, Johnson D. Pediatric medial knee injuries. In: DeLee & Drez's Orthopedic Sports Medicine. 3rd ed. Philadelphia, PA, USA, Elsevier, 2010,1638–44
6. Schorfhaar AJ, Mair JJ, Fetzer GB, Wolters BW LaPrade RF. Lateral and posterolateral injuries oft he knee. In: DeLee & Drez's Orthopedic Sports Medicine. 3rd ed. Philadelphia, PA, USA, Elselvier, 2010,1718–47
7. Honkamp NJ, Shen W, Fu FH. Anterior cruciate ligament injuries in the child. In: DeLee & Drez's Orthopedic Sports Medicine. 3rd ed. Philadelphia, PA, USA, Elselvier, 2010,1676–83
8. Honkamp JN, Ranawat A, Harner CD. Posterior cruciate ligament injuries in the child. In: DeLee & Drez's Orthopedic Sports Medicine. 3rd ed. Philadelphia, PA, USA, Elselvier, 2010,1713–18
9. Brockmeier SF, Rodeo SA. Meniscal injuries. In: DeLee & Drez's Orthopedic Sports Medicine. 3rd ed. Philadelphia, PA, USA, Elselvier, 2010,1596–1623
10. Steiner T, Parker RD. Subluxation and dislocation. 2. Patellofemoral Instability Recurrent dislocation of the patella. In: DeLee & Drez's Orthopedic Sports Medicine. 3rd ed. Philadelphia, PA, USA, Elselvier, 2010,1548–72
11. Kolowich PA, Paulos LE, Rosenberg TD, Farnsworth S. Lateral release of the patella: indications and contraindications. Am J Sports Med 1990,18,359–65
12. Westhoff B, Jäger M, Krauspe R. Kindliche Beinachsen. Was ist pathologisch? Orthopäde 2007,36,485–500

Meinrad Beer

2 Bildgebung am kindlichen Kniegelenk

2.1 Bildgebung im Allgemeinen

Die **konventionelle Röntgendiagnostik** ist eine der beiden Säulen der Bildgebung bei kindlichen Knieschmerzen oder Knieverletzungen. Die Röntgendiagnostik wird typischerweise in 2 Ebenen durchgeführt. Bei nur geringer Strahlenexposition bietet sie eine schnelle, umfassende morphologische Darstellung. Neben der Beurteilung des tibiofemoralen Winkels kann in der seitlichen Aufnahme exakt die Patellahöhe beurteilt werden. Hiervon ist eine Aufnahme in 30 Grad mit möglichst exakter Überlagerung der Kondylen notwendig. In seltenen Fällen werden Spezialaufnahmen wie die Patella-Tangentialaufnahme oder eine Tunnelaufnahme angefertigt. Ein wichtiger Aspekt sind Ganzbeinaufnahmen im Stehen. Diese sind durch die sogenannte Stitching-Technik in ihrer technischen Durchführung relativ einfach und standardisiert geworden. Die Röntgen-Ganzbeinaufnahme im Stehen ist Grundlage der präoperativen Planung einer Umstellungsosteotomie bei Achsfehlstellungen von Femur und/oder Tibia. Bei zusätzlichen Rotationsfehlstellungen kann in Einzelfällen eine CT- oder besser MRT-Torsionsmessung ergänzend notwendig sein. Die MRT hat den großen Vorteil der fehlenden Strahlenexposition. Da bei der Torsionsmessung die Gonaden im primären Strahlenfeld liegen, sollte hier unbedingt die einfach durchzuführende MRT-Torsionsmessung bevorzugt werden.

Die **CT** ist Goldstandard in der Darstellung insbesondere komplexer Frakturen. Die Möglichkeit der 3D-Darstellung, der hohen Auflösung (sub-Millimeter) und die Schnelligkeit der Untersuchung (sub-Sekunden) stellen die Vorteile dar. Moderne Bildnachverarbeitungsprogramme wie die „iterative Rekonstruktion" erlauben eine Reduzierung der Strahlenexposition um bis zu 80%. Angesichts der im Vergleich zu Erwachsenen signifikant höheren Strahlensensibilität der Kinder und Jugendlichen sollten nur CT-Geräte mit dieser Dosisreduktionsmöglichkeit eingesetzt werden.

Das Knie ist das bei Kindern und Jugendlichen am häufigsten mittels **MRT** untersuchte Gelenk. Ohne Strahlenexposition ist eine exzellente dreidimensionale Darstellung der knöchernen wie weichteiligen Verhältnisse möglich. Mittels Fettunterdrückungssequenzen können die beiden häufigsten Knie-Pathologien bei Kindern und Jugendlichen – nämlich traumatische Veränderungen und entzündliche Veränderungen des Kniegelenkes – dargestellt werden. Allgemein akzeptiert ist eine Schichtdicke von 3 mm in allen Raumrichtungen. Eine Untersuchung mittels 3-Tesla-Geräten sollte bei Kindern und Jugendlichen angestrebt werden.

Der Sonographie kommt gerade bei Kindern und Jugendlichen zur Abklärung von Kniepathologien eine besondere Rolle zu. Auch hier handelt es sich um ein Verfahren ohne Strahlenexposition. Exakt und leicht lassen sich Ergüsse als Sekundärphänomen bei traumatischen wie auch entzündlichen Kniegelenkerkrankungen nachweisen. Die farbcodierte Duplexsonographie erlaubt zudem bei sekundärer Entzündung die Darstellung von z. B. synovialen Zysten. Nachteilig ist die eingeschränkte Nachvollziehbarkeit der Untersuchungsergebnisse.

Selten wird die Knochenszintigraphie eingesetzt, beispielsweise zur Untersuchung bei chronisch regionalem Schmerzsyndrom (CRPS). Die Knochenszintigraphie zeigt hierbei bereits sehr früh eine vermehrte periartikuläre Traceranreicherung.

2.2 Typische Entwicklungsvarianten bei Kindern sowie Zufallsbefunde

Knieschmerzen sind ein häufiges Phänomen bei Heranwachsenden. Untersuchungen unter 1000 Jugendlichen in der Klassenstufe 9 erbrachten eine Prävalenz von Knieschmerzen in etwas mehr als einem Drittel der Kinder, ohne Unterschied zwischen Jungen und Mädchen. Behandlungsbedürftige Kniepathologien bei Nachuntersuchungen durch MRT oder Arthroskopie ergaben sich dann lediglich bei unter 5 % der Jugendlichen [1].

Infolge des häufigen Phänomens Knieschmerz und dem zunehmenden Einsatz der MRT kommt es vermehrt zum Nachweis von Zufallsbefunden. Kortikale Desmoide finden sich überwiegend am posteromedialen Abschnitt der distalen Femurmetaphyse. Der Bezug zum externen Cortex, die typische Symmetrie und die Lokalisation erlauben in fast allen Fällen eine rasche Diagnose als Zufallsbefund. Fibröse kortikale Defekte und die größeren nicht ossifizierenden Fibrome (FMD, über 2 cm) finden sich durchschnittlich bei 20–30% aller Kinder. Ihre gute Abgrenzbarkeit, Unilokalität oder Lobuliertheit und das Fehlen eines Ödems erlauben eine sichere Zuordnung [2].

Weitere Zusatzbefunde sind kartilaginäre Exostosen (Osteochondrom). Häufig handelt es sich um bereits palpable Läsionen, die Darstellung der typischen Knorpelkappe, insbesondere auf fettsupprimierten Protonenaufnahmen erlauben eine sichere Zuordnung. Die ergänzende Ultraschalluntersuchung ist in der Abgrenzung der Knorpelkappe dem MRT ebenbürtig und erlaubt eine sichere Verlaufsbeurteilung zum Ausschluss einer in seltenen Fällen möglichen malignen Transformation.

Ein weiterer Zufallsbefund sind synoviale Zysten, ein klassischer Vertreter ist die Bakerzyste bei Kindern. Im Vergleich zu Erwachsenen ist diese bei Kindern meist ein schmerzloser Zufallsbefund. Das MRT in Ergänzung zur Sonographie eignet sich ideal zur Verlaufsbeurteilung [3].

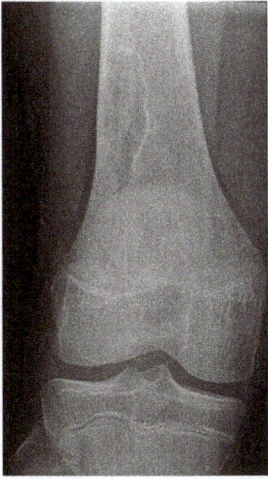
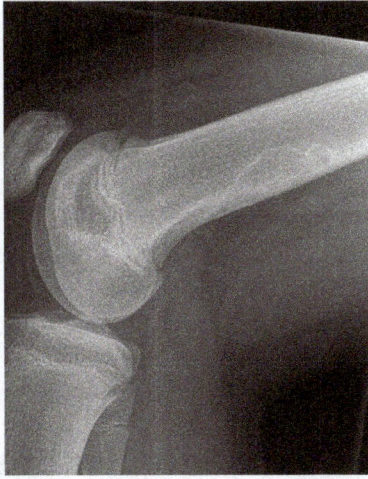

(a) (b)

Abb. 2.1: Z.n. Verdrehtrauma rechtes Kniegelenk; 13 Jahre altes Mädchen; als Nebenbefund nicht ossifizierendes Fibrom mit typischer exzentrischer, dia-/metaphysärer Lage und Randsklerosierung („leave me alone lesion").

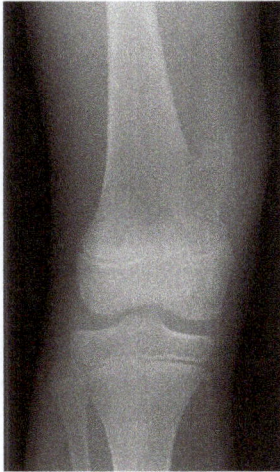

Abb. 2.2: 13 Jahre alter Junge mit Schmerzen und Schwellung rechtes Kniegelenk. Metaphysäre, relativ transparente Ausziehung mit kappenförmiger Begrenzung nach medial-kranial und glatter Berandung, typischer Befund eines Osteochondromes.

2.3 Trauma

Meist liegen bei der Luxation der Patella ein oder mehrere Risikofaktoren vor. Deshalb ist eine sorgfältige Bildgebung mit MRT und Röntgenbildern erforderlich. Als Standardbildgebung wird eine Röntgenaufnahme des Kniegelenkes in zwei Ebenen sowie ein MRT mit transversalen Schichten gefordert. Wichtig ist die Beurteilung des medialen Retinakulum. Meist lässt sich eine Ruptur des medialen patellofemoralen Ligamentes darstellen [4]. Wichtig ist zusätzlich die Beurteilung der Trochlea femoris, da das Vorliegen einer Trochleadysplasie den wichtigsten Risikofaktor darstellt. Bei klinischem Verdacht auf das Vorliegen einer Achsfehlstellung ist die Anfertigung einer Ganzbein-Röntgenaufnahme erforderlich. Liegt der Verdacht auf einen Torsionsfehler vor, sollte ein MR-tomographisches Torsionsprofil durchgeführt werden.

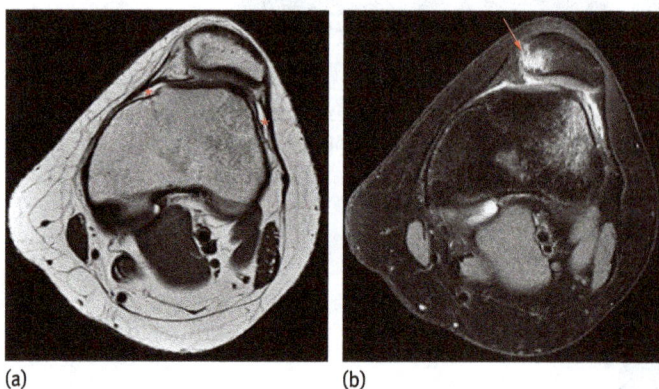

(a)   (b)

Abb. 2.3: Z. n. Patellaluxation, 15 Jahre altes Mädchen; in der T2 TSE (links) nur geringer Gelenkerguss (Sterne), in der Pd fat-sat Knochenmarködem („bone bruise") an der medialen Berandung der Patella und Einriss des medialen Retinakulums (Pfeil).

Eine schwere Verletzung stellt der traumatisch bedingte Ausriss der Tuberositas tibiae dar. Die Abbildung 2.4 zeigt einen dislozierten Ausriss, erkennbar auf der seitlichen Röntgenaufnahme.

Angesichts der im Vergleich zu Erwachsenen stärkeren Flexibilität des Kniegelenkes und seiner Bandstrukturen sind Bandrupturen wesentlich seltener als im Erwachsenenalter. Der Riss des vorderen Kreuzbandes (VKB) gehört zu den häufigsten Bandverletzungen. Es sind mehr Mädchen als Jungen betroffen. Als Gründe hierfür werden die unterschiedliche Anatomie (stärkere Valgusstellung des Kniegelenkes und die höhere Bandlaxität bei Mädchen) und die höhere Laxität bei Mädchen (gegebenenfalls Hormoneinfluss) diskutiert. Zumeist finden sich knöcherne Ausrisse des tibialen Ansatzes des vorderen Kreuzbandes. Erst mit fortschreitender Pubertät und damit höherer Steifigkeit der Knochenstrukturen kommt es typischerweise zu intraligamentären Rupturen des vorderen Kreuzbandes [5].

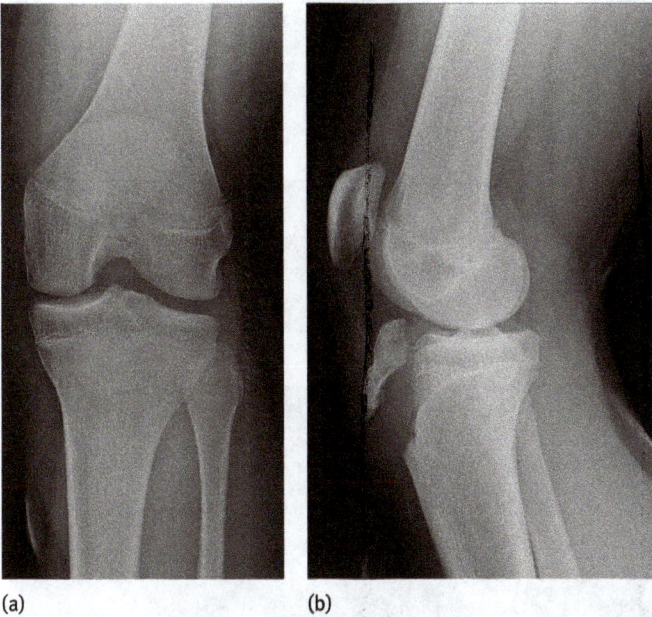

(a)   (b)

Abb. 2.4: Ausriss der Tuberositas tibiae bei 15-jährigem Jungen; Röntgen in 2 Ebenen.; in der ap-Aufnahme fällt der relativ hohe Stand der Patella auf, in der Seitaufnahme ist der Abriss der Tuberositas tibiae mit Dislokation nach kranial und Einstauchung in den Hoffa'schen Fettkörper erkennbar.

Neben dem Knochenödem an der Ausriss- oder Belastungsstelle, sei es tibial oder femoral, sind Signalerhöhungen, Unterbrechungen oder schlechte Abgrenzbarkeit des vorderen Kreuzbandes typisch. Die sogenannte *Unhappy Triad* mit Mitverletzung des Kollateralbandes und von Menisken ist auch bei Kindern beschrieben worden [6].

Verletzungen des hinteren Kreuzbandes werden nur bei Hyperextensions-Traumata oder mehr-ligamentärer Verletzungen beobachtet. Anders als bei Erwachsenen kommt es durch die erhöhte Dehnbarkeit der Bandstrukturen zu Ödembildungen an den Ansatzpunkten der Kreuzbänder ohne Rissnachweis [7].

Meniskusverletzungen ähneln in ihrer Form den Mustern von Erwachsenen [8]. Erschwert wird die Beurteilung der Menisken bei Kindern und Jugendlichen durch die im Gegensatz zu Erwachsenen vermehrt vorhandenen Gefäße im Meniskus. Dies führt zu einem Signalanstieg, insbesondere in den zentralen Abschnitten. Risse im Meniskus sind ein seltenes Phänomen unter dem 10. Lebensjahr. Vor allem laterale Einrisse und pathologische Veränderungen sind beim sogenannten „Scheibenmeniskus", insbesondere in der Altersgruppe der 12–15jährigen, zu verzeichnen. Die Literaturangaben zum Inzidenz des Scheibenmeniskus variieren sehr stark von unter 1 % bis 17 % [9]. Für die Diagnose eines Scheibenmeniskus ist die koronare Schichtführung im MRT mit hohen Sensibilitäten und Spezifizitäten verbunden. Zu beachten ist die sogenannte Wrisberg-Variante des lateralen Meniskus.

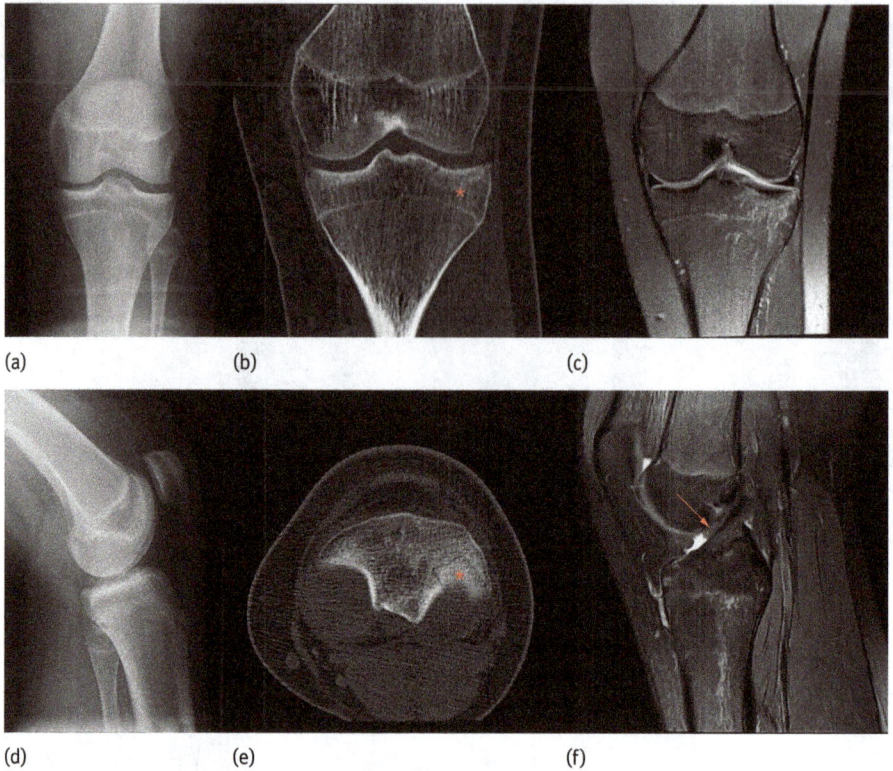

(a) (b) (c)

(d) (e) (f)

Abb. 2.5: Z.n. Knietrauma, 15 Jahre alter Junge; Z.n. Verdrehtrauma beim Snowboarden; im Röntgen minimale Verdichtung im lateralen Tibiaplateau, das CT zeigt die nicht-dislozierte v. a. transversale verlaufende (horizontale) Fraktur (Sterne). Im MRT sind die begleitende Zerrung des VKB (Signalerhöhung; Pfeil), der Gelenkerguss sowie das Knochenmarködem plus die Knochenimpaktion (Signalverlust) zu sehen.

Im Gegensatz zu Erwachsenen sind knöcherne Bandausrisse häufiger als Bandrupturen. Bei knöchernen Ausrissfrakturen von Bandstrukturen erlaubt das MRT einen exzellenten Gesamtüberblick über die Verletzung.

Ein besonderes Phänomen sind sogenannte Stressfrakturen des distalen Femur oder der proximalen Tibia, angrenzend an das Kniegelenk bei Jugendlichen mit starker sportlicher Aktivität [10]. Stressfrakturen sind erst unter repetitivem Prozess nach einigen Wochen auf dem konventionellen Röntgenbild zu detektieren. Das MRT ist, durch seine Möglichkeit der Ödembildgebung, hier überlegen.

Verletzungen des Knorpels finden sich typischerweise bei Abscherverletzungen (*flake fracture*) nach Patellaluxation und sind von der Osteochondrosis dissecans zu unterscheiden. MR-tomographisch lassen sich beide Erkrankungen sicher unterscheiden (Abb. 2.6) [11].

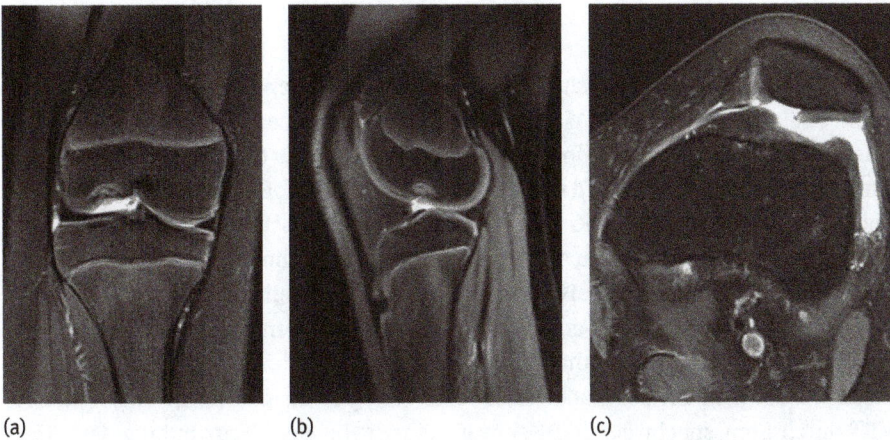

Abb. 2.6: Typische Lokalisation der Osteochondrosis dissecans an der lateralen Wange des medialen Femurkondylus (a, b). Erkennbare Abscherung eines Knorpelfragmentes an der Patella mit Kniegelenkerguss nach Luxation (c).

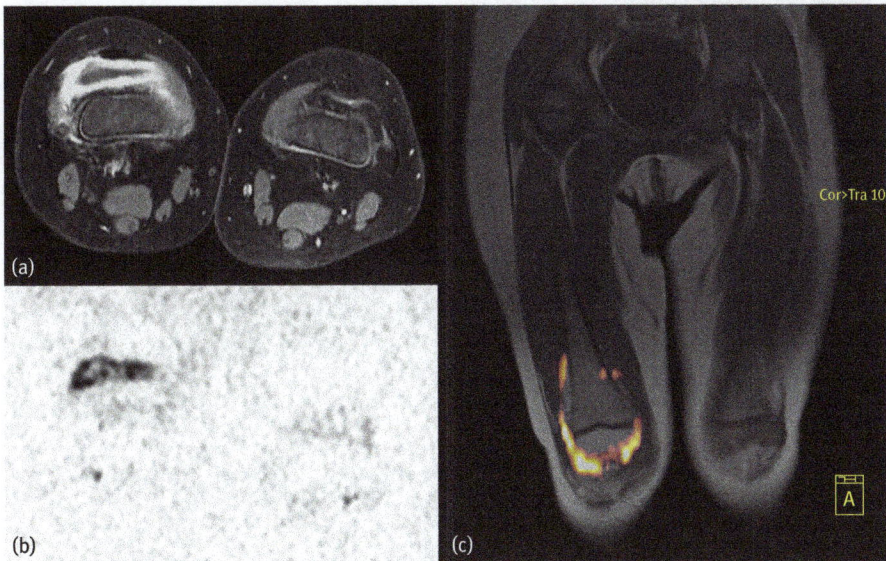

Abb. 2.7: JIA rechtes Kniegelenk, 2 Jahre altes Mädchen; im MRT zeigt die T1 TSE mit Kontrastmittel die synoviale Schrankenstörung (a); die Diffusions-gewichtete MRT (DWI) weisst eine Diffusionsstörung („schwarzes Signal") dort auf, bedingt durch die erhöhte Zelldichte im entzündeten Gewebe (b). Die Fusion aus coronarem T1-Bild und farblich hervorgehobenem DWI-Bild erlaubt die exzellente Visualisierung der Gelenkentzündung ohne Kontrastmittelgabe (c). Mit freundlicher Genehmigung aus Neubauer H et al. Ped Rheumatology 2012;10:20; BioMed Central.

2.4 Inflammation

Anders als bei Erwachsenen sind Entzündungen des Kniegelenkes bei Kindern sehr selten infektiös bedingt. Etwa 15.000 Kinder und Jugendliche in Deutschland leben mit chronischem Gelenkrheuma. Über die Hälfte aller Kinder mit chronischem Rheuma hat eine Oligoarthritis. Hierbei sind nur bis zu vier Gelenke betroffen, vor allem die Sprung- und Kniegelenke. 80 % der Kranken sind Mädchen zwischen 2 und 4 Jahren. Die Diagnose ist schwierig, da zum einen kleine Kinder ihre Schmerzen selten äußern und oft nur indirekte Zeichen wie Hinken, Humpeln, Schonhaltung, vorliegen. Das konventionelle Röntgenbild zeigt erst nach einer gewissen Latenz von mehreren Wochen, gegebenenfalls Monaten, pathologische Veränderungen. Hier ist die Sonographie durch die Möglichkeit des Nachweises eines Kniegelenkergusses und insbesondere MRT durch Ergussnachweis und Nachweis einer synovialen Entzündung dem Röntgenbild deutlich überlegen.

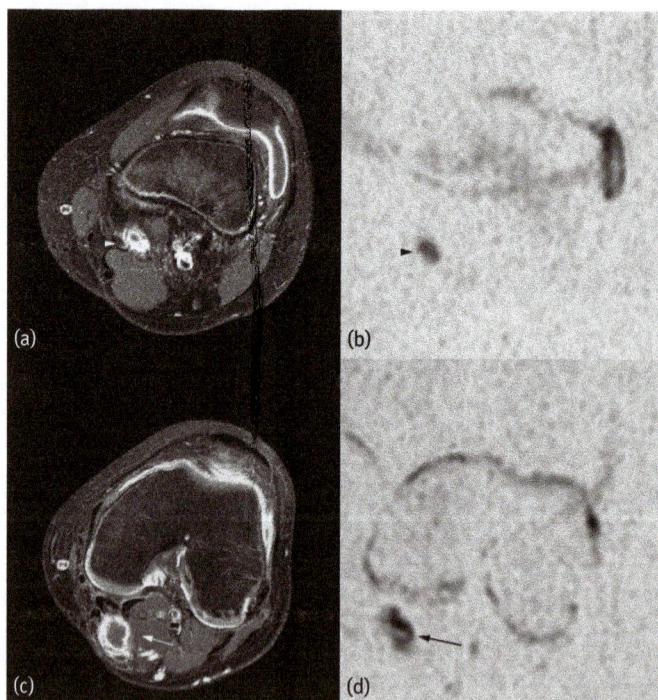

Abb. 2.8: Oligoarthritis linkes Kniegelenk, 14 Jahre alter Junge; im MRT zeigt die T1 TSE mit Kontrastmittel wiederum die synoviale Schrankenstörung (a und c); die Begleitentzündung eines Lymphknotens (Pfeilspitze in a) und einer Bakerzyste (Pfeil in d). In der Diffusions-gewichteten MRT (DWI) erkennbare Diffusionsstörungen („schwarzes Signal") synovial und im Bereich des Lymphknotens und der Bakerzyste (b und d). Mit freundlicher Genehmigung aus Neubauer H et al. Ped Rheumatology 2012;10:20; BioMed Central

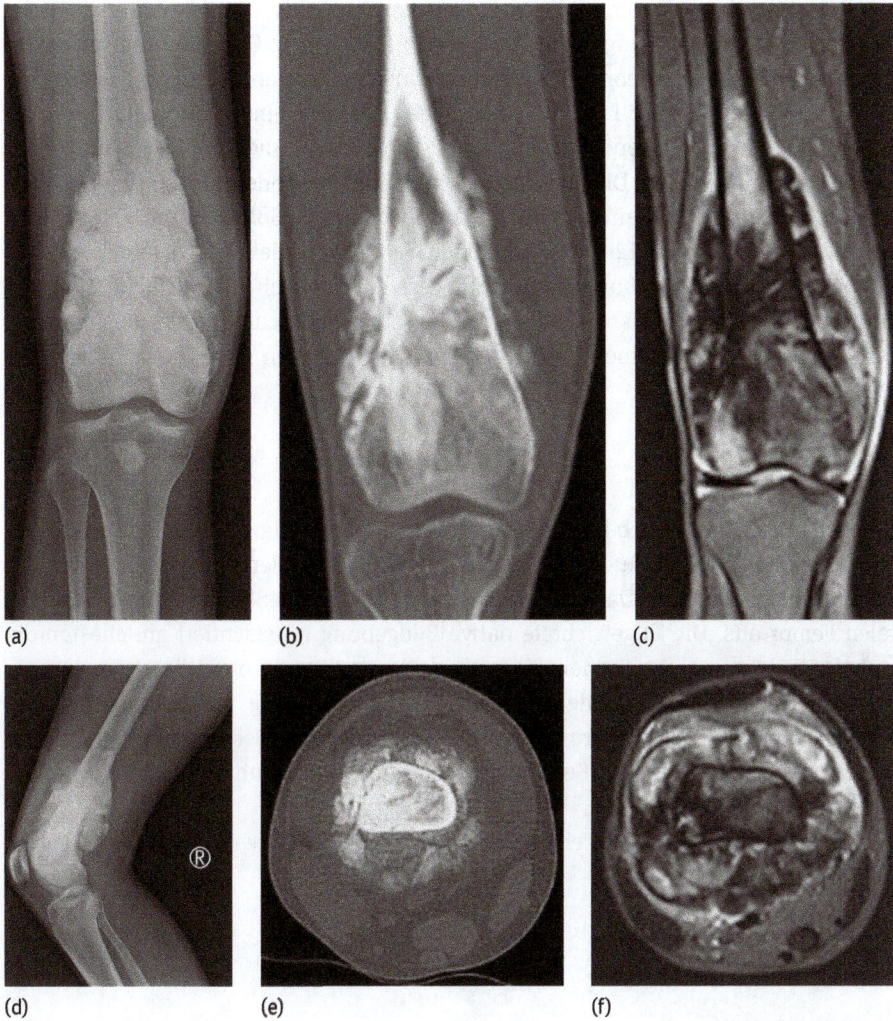

(a) (b) (c)

(d) (e) (f)

Abb. 2.9: Osteoblastisches Osteosarkom, 17 Jahre altes Mädchen; Radiologisch vorwiegend sklerosierender, destruierender Prozess ausgehend von der distalen Femurdia-/metaphyse mit Spikulae (a, b, d); das CT zeigt die Kortikalisdestruktion und die Weichteilbeteiligung (c), das MRT den Gelenkbezug, geringer Erguss sowie Heranreichen an die Quadricepssehne (f).

Neueste Studien zeigen, dass die sogenannte diffusionsgewichtete MRT-Bildgebung (DWI) eine Alternative zur kontrastmittelunterstützten T1-Bildgebung sein könnte. Limitationen sind aktuell noch die eingeschränkte Ortsauflösung der DWI-Sequenzen und die teilweise schwierige Abgrenzung zwischen entzündeter Synovia und Gelenkerguss.

Eine wichtige Differentialdiagnose der Oligoarthritis ist die nicht-bakterielle Osteomyelitis oder als langwierig verlaufende Erkrankung CRMO (chronisch rekurrierende multifokale Osteomyelitis). Neuere Untersuchungen zeigen eine höhere Inzidenz als bislang in der Literatur angegeben. Die Trias einer symmetrischen Knochenaffektion, eines überwiegenden Befalls von Meta- und Epiphysen und einer Multifokalität legen diese Diagnose nahe. Die MRT, insbesondere als Ganzkörper-MRT, ist zur Detektion der Erkrankung und Verlaufs der aktuelle Goldstandard. Derzeit wird neben ödem-sensitiven T2-Fett-suprimierten Sequenzen die T1-gewichtete kontrastmittelunterstützte Bildgebung eingesetzt. Diese kann jedoch entsprechend aktueller Untersuchungen weggelassen werden, was zu einer Verkürzung der Untersuchungszeiten führt. Ferner ist eine Kontrastmittelgabe bei Kindern damit nicht notwendig.

2.5 Tumore

Kniegelenknah finden sich eine Vielzahl benigner und maligner Tumorerkrankungen (siehe auch Kapitel 7). Auch hier stellt das MRT neben der Röntgenaufnahme die Standarddiagnostik dar. Das Osteosarkom geht in Kniegelenknähe oftmals vom distalen Femur aus. Die T1-gewichtete native Bildgebung repräsentiert am ehesten die wahre Ausdehnung des Tumors. Ödembildgebung (T2-fettunterdrückt) sowie kontrastmittelunterstützte T1-Bildgebung zeigen eine Mischung aus Tumorbefall und Körperreaktion auf die Tumorinvasion und erschweren die Bestimmung der tatsächlichen und exakten Tumorgröße. Wichtig in diesem Zusammenhang ist der Ausschluss von sogenannten *skip lesions*.

Zum *Staging* wird neben einer Ganzkörper-MRT eine *low dose CT* der Lunge erforderlich.

2.6 Zusammenfassung

Kniebeschwerden im Kindesalter sind ein häufiges Phänomen mit erfreulicherweise nur einem geringen Prozentsatz behandlungsbedürftiger Pathologien bei der Abklärung. Häufigste Ursache sind traumatisch bedingte Knieverletzungen. Bei höherer Dehnbarkeit des Kniegelenkes liegen andere Verletzungsmuster als bei Erwachsenen vor. Die Verletzung des vorderen Kreuzbandes zeigt die Besonderheit, dass knöcherne Ausrissfrakturen häufiger sind als Rissbildungen im Band selbst. Meniskusverletzungen basieren häufig auf angeborenen Anlagestörungen wie den Scheibenmeniskus. Die Inflammation des Kniegelenkes ist seltener infektiös bedingt bei Kindern als bei Erwachsenen. Rheumatische Erkrankungen, aber auch die nicht bakterielle Osteomyelitis, sind als weitere entzündliche Erkrankungen zu nennen. Das MRT ist die Methode zur Wahl in der Darstellung inflammatorischer Prozesse im Kniegelenk. Hierbei steht die ödemsensitive T2-fettsupprimierte Sequenz im Vordergrund, zukünftig flankiert durch diffusionsgewichtete Sequenzen. Tumore sind eine seltene

Ursache von Knieschmerzen. Wichtig ist bei vorliegender maligner Erkrankung, wie dem Osteosarkom, eine Ganzkörper-Abklärung inklusive einer CT-Untersuchung der Lunge.

2.7 Literatur

1. Span G, Langlotz A, Schiele R, Abstract Deutscher Kongress für Orthopädie und Unfallchirurgie 2006 Berlin (abstract).
2. Jee WH, Choe BY, Kang HS et al. Nonossifying fibroma: characteristics at MR imaging with pathologic correlation. Radiology 1989;209:197–202
3. De Maeseneer M, Debaere C, Desprechins B et.al. Poplitel cysts in children: prevalence, appearance and associated findings at MR imaging. Ped. Radiol. 1999; 29: 605–609.
4. Spritzer CE, Courneyna DL, Burk DL Jr. et al. Medial retinacular complex injury in acute petllar dislocation: MR finding and surgical implications. AJR 1997;168: 117–122.
5. Hewett TE, Myer GD, Ford KR. Anterior cruciate ligament injuries in females athletes. Am J Sports Med 2006;34: 299–311.
6. Prince JS, Laor T, Bean JA. MRI of anterior cruciate ligament injuries and associated findings in the pediatric knee: changes with skeletal maturation. AJR 2005; 185: 756–762.
7. Snearly WN, Kaplan PA, Dussault RG. Lateral compartment bone contusions in adolescents with intact anterior cruciate ligaments. Radiology 1996;198: 205–208.
8. Bush MT. Meniscal injuries in children and adolescents. Clin Sports Med 1990;9: 661–680.
9. Kelly BT, Grenn DW. Discoid lateral meniscus in children. Curr Opin Pediatr 2002; 14: 54–61.
10. Fredericson M, Bergman AG, Hoffman KL, Dillingham MS. Tibial stress reaction in runners: correlation of clinical symptoms and scintigraphy with a new magnetic resonsnce grading system. Am J Sports Med 1995;23:472–481.
11. Kijowski R, Blankenbaker DG, Shinki K et al. Juvenile versus adult osteochonritis dissecans of the knee: appropriate MR imaging criteria for instability. Radiology 2008;248: 571–578.

Francisco F. Fernandez, Oliver Eberhardt

3 Kongenitale Kniegelenkerkrankungen

3.1 Kongenitale Kniegelenkdislokation

3.1.1 Einleitung

Die kongenitale Kniegelenkdislokation (KKD) ist eine sehr seltene angeborene Erkrankung. Klinisch ist sie einfach zu erkennen, je nach Ausprägungsgrad besteht eine vermehrte Hyperextension im betroffenen Kniegelenk. Ventral des Kniegelenks findet sich der luxierte Tibiakopf und dorsal in der Fossa poplitea der gut tastbare Femurkondylus.

3.1.2 Ätiologie

Die Ätiologie der kongenitalen Kniegelenkdislokation (KKD) ist nach wie vor nicht bekannt. Es werden Entwicklungsdefekte, genetische, endokrine oder teratogene Ursachen diskutiert. Drehmann [6] ist der Ansicht, dass als primärer Faktor die intrauterine Fehllage zugrunde liegt. Er ist der Auffassung, dass es durch eine Behinderung im Uterus zu einer Fixierung des in Überstreckung befindlichen Kniegelenkes kommt (Abb. 3.1). Durch weiteres Wachstum in dieser Fehlstellung können zusätzlich Fußdeformitäten oder eine Hüftgelenkluxation entstehen. Katz et al. [13] nahmen an, dass eine primäre Entwicklungsanomalie vorliegt und die Kombination aus Hypoplasie bzw. Aplasie des vorderen Kreuzbandes bei gleichzeitiger Beckenendlage zu einer Kniegelenkdislokation führt.

Fernandez-Palazzi et al. [9] sahen die Fibrose des M. quadriceps als primäres Problem, die dann zur Kniegelenkdislokation führen kann.

Auch exogene Einflüsse werden diskutiert. Cederholm et al. [4] fanden in einer Untersuchung bei 21748 Amniozentesen 16 Veränderungen an der unteren Extremität (Veränderungen an Femur, Tibia, Fibula und kongenitale Kniegelenkdislokation). Bei einer Amniozentese vor der 14. SSW fand sich eine signifikante Entstehung von Klumpfüßen.

Ein erhöhter uteriner Tonus, z. B. bei Erstgebärenden, ist eine weitere mechanische These zur Ätiologie der KKD [22].

Hinweise auf eine genetische Ursache gab es bisher nicht. Die meisten Fälle treten sporadisch auf und sind nicht hereditär [10].

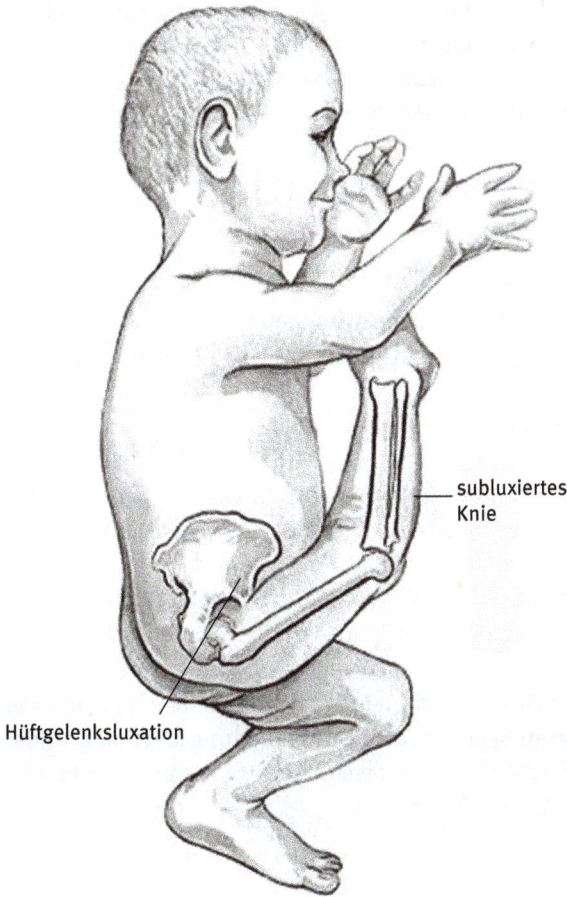

subluxiertes
Knie

Hüftgelenksluxation

Abb. 3.1: Intrauterine Überstreckung des Kniegelenkes mit Luxation des Hüftegelenkes.

3.1.3 Epidemiologie

Die kongenitale Kniegelenkdislokation (KKD) ist eine sehr seltene Kniegelenkfehl-stellung und wird mit einer Inzidenz von 1,5 auf 100.000 Neugeborene angegeben [11]. Die Relation einer kongenitalen Hüftgelenkluxation zu einer kongenitalen Kniege-lenkdislokation beträgt 100:1. Omololu et al. [22] konnten in einer nigerianischen Untersuchung von 284 Patienten mit orthopädischen Fehlbildungen bei 8% eine KKG feststellen, im Unterschied hierzu wurden nur 2% kongenitale Hüftgelenkluxationen beobachtet.

Weber et al. [28] berichteten über 2,6% kongenitale Kniegelenkdislokationen (KKD) unter 1353 in Deutschland freiwillig gemeldeten orthopädischen Fehlbildungen in einem Zeitraum von vier Jahren.

Die Geschlechtsverteilung wird kontrovers angegeben. In einer Studie mit 14 Fällen fanden sich ausschließlich weibliche Patienten [9].

Auch bei Drehmann [6] überwog das weibliche Geschlecht mit 61 % zu 38 % der männlichen Betroffenen. Andere Autoren beschrieben ein eher ausgeglichenes Verhältnis der Geschlechter [4, 16].

3.1.4 Assoziierte Erkrankungen

Isolierte einseitige oder beidseitige Kniegelenkdislokationen treten fast gleich häufig auf. Patienten mit einem Fehlbildungs-Syndrom haben häufiger eine beidseitige KKD [6, 9, 11].

Katz et al. [13] konnte bei 60 % der Patienten mit einer KKD andere angeborene Fehlbildungen nachweisen.

Bei Vorliegen einer KKD besteht eine besondere Assoziation mit dem Auftreten kongenitaler Hüftgelenkluxationen in ca. 50 – 70 %, sowie mit Fußdeformitäten, insbesondere der Klumpfußdeformität, in über 40 % [3, 12].

Aber auch andere assoziierte Fehlbildungen wie z. B. Schiefhals, Skoliosen, Angiome, kongenitale Ellenbogenluxationen oder Lippen-Kiefer-Gaumen-Spalten wurden beschrieben.

Die kongenitale Kniegelenkdislokation tritt häufig auch mit anderen komplexen Syndromen auf, wie z B. dem Larsen-Syndrom, dem Down-Syndrom, der Spina bifida, der Arthrogryposis multiplex congenita (AMC), dem Streeter-Syndrom, dem Ehlers-Danlos-Syndrom oder dem Klinefelter-Syndrom.

3.1.5 Klassifikation

Es gibt verschiedene Klassifikationen für die Kniegelenkdislokation (KKD). Die am weitesten verbreitete Klassifikation ist die Einteilung von Leveuf und Pais [17]. Die Beschreibungen der Dislokation setzt immer eine, meist ventrale, Verschiebung der Tibia voraus. Der Grad der passiven Flexion des Kniegelenkes kann einen Anhalt für die Prognose und die Wahl der Behandlung geben (Abb. 3.2).

Grad I: Kann das Kniegelenk unter anfänglicher Dehnung des M. quadriceps femoris sukzessive gebeugt werden, handelt es sich um ein Genu recurvatum congenitum oder ein *hyperextended knee*.

Grad II: Das Kniegelenk steht in einer subluxierten Stellung, Tibia- und Femurgelenkflächen artikulieren nur teilweise. Das Kniegelenk kann nicht über die Neutralstellung gebeugt werden

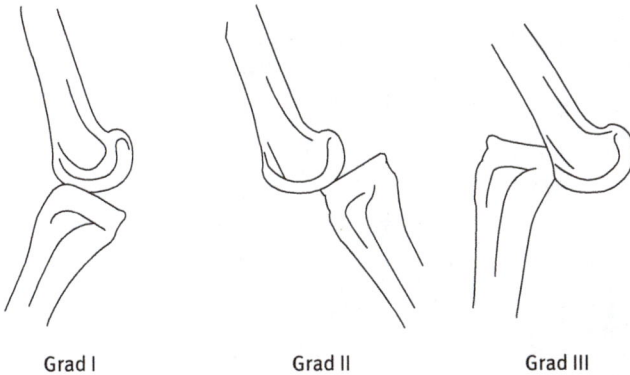

Grad I Grad II Grad III

Abb. 3.2: Klassifikationen für die KKD nach Leveuf und Pais [17].

Grad III: Es besteht eine vollständige Luxation des Kniegelenkes. Es besteht keine Artikulation zwischen Tibiakopf und Femurkondylen. Die Tibiaepiphyse ist nach ventral verlagert, und der Femurkondylus liegt dorsal der Tibiaepiphyse.

3.1.6 Klinik

Die Fehlstellung des Kniegelenkes ist bei der Geburt offensichtlich. Während sich bei der Geburt Knie- und Hüftgelenk normalerweise in einer Beugestellung befinden, ist bei Kindern mit einer KKD eine extrem hyperextendiert-valgische Stellung des Kniegelenkes erkennbar (Abb. 3.3). Die Füße liegen häufig dem Brustkorb auf. Klinisch lässt sich der Schienbeinkopf ventral tasten und dorsal die überstehende prominente Femurkondyle. Ventral am Knie kann sich eine tiefe quere Falte zeigen. Durch die Hyperflexion der Hüfte im Uterus muss immer der Verdacht einer Hüftluxation ausgeschlossen werden. Zwingend müssen die Hüften und Füße aufgrund der Assoziation zu kongenitalen Fußdeformitäten, insbesondere des Klumpfußes und der angeborenen Hüftdysplasie, mitbedacht werden.

3.1.7 Diagnostik

Bereits pränatal können kongenitale Kniegelenkluxationen mit der Sonographie diagnostiziert werden. Bereits in der 19. Schwangerschaftswoche wurden KKD beschrieben.

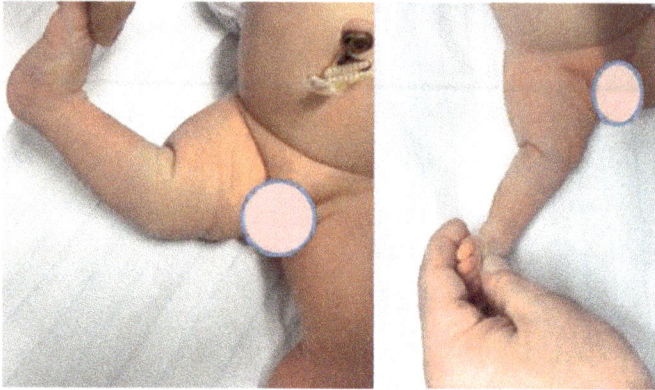

Abb. 3.3: Kind mit extrem hyperextendierter valgischer Stellung des Knies bei KKD.

Drehmann [6] führte konventionelle radiologische Aufnahmen durch, um den Grad der Dislokation zu bestimmen sowie auch um den Therapieerfolg im Verlauf zu kontrollieren. Die Aufnahmen sollten in 2 Ebenen durchgeführt werden, ein lateraler Strahlengang zur Gradeinteilung der Dislokation und insbesondere zur Verlaufskontrolle sowie eine anterior-posteriore Aufnahme zur Beurteilung der Beinachse (z. B. Varus-/Valgusdeformität) (Abb. 3.4).

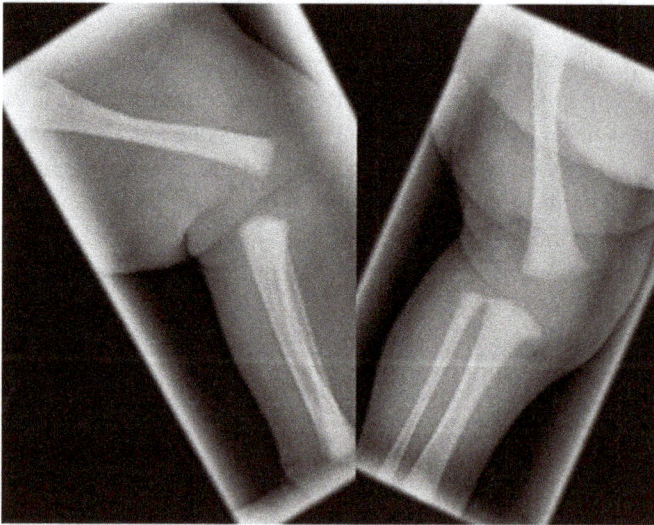

Abb. 3.4: Laterale (links) und anterior-posteriore Röntgenaufnahme (rechts) zur Beurteilung der Beinachse.

Im Zeitalter der Sonographie und des MRT hat die Arthrographie nur noch historischen Wert. Sie wurde eingesetzt zur Klärung von Verklebungen des suprapatellaren Recessus.

Mit dem MRT lassen sich die Weichteilstrukturen des Kniegelenkes sehr gut darstellen, zu beachten ist jedoch, dass bei Säuglingen und Kleinkindern die MRT-Aufnahme nur in Vollnarkose durchgeführt werden kann. Daher sollte die Indikation sicher gegeben sein [10]. Diese ist beim Säugling zunächst nicht gegeben.

Die Sonographie kann in der pränatalen sowie auch in der postnatalen Diagnostik sehr hilfreich sein. Sie eignet sich zur pränatalen Geburtsplanung, um ggf. Geburtsrisiken zu minimieren [8]. Postnatal ist die Sonographie gut geeignet, um ohne besonderen Aufwand, risikoarm und kostengünstig das Ausmaß der Dislokation und den Erfolg nach einer Reposition zu beurteilen (Abb. 3.5). Parsch [24] konnte zeigen, dass mit der Sonographie die Grad-Einteilung und das Monitoring der Reposition sehr gut möglich sind, dabei werden die ersten Sonographien von dorsal durchgeführt, damit lässt sich der nach ventral luxierte Tibiakopf im Verhältnis zum Femur darstellen, was der Klassifikation von Leveuf entspricht.

Mit der Sonographie kann insbesondere eine assoziierte kongenitale Hüftluxation mitbeurteilt werden.

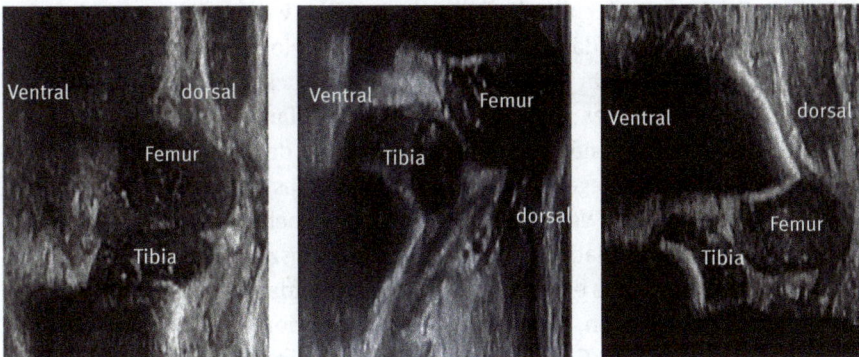

Abb. 3.5: Postnatale Sonographie des Kniegelenks. Zu sehen sind eine KKD Grad I (links), Grad II (mitte) und Grad III (rechts).

3.1.8 Pathologie

Allgemein anerkannt ist, dass eine Fibrose und Atrophie des M. quadriceps mit einer Verkürzung einhergehen. Dabei sind im Wesentlichen der M. vastus lateralis und der M. fascia latae betroffen. Dies führt zu einer Subluxations-/Luxations-Valgusdeformierung mit einer Rotationssubluxationsstellung. Aufgrund der Überstreckung kann es zu einer erheblichen Ventralisation der Kollateralbänder und Kniebeugesehnen kommen. Die Entwicklung des vorderen oder hinteren Kreuzbandes kann von der Hypoplasie bis hin zur Aplasie sehr unterschiedlich sein. Bei einer beidseitigen KKD sind Aplasien der Kreuzbänder häufiger. Auch Menisken können hypoplastisch angelegt sein. Es kann zu Adhäsionen zwischen den Extensoren und dem distalen Femur mit einer Verklebung des suprapatellaren Recessus kommen. Bei ca. der Hälfte der Patienten besteht zusätzlich eine laterale Patellaluxation.

3.1.9 Therapie

In der Literatur [5, 10, 19, 20, 21] besteht Einigkeit, dass:
- zu Beginn der Behandlung immer ein konservativer Therapieversuch stehen sollte,
- die konservative Therapie möglichst früh begonnen werden muss, um das beste Ergebnis zu erreichen, da spätere Behandlungen wesentlich häufiger mit der Notwendigkeit von Operationen einhergehen.

Mit der konservativen Therapie sollte möglichst direkt nach der Geburt begonnen werden (Abb. 3.6). Der Erfolg der konservativen Therapie ist im Wesentlichen abhängig von ihrer konsequenten und korrekten Durchführung. Die Gipswechsel sollten zu Beginn alle 1–2 Tage erfolgen. Die geschlossene Reposition kann in Abhängigkeit vom Alter und des Grades mit oder ohne Narkose durchgeführt werden. Wir empfehlen eine Redression in Narkose mit adäquater Anlage des Redressionsgipses. Bei den kleinen Verhältnissen muss mit sehr moderatem Zug und Druck gearbeitet werden. Ein strampelnder, sich wehrender Säugling kann dieses Unterfangen deutlich erschweren. Die wiederholten redressierenden Manipulationen haben das Ziel, das in Subluxation bzw. Luxation stehende Kniegelenk zu reponieren und das Kniegelenk zu flektieren, ohne dass es dabei zu einer Verbiegung des weichen Knochens kommt.

Die Redressionsmanipulation beginnt mit einem Längszug am Unterschenkel, mit dem bei Grad I häufig bereits eine Teilflexion erreicht werden kann. Beim Grad II und III muss erst versucht werden, die Tibia aus der Subluxation bzw. ventralen Luxation zu holen. Bei diesen beiden Graden muss darauf geachtet werden, dass die Gelenkflächen von Tibia und Femur reponiert sind und nicht nebeneinander stehen, bevor im Kniegelenk gebeugt wird. Ein Beugen ohne Kontrolle kann bei diesen Fällen dazu führen, dass bei nach wie vor bestehender Luxation die Tibia gebeugt wird, dies aber einer „Pseudoreposition" entspricht. Dabei kommt es durch den Druck zu einer Verbiegung der proximalen Tibia, was eine Reposition und Flexion vortäuscht. Eine forcierte Behandlung kann auch zu Frakturen der Epiphysenfuge oder Frakturen des Oberschenkels bzw. Unterschenkels führen [11]. Die Redression des Tibiakopfes muss sonographisch oder radiologisch kontrolliert werden. Parsch (24) zeigte auf, wie eine sichere Redression mit sonographischer Kontrolle möglich ist, so dass es nicht zu einer vermehrten Strahlenbelastung kommen muss.

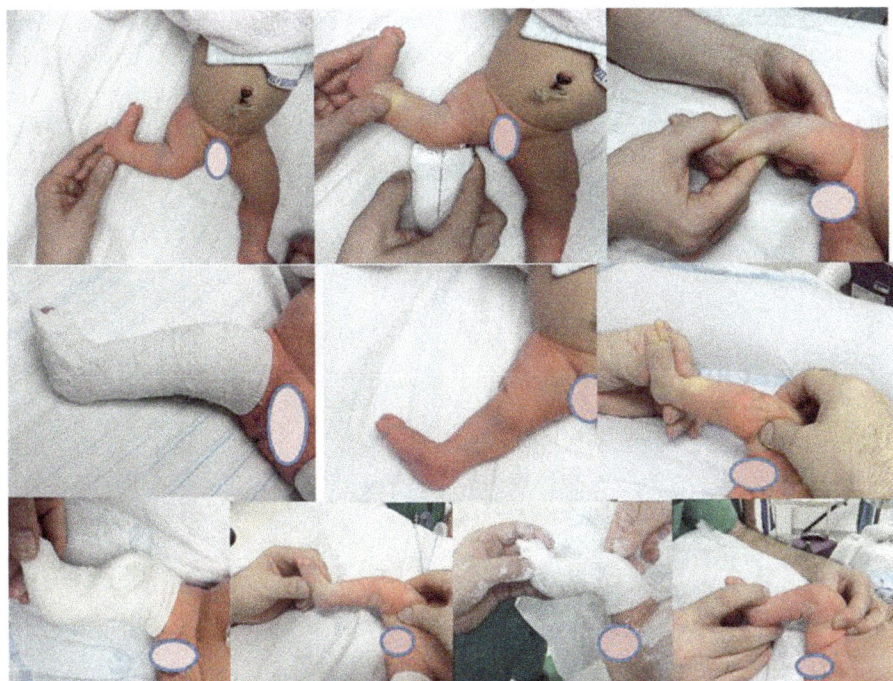

Abb. 3.6: Konservative Therapie der KKD mit Anlage redressierender Gipsverbände.

Die redressierenden Manipulationen und die redressierenden Gipsverbände werden bis zu einer erreichten Flexion von 90° durchgeführt. Nach erreichter Beugung von 90° sollte ein Gipsverband in 90° Flexion angelegt und für 2–3 Wochen belassen werden, um eine sofortige Reluxation zu vermeiden. Nach dieser Zeit kann nachts eine Nachtlagerungsschiene in 90° angelegt werden. Tagsüber kann das Kind das Knie bewegen, hier empfiehlt sich Physiotherapie mit Anlernen der Eltern für ein selbständiges, täglich mehrfaches Beüben der Kinder [6, 15].

Niebauer und King [19] berichteten, dass bei erfolgloser geschlossener Reposition in einer zeitlich begrenzten Traktion (ca. 1–10 Wochen) das Kniegelenk auf eine spätere Operation vorbereitet werden kann. Hierzu wird das Kind in Bauchlage gelagert und das betroffene Bein mit einem Oberschenkelgips stabilisiert. Nun wird über die Tibia nach distal gezogen, indem ein Gewicht über einen Flaschenzug an der Tibia zieht.

Auch die Pavlik-Bandage, bekannt aus der Hüftdysplasie-Behandlung, wird als Redressionstechnik eingesetzt [21]. Sie wurde bei acht konservativ therapierten KKD-Patienten angewendet, die eine Flexion von 90° durch Reposition und Redression erreicht hatten. Ziel ist, das Kniegelenk weiter in einer Flexionsstellung zu fixieren und den Bewegungsumfang zu steigern [18, 21].

Gleichzeitig zur Behandlung der KKD kann eine assoziierte Hüftgelenkdysplasie behandelt werden [3, 18]. Nach erreichter Beugung in den Kniegelenken kann versucht werden, die Hüftluxation geschlossen zu reponieren und einen Beckenbeingips anzulegen. Alternativ kann versucht werden, über eine „Tübinger Beugeschiene" eine Reposition zu erzielen (Abb. 3.7).

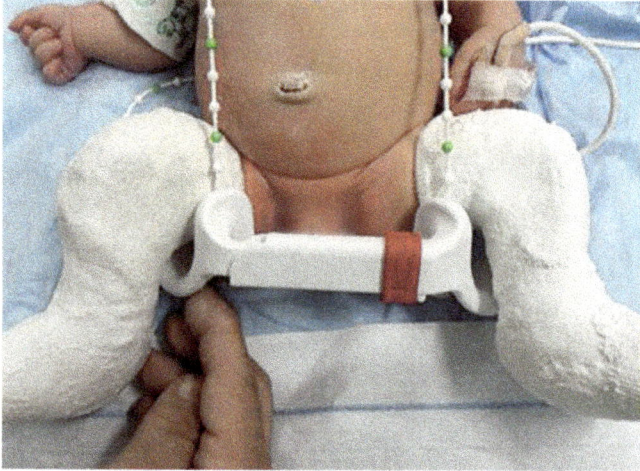

Abb. 3.7: Reposition mittels „Tübinger Beugeschiene".

3.1.10 Operative Verfahren

Die Indikation zu einem Verfahrenswechsel auf eine operative Therapie der KKD ist gegeben, wenn die Kniegelenkflexion bei ca. 40 – 50° stagniert [12].

Der Operationszeitpunkt wird zwischen dem 2. und 6. Lebensmonat oder zwischen dem 1. und 2. Lebensjahr angegeben [2, 7, 11].

An operativen Maßnahmen stehen verschiedene Techniken zur Verfügung, welche in unterschiedlichem Alter eingesetzt werden können:
– Offene Reposition in Kombination mit einer Quadricepssehnenverlängerung
– Geschlossene Reposition mit unterschiedlichen Techniken der Quadricepssehnenverlängerung
– Femur – Verkürzungsostetomien
– Weichteilrelease und Verlagerung der luxierten Kollateralbänder
– Release des hinteren Kreuzbandes bzw. Rekonstruktion des vorderen Kreuzbandes
– Bei dorsaler Kapsellaxität Raffung dorsolateral
– Versetzung des Pes anserinus
– Ringfixateur-Behandlung

Die offene Reposition des Kniegelenkes wird in der Literatur mit einer Quadricepssehnenverlängerung kombiniert, da der Streckapparat eine ausgeprägte fibrotische

Verkürzung aufweist, und eine alleinige offene Reposition nicht ausreicht, um die Gelenkpartner anatomisch einzustellen [16, 19, 20, 23]. Das reponierte Kniegelenk musste jedoch in manchen Fällen mit K-Drähten temporär transfixiert werden, um eine erneute Luxation zu verhindern [27].

Die offene Reposition ist nach Niethard [20] häufig nur bei Grad III der KKD notwendig. Für die Verlängerung des fibrotisch verkürzten M. quadrizeps werden unterschiedlichste Techniken angewendet, z. B. die Quadricepssehnenentdoppelung, V-Y-Plastik, Z-Plastik und perkutane Quadricepsrecession unterteilt. Bereits 1887 führte Wolff [29] zur Verlängerung eine zickzackförmige Inzision der Quadricepssehne kombiniert mit einer Verlagerung der Tuberositas tibiae nach proximal durch. Bei der Z-Plastik gleiten beide Schenkel des „Z" aneinander vorbei; dies bewirkt, dass die Sehne deutlich schmaler wird (19]. Bei der V-Y-Plastik wird die Sehne des M. quadriceps V-förmig eingeschnitten. Anschließend lässt man den Sehnenlappen nach distal gleiten, und die entstandene Form gleicht einem „Y".

In der von Roy [25] gezeigten perkutanen Quadricepssehnen-Tenotomie-Technik wird bei maximaler Flexion ein perkutaner Schnitt ein bis zwei Patellalängen proximal der Patella in die Quadricepssehne gesetzt und ein Release der Faszie des M. rectus femoris durchgeführt. Weitere zwei Schnitte werden lateral und medial am oberen Rand der Kniescheibe gesetzt. Damit werden der M. vastus medialis, der M. vastus lateralis und das Retinaculum aus ihrer verkürzenden Situation herausgelöst.

Shah et al. [26] berichteten ebenfalls über gute Ergebnisse nach einer „mini-open" Quadricepstenotomie im Alter von 5,3 Wochen. Neben der Quadricepssehnenverlängerung können zusätzliche Maßnahmen indiziert sein. Eine Verkürzungsosteotomie des Femur kann das Ausmaß der Quadricepssehnenverlängerung reduzieren und ist vor allem bei assoziierter Hüftluxation indiziert (Abb. 3.8). Bei Valgusdeformität bzw. sich entwickelnder Deformität kann eine Dorsalversetzung des medialen Kollateralbandes und des Pes anserinus bzw. ein *Release* der M. fascia latae notwendig sein. Gegebenenfalls muss ein *Release* des verkürzten hinteren Kreuzbandes durchgeführt werden.

Auch ein Ringfixateur nach Ilizarov oder ein TSF (Taylor Spatial Frame) kann prinzipiell beim Grad II oder Grad III nach frustraner konservativer Therapie angewandt werden. Hierbei erfolgt eine kontinuierliche longitudinale Weichteildistraktion mit anschließender Reposition des Gelenkes.

3.1.11 Behandlungsalgorithmus zur Behandlung der kongenitalen Kniegelenkdislokation und assoziierte Erkrankungen

Die Koinzidenz der KKD mit anderen Fehlstellungen wird in der Literatur auf ca. 50 – 60 % geschätzt [13, 23].

Die am häufigsten assoziierten Fehlstellungen sind Hüftgelenkdysplasie, Luxationen und Fußfehlstellungen, dabei im Wesentlichen der Klumpfuß. Auch Syndrome wie AMC und das Larsen-Syndrom gehen häufig einher.

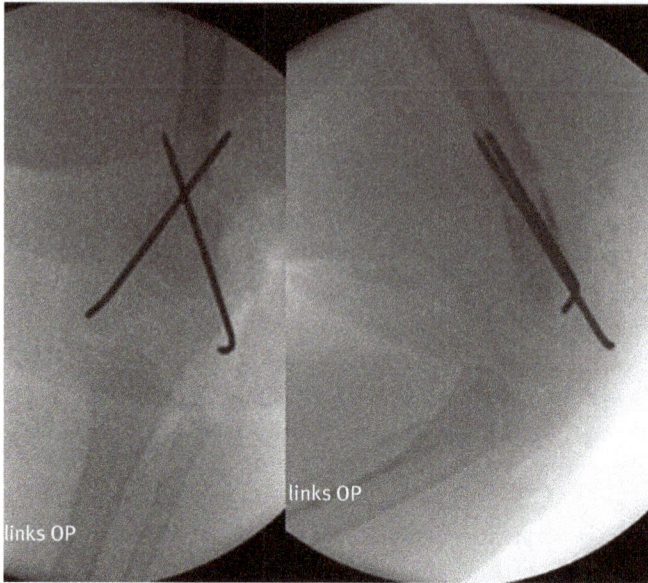

Abb. 3.8: Röntgenaufnahmen nach einer Verkürzungsosteotomie des Femurs.

Der Behandlungsalgorithmus muss die assoziierte Fehlstellung berücksichtigen. Inwieweit eine zeitgleiche Versorgung möglich ist, ist individuell zu beantworten.

Die Klumpfußfehlbildung kann mit dem Verfahren nach Ponseti behandelt werden. Dabei werden redressierende Oberschenkelgipse in 90° Kniebeugung für den Klumpfuß angelegt. Dies ist nicht möglich, wenn am Kniegelenk eine Kniebeugung von mindestens 50° noch nicht erreicht ist. Dann kann ein Rutschen des Oberschenkelgipses dazu führen, dass es zu einer Verschlechterung des an sich bereits in dieser Konstellation rigiden Klumpfußes kommt. Die Ponseti-Methode kann auch erst 3–6 Wochen nach der Geburt begonnen werden, dann mit meistens bereits erreichter guter Beugung des Kniegelenkes, so dass ein Oberschenkelgips angelegt werden kann, der beiden Fehlstellungen gerecht wird.

Besteht eine kongenitale Hüftgelenkluxation, so sollte in Narkose (bei Anlage der Redressionsgipse für das Knie) überprüft werden, inwieweit diese reponierbar ist. Ist die Hüfte reponierbar, wird in unserer Klinik mit Erreichen von ca. 80°–90° Kniebeugung eine kombinierte Gipstherapie von Hüft- und Kniegelenk durchgeführt. Alternativ kann versucht werden, in den ersten Lebenswochen mit einer Tübinger-Schiene eine Reposition der Hüfte zu erreichen.

Auch die Anlage der Pavlik-Bandage eignet sich ab einer Flexion von 90° im Kniegelenk, um Hüftgelenkdysplasie und KKL zeitgleich zu behandeln. Ist die kongenitale Hüftluxation nicht reponierbar, empfiehlt es sich für eine offene oder arthroskopische Reposition, bis zum 6. Monat zu warten.

Behandlungsalgorithmus bei kongenitaler Kniegelenksdislokation

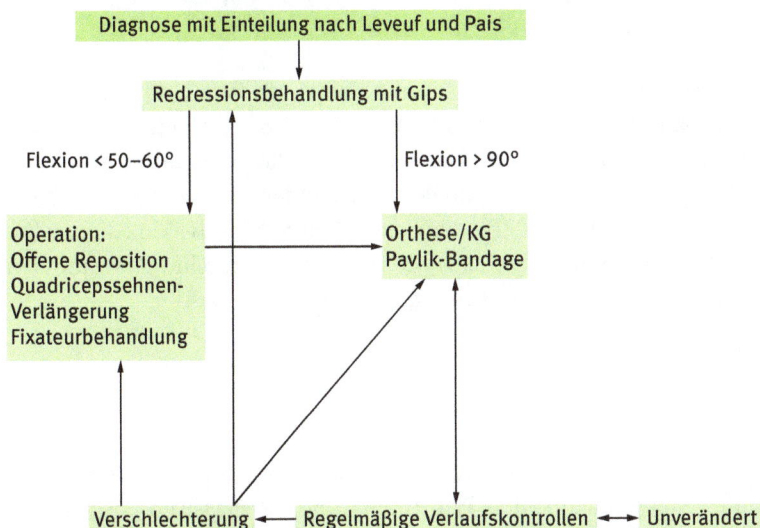

Diagnose mit Einteilung nach Leveuf und Pais

Redressionsbehandlung mit Gips

Flexion < 50–60°   Flexion > 90°

Operation:
Offene Reposition
Quadricepssehnen-
Verlängerung
Fixateurbehandlung

Orthese/KG
Pavlik-Bandage

Verschlechterung ◄─── Regelmäßige Verlaufskontrollen ◄─► Unverändert

Abb. 3.9: Therapiealgorithmus für die KKD.

3.1.12 Zusammenfassung

Die kongenitale Kniegelenkluxation ist eine sehr seltene, einseitige oder beidseitige Deformität. Sie kann alleine auftreten, ist jedoch in einem sehr hohen Prozentsatz assoziiert mit anderen Fehlbildungen wie Fußfehlbildungen, Hüftluxationen sowie auch mit Syndromen wie dem Larsen-Syndrom oder der Arthrogrypose multiplex congenita. Die Ätiologie der kongenitalen Kniegelenkluxation ist nach wie vor unklar. Der klinische Aspekt mit der Hyperextension im Kniegelenk ist eindeutig. Die primäre Therapie ist immer konservativ mit manueller Manipulation und redressierenden Oberschenkelgipsen. Empfehlenswert ist immer ein sonographisches Monitoring der Redression, um iatrogen bedingte Verbiegungen der Tibia oder Epiphysenlösungen zu vermeiden. Da die ersten drei Monate entscheidend für das Behandlungsergebnis sind, sollte eine konsequente Redression immer durch einen erfahrenen Orthopäden durchgeführt werden. Bei frustranem konservativem Therapieversuch gibt es verschiedene Optionen der operativen Versorgung. Nach einer konservativen oder operativen Therapie muss eine Nachsorge erfolgen, um ein drohendes Beugedefizit zeitgerecht anzugehen.

3.2 Kongenitale Kreuzbandaplasie

3.2.1 Epidemiologie, Ätiologie und assoziierte Fehlbildungen

Die kongenitale Kreuzbandaplasie (KK) wurde erstmals von Katz et al. [13] bei vier Kindern mit kongenitaler Kniegelenkluxation beschrieben. Isolierte kongenitale Kreuzbandaplasien sind sehr selten und kommen nicht selten in Kombinationen mit anderen Fehlbildungen vor. Die kongenitale Kreuzbandaplasie wird häufig beim proximalen fokalen Femurdefekt (PFFD), den kongenitalen Kniegelenkluxationen (M. Larsen) oder dem TAR-Syndrom (Abb. 3.10) sowie weiteren Fehlbildungssyndromen festgestellt. Es gibt keine Angaben zur Inzidenz der KK.

3.2.2 Klinik und Diagnostik

Der klinische Befund ist stark abhängig von der assoziierten Anomalie. Während bei einer kongenitalen Kniegelenkluxation Typ III aufgrund der massiven postpartalen Fehlstellung des Kniegelenkes das Augenmerk auf eine mögliche Kreuzbandaplasie gerichtet ist, stellt bei anderen Fehlstellungen wie beim PFFD der massiv verkürzte Oberschenkel den offensichtlicheren Defekt dar, und die KK kann übersehen werden. Daher kommt es selten vor, dass die Diagnose der kongenitalen Kreuzbandaplasie bereits im Säuglingsalter festgestellt wird. Bei der klinischen Untersuchung fällt auf, dass eine ausgeprägte multidirektionale Instabilität besteht. Neben der sagittalen Translation des Unterschenkels gegenüber dem Femur mit einem weichen Anschlag bestehen auch häufig eine vermehrte laterale und mediale Aufklappbarkeit. Das Pivot-Shift-Zeichen ist dabei positiv. In der Entwicklung des Kniegelenkes kommt es zu einer Anpassung der Kondylen und des Tibiaplateaus an die Bandinstabilität (Abb. 3.10).

Radiologisch fällt auf, dass die Interkondylengrube rudimentär angelegt ist. Die Eminentia interkondylaris ist deutlich abgeflacht. Eine weiterführende Diagnostik mit MRT würden wir ab einem Alter von 5–6 Jahren empfehlen, wenn die Kinder keine Narkose mehr für diese Untersuchung benötigen. Alternativ kann, wenn die Kinder aufgrund assoziierter Fehlbildungen ein MRT erhalten, zusätzlich ein MRT des Knies durchgeführt werden.

3.2.3 Therapie

Im Unterschied zur traumatischen Kreuzbandruptur sollte die Therapie der kongenitalen Kreuzbandaplasie möglichst konservativ erfolgen. Hier gilt es zunächst, mögliche Instabilitäten über eine orthetische Versorgung zu stabilisieren. Dabei sollte die Orthese dem Kind soweit wie möglich Stabilität geben, ohne es jedoch wesentlich zu behindern. Die Orthese sollte möglichst viele Freiheitsgrade haben, dabei jedoch in der Frontalebene eine seitliche Schienung zur Reduzierung der varisch oder valgisch

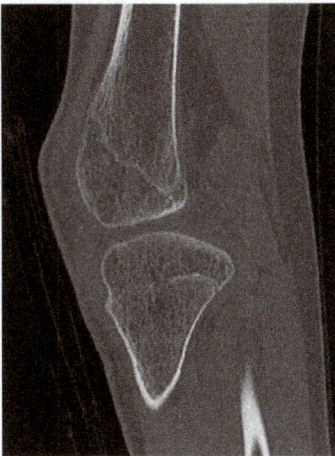
(a)

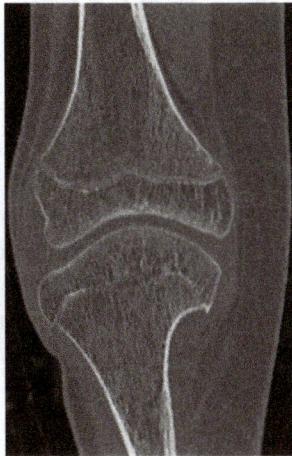
(b)

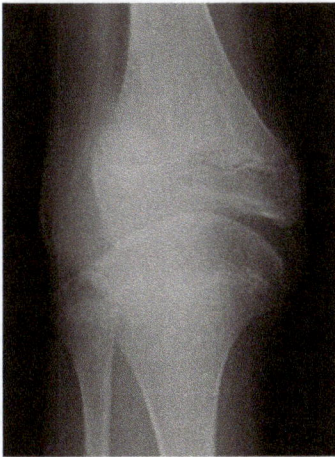
(c)

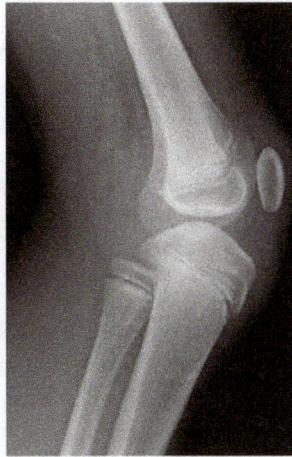
(d)

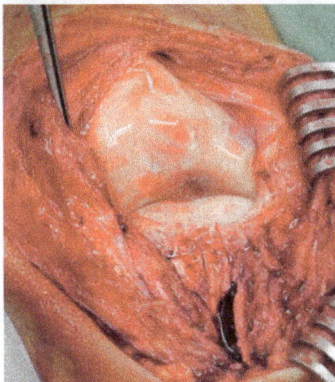
(e)

Abb. 3.10: 13-jähriges Mädchen mit TAR-Syndrom mit einer Aplasie des vorderen und hinteren Kreuzbandes sowie Aplasie beider Menisken. Entwicklung eines Knie-„Kugel-Gelenkes".

einwirkenden Kräfte besitzen. Ein Scharniergelenk kann zwar die sagittal einwirkenden Kräfte kaum reduzieren, dennoch kann dies zu einer subjektiven Stabilität führen.

Der operative Ersatz muss gut überlegt werden, da diese Kniegelenke eine funktionelle Anpassung durchgemacht haben und eine operative Versorgung das Gleichgewicht so nachteilig verändern kann, dass sich hieraus ein schmerzhaftes Kniegelenk entwickeln kann. Meist sind diese Kinder wegen ihrer assoziierten Fehlbildungen weniger sportlich aktiv, so dass sie mit Kindern, die sich beim Fußballspielen eine traumatische Kreuzbandruptur zuziehen, nicht zu vergleichen sind.

Bei weitgehendem Verschluss der Wachstumsfuge kann nach sorgfältiger Evaluierung der Defizite eine Kreuzbandersatzplastik erfolgen. Als operative Alternativen werden sowohl extraanatomische als auch anatomische Möglichkeiten angegeben.

3.2.4 Patella-Aplasie

Die Aplasie der Kniescheibe ist eine angeborene Fehlbildung mit vollständig fehlender Patella. Sie ist eine sehr seltene Fehlbildung, die üblicherweise in Verbindung mit Syndromen, zum Beispiel dem Nagel-Patella-Syndrom oder dem M. Down auftritt. Beim **Nagel-Patella-Syndrom** handelt es sich um eine autosomal-dominante Erbkrankheit mit Dysplasie der Nägel und Aplasie der Patella.

3.2.4.1 Klinik und Diagnostik

Die Kinder sind häufig beschwerdefrei. Inspektorisch fällt die atypische Kontur des Kniegelenkes auf. Bei der klinischen Untersuchung lässt sich die Patella nicht tasten. Nicht selten kann das Kniegelenk nicht voll durchgestreckt werden. Besteht zusätzlich eine Achsendeformität, so kann der Streckapparat luxiert sein. Eine Hypoplasie der Kniescheibe kann jedoch ähnliche Symptome hervorrufen. Bei Kindern mit neuroorthopädischen Erkrankungen (ICP, AMC) kann die Patella sehr weit proximal liegen und so eine Aplasie vorgetäuscht werden.

3.2.4.2 Diagnostik

Als bildgebendes Verfahren ist hier der Ultraschall die Diagnostik der ersten Wahl. Zu bedenken ist, dass bei Kindern die Kniescheibe radiologisch erst ab dem 5. Lebensjahr zur Darstellung kommt, daher macht es keinen Sinn, bei Kindern vor dem 5. Lebensjahr ein Röntgen zu veranlassen, um eine Patellapathologie abzuklären. Alternativ kann eine MRT durchgeführt werden, ist jedoch bei Kindern vor dem 5. Lebensjahr kritisch abzuwägen, da diese Kinder eine Narkose benötigen.

3.2.4.3 Therapie

Kinder mit einer Patella-Aplasie sind meist beschwerdefrei, so dass eine Therapie nicht notwendig ist. Kommt es zu rezidivierenden Luxationen des Streckapparats, kann bei bestehender Achsendeformität eine Achskorrektur sinnvoll sein.

3.3 Morbus Blount Erkrankung

3.3.1 Epidemiologie, Ätiologie

Die Blount-Krankheit ist die kindliche Form der Tibia vara, einer Deformation des Unterschenkelknochens aufgrund einer Wachstumsstörung der medialen Wachstumsfuge. Die Krankheit wurde nach dem Erstbeschreiber W. P. Blount (1900 – 1992) benannt. Die Krankheit ist selten und tritt gehäuft bei der afrikanisch-stämmigen Bevölkerung auf, weshalb eine genetische Komponente diskutiert wird. Ebenso wird eine mechanische Überlastung der medialen proximalen Tibiaephysenfuge diskutiert, da ein M. Blount bei Kindern im ersten Lebensjahr noch nicht festgestellt wurde.

Aufgrund der Manifestationsalter werden zwei Formen unterschieden:
- Infantile Form bei Kindern unter 10 Jahren, Manifestation bereits in den ersten Lebensjahren, meist beidseits
- Adoleszente, juvenile oder Spätform, meist zwischen dem 8. und 15. Lebensjahr und einseitig auftretend, häufig mit vorzeitigem Schluss der Wachstumsfuge.

3.3.2 Klinik und Diagnostik

Klinisch fallen die Kinder mit einer verstärkten varischen Beinachse beider Beine im 2.–4. Lebensjahr auf (Abb. 3.11). Differenzialdiagnostisch muss immer eine Rachitis ausgeschlossen werden. Bei der juvenilen Spätform treten Ein- und Beidseitigkeit auf. Im Unterschied zur infantilen Form können Jugendliche über medialseitige Kniebeschwerden klagen. Zur Unterscheidung zwischen einem physiologischen Genu varum und einem M. Blount haben Levine und Drennan den metaepiphysär-diaphysären Winkel eingeführt. Ist dieser größer als 11°, handelt es sich sehr wahrscheinlich um eine beginnende Blount-Erkrankung.

Langenskjöld hat eine prognose- und therapierelevante Klassifikation mit 6 Stadien eingeführt [30] (Abb. 3.12):
- Stadium I: Unregelmäßigkeit der Wachstumsfuge mit medialseitiger Hakenbildung und Varusdeformität
- Stadium II: Leichte Schrägstellung der Varusdeformität mit Absenkung der Metaphyse
- Stadium III: Deutliche Varusdeformität mit ausgeprägtem medialseitigen Haken, Fragmentierung der Metaphyse medial

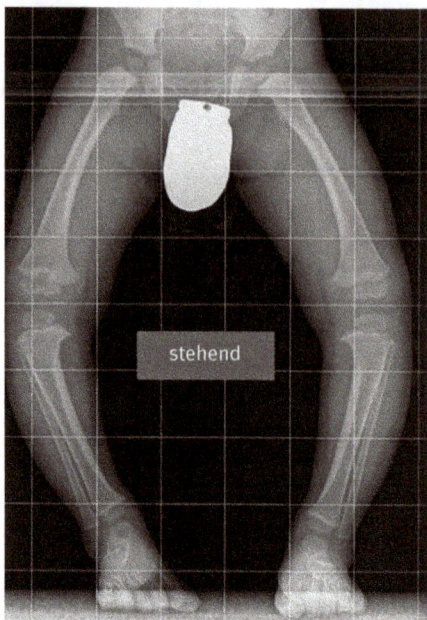

Abb. 3.11: Erstmalige Vorstellung eines 2-jährigen Jungen mit Genua vara beidseits, rechts jedoch stärker ausgeprägt als links. Die Metaphysen am proximalen und distalen Femur sowie an der distalen Tibia sind normal entwickelt, so dass kein Hinweis für eine Rachitis besteht. M. Blount beidseits im Stadium II.

- Stadium IV: Zunahme der Varusdeformität mit Verschmälerung der Wachstumsfuge mit deutlicher Schrägstellung der Metaphyse
- Stadium V: medialseitig zunehmende Fragmentierung und Deformierung der Wachstumsfuge
- Stadium VI: Partielle Fusion der fragmentierten Wachstumsfuge mit Brückenbildung zwischen Epi- und Metaphyse

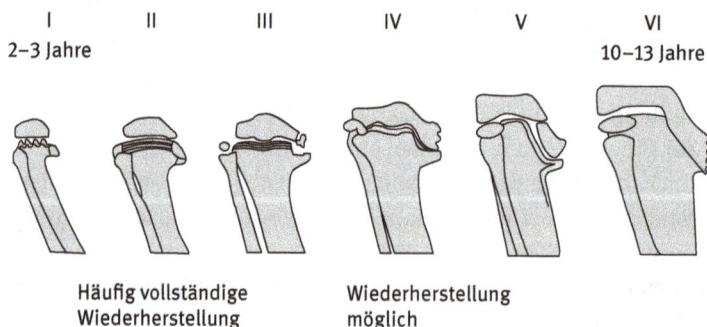

Abb. 3.12: Langenskjöld-Klassifikation des M. Blount.

3.3.3 Therapie

Das Ziel der Therapie beim M. Blount ist es, mit Beendigung des Wachstums eine weitgehend normale mechanische Belastungsachse zu erreichen.

Die Therapie des M. Blount ist zunächst konservativ. Im Stadium I–III wird zu einer Orthesenbehandlung geraten. Unterschiedlich ist jedoch die empfohlene Tragedauer. Es werden sowohl Nachtlagerungsschienen als auch eine Tragedauer von 23 Stunden empfohlen. Da es insbesondere bei Belastung zu einer Fehlbelastung der medialen Wachtumsfuge kommt, sind wir der Auffassung, dass eine valgisierende Oberschenkelorthese auch tagsüber benutzt werden sollte (Abb. 3.13). Die Drehfehlstellungen des Oberschenkels und insbesondere des Unterschenkels werden durch die Orthesenbehandlung kaum angegangen.

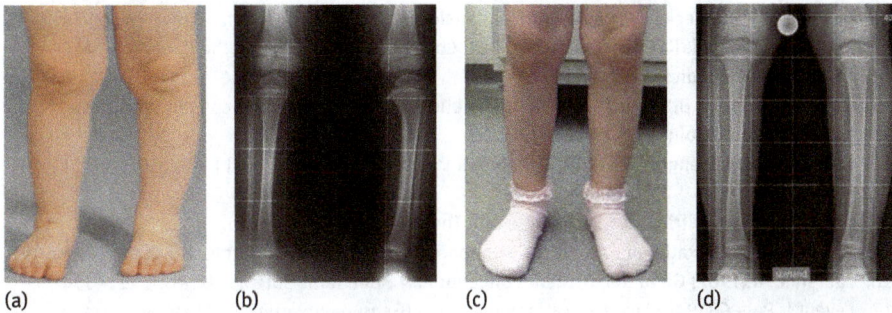

(a)　　　　　(b)　　　　　(c)　　　　　(d)

Abb. 3.13: 18 Monate altes Mädchen mit einseitigem M.Blount links im Stadium II (a, b). Verlaufskontrolle nach 3-jähriger Oberschenkelorthese zeigt eine klinisch (c) und radiologisch (d) physiologische Beinachse.

Alternativ stehen Epiphyseodesen zur Verfügung, um eine Wachstumslenkung zu erreichen. Diese dürfen jedoch nicht in den späteren Stadien IV–VI durchgeführt werden, da hier mit zunehmendem Stadium mit keiner Korrektur mehr zu rechnen ist.

In fortgeschrittenen Stadien mit erheblichen Beinachsenfehlstellungen besteht die Therapie der Wahl in einer Korrekturosteotomie. Hier sind eine Vielzahl von Osteotomien von einfachen zuklappenden Osteotomien, Pendel-Osteotomien und komplexen Mehretagen-Osteotomien mit Korrektur des Drehfehlers, mit K-Drähten, Plattenosteosynthesen oder Ringfixateur beschrieben.

3.4 Literatur

1. Austwick, DH, Dandy, DJ (1983) Early operation for congenital subluxation of the knee. J Pediatr Orthop 3: 85–87
2. Bell MJ, Atkins RM, Sharrard WJW (1987) Irreducible Congenital Dislocation Of The Knee. Aetiology and Management. J Bone Joint Surg 69B: 403–406
3. Bensahel H, Dal Monte A, Hjelmstedt A, Bjerkreim I, Wientroub S, Matasovic T, Porat S, Bialik V (1989) Congenital Dislocation of the Knee. Journal of pediatric orthopaedics 9, 2: 174–17
4. Cederholm M, Haglund B, Axelsson O (2005) Infant morbidity following amniocentesis and chorionic villus sampling for prenatal karyotyping. BJOG: an International Journal of Obstetrics and Gynaecology April 2005, Vol. 112: 394–402

5. Curtis BH, Fisher RL (1969) Congenital Hyperextension with Anterior Subluxation of the Knee. Surgical Treatment and Long-Term Observations. J Bone Joint Surg 51-A: 255–269
6. Drehmann G (1900) Die congenitalen Luxationen des Kniegelenks. Aus der orthopadischen Abtheilung der Konigl. Chirurgischen Klinik des Herrn Geheimrath v. Mikulicz zu Breslau. Z. orthopadische Chirurgie 7: 459–521
7. Drennan JC (1993) Congenital dislocation of the knee. Instr Course Lect 42;517–524
8. Elchalal U, Itzhak IB, Ben-Meir G, Zalel Y (1993) Antenatal Diagnosis Of Congenital Dislocation Of The Knee: A Case Report. Am J Perinatol 10: 194–196
9. Fernandez-Palazzi F, Silva JR (1990) Congenital Dislocation Of The Knee. Int Orthop 14: 17–19
10. Hefti F (2006) Kongenitale Kniegelenksluxation. Kinderorthopädie in der Praxis; 2. Auflage, Springer Medizin Verlag Heidelberg: 312–313
11. Jacobsen K, Vopalecky F (1985) Congenital dislocation of the knee. Acta Orthop Scand 56: 1–7
12. Johnson, E, Audell, R, Oppenheim, W (1947) Congenital dislocation of the knee. Journal of Pediatric Orthopedics, 7:194–200
13. Katz MP, Grogono BJS, Soper KC (1967) The etiology and treatment of congenital dislocation of the knee. J Bone Joint Surg 49- B: 112–120
14. Ko JY, Shih CH, Wenger DR (1999) Congenital Dislocation of the Knee. J Pediatr Orthop 19: 252–259
15. Kopits E (1925) Beiträge zur Pathologie und Therapie der angeborenen Kniegelenkssubluxationen. Archiv für orthopädische und Unfall-Chirurgie, Bd. XXIII: 593–609
16. Laurence M (1967) Genu Recurvatum Congenitum. J Bone Joint Surg 49- B, No.1: 121–134
17. Leveuf J, Pais C (1946) Les dislocations du genou (Genu recurvatum, Subluxation, Luxation). Revue d'orthopedie et de chirurgie de l'appareil moteur 32: 313–350
18. Mahirogullari M, Pehlivan O, Kiral A, Cakmak S (2006) Management of the bilateral congenital dislocation of the hip and knee: a case report. Arch. Orthop. Trauma Surg 126 (9): 634–636
19. Niebauer JJ, King DE (1960) Congenital Dislocation of the Knee. J Bone Joint Surg 42- A: 207–225
20. Niethard FU (2010) Kinderorthopädie. Georg Thieme Verlag, Stuttgart, New York: 116, 148–149
21. Nogi J, MacEwen GD (1982) Congenital Dislocation of the Knee. J Pediatr Orthop 2: 509–513
22. Omololu B, Ogunlade SO, Alonge TO (2005) Pattern of congenital orthopaedic malformations in an African teaching Hospital. West African Journal of Medicine 24,2: 92–95
23. Ooishi T, Sugioka Y, Matsumoto S, Fujii T (1993) Congenital Dislocation of the Knee. Its Pathologic Features and Treatment. Clinical Orthopaedics and Related Research, No.287: 187–192
24. Parsch K (2002) Sonographie der angeborenen Kniegelenksluxation. Orthopäde 31(3): 306–307
25. Roy DR (1989) Percutaneous Quadriceps Recession: A Technique for Management of Congenital Hyperextension Deformities of the knee in the Neonate. Journal of Pediatric Orthopaedics 9: 717–719
26. Shah NR, Limpaphayom N, Dobbs MB (2009) A minimal invasive treatment protocol for the congenital dislocation of the Knee. J Pediatr Orthop. 2009 Oct-Nov; 29 (7): 720–5
27. Schulitz KP, Rompe G (1971) Besondere Probleme bei den angeborenen Kniegelenksluxationen. Sommertagung, Vereinigung der Orthopäden Osterreichs, Sonderdruck: 215–221
28. Weber M, Schroder S, Berdel P, Niethard FU (2005) Register zur bundesweiten Erfassung angeborener Gliedmassenfehlbildungen. Z Orthop 2005; 143: 534–538
29. Wolff J (1892) Über einen Fall von willkürlicher angeborener Kniegelenksluxation nebst andersartiger angeborener Anomalie fast sämtlicher Gelenke des Körpers. Zeitschrift für orthopädische Chirurgie einschließlich der Heilgymnastik und Massage ii : 23–38
30. Langenskjöld (1952): Tibia vara (osteochondrosis deformans tibiae): a survey of seventy-one cases. In: Acta Chirurgica Scandinavica 103, Seite 1–22.

Manfred Nelitz

4 Kniegelenknahe Achsfehlstellungen bei Kindern und Jugendlichen

Abweichungen der Beinachse bei Kindern und Jugendlichen sind ein häufiger Grund für eine ärztliche Vorstellung. Da es während des Wachstums zu charakteristischen Veränderungen der Beinachse kommt, ist eine genaue Kenntnis der physiologischen Beinachsenentwicklung für die Diagnose und Therapie unerlässlich. **Sowohl die Beinachse als auch die Torsion von Ober- und Unterschenkel durchlaufen charakteristische Veränderungen.** Bei Säuglingen findet sich in den ersten Lebensmonaten vor Erreichung der Stehfähigkeit ein physiologisches Genu varum. Deshalb ist ein symmetrisches Genu varum vor Beendigung des zweiten Lebensjahres nur selten pathologisch (Abb. 4.1).

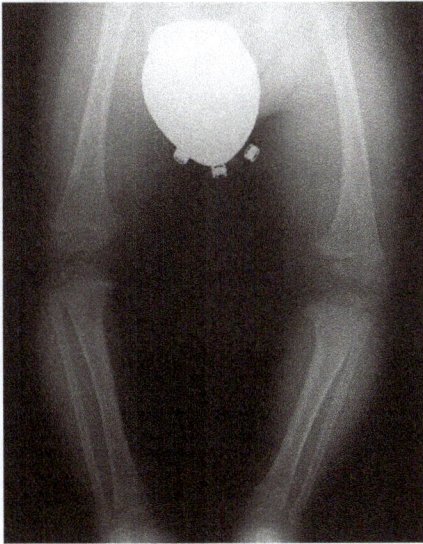

Abb. 4.1: Die Röntgenaufnahme beider Kniegelenke eines 18 Monate alten Kindes zeigt die ausgeprägte Varusstellung beider Kniegelenke mit erkennbarer Verzögerung der Ossifikation der distalen medialen Epiphyse.

Eine häufig zusätzlich vorliegende Innentorsion der Unterschenkel verstärkt den optischen Aspekt des Genu varum. Vor allem im Kleinkindalter liegt eine große Streubreite vor. Im Rahmen der Vertikalisierung bei Steh- und Gehbeginn kommt es zur spontanen Begradigung und anschließenden überschießenden Valgusstellung der Beine im Alter von drei bis vier Jahren [1]. **Eine verstärkte X-Beinstellung beim 3 – 4 jährigen Kind ist meist ähnlich dem kindlichen Knick-Senkfuß als physiologisch zu betrachten und nicht therapiebedürftig.** Diese Valgusstellung von 10 – 12° korrigiert sich im Laufe des weiteren Wachstums auf die im Erwachsenenalter physiologische Beinachse von 5 – 7° Valgusstellung (Abb. 4.2) [1]. Sowohl das Vorliegen einer

X-Beinstellung als auch eine erhöhte femorale Antetorsion begünstigt die Entwicklung einer Knick-Senkfuß Stellung der Füße. Die Ausrichtung der Beinachse in der frontalen und sagittalen Ebene haben erhebliche Konsequenzen für die Funktion und Belastung von Hüfte, Knie und Sprunggelenk [2,3].

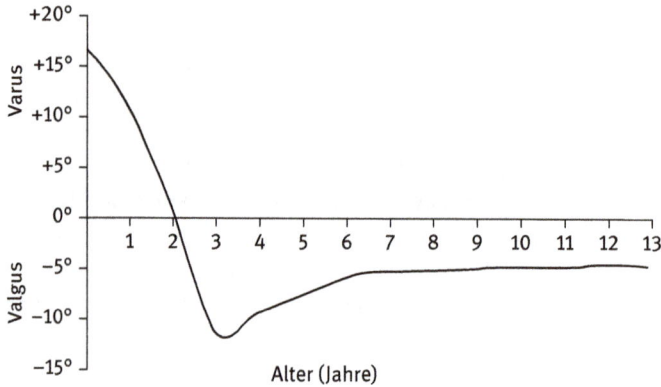

Abb. 4.2: Physiologische Entwicklung der Beinachse in der Frontalebene (nach Salenius) [1].

Folgende Punkte weisen auf eine möglicherweise pathologische Entwicklung der Beinachse hin, die weiter abgeklärt werden muss:

- Persistierendes Genu varum, wenn das Kind älter als 3 Jahre ist
- Einseitige oder schwere Achsfehlstellung
- Achsfehlstellung bei starker Adipositas

4.1 Ätiologie von Achsdeformitäten des Kniegelenkes

Typische Ursache einer metabolischen, therapiebedürftigen Achsabweichung ist die Vitamin-D-Mangel-Rachitis. Bei der Vitamin-D-Mangel-Rachitis finden sich charakteristische radiologische Veränderungen an den kniegelenknahen Wachstumsfugen. Bei der Behandlung steht die medikamentöse Substitution im Vordergrund, bei schweren Deformitäten ist eine knöcherne Korrektur der Beinachse erforderlich.

Beim Morbus Blount findet sich eine Wachstumsstörung an der proximalen medialen Tibiaepiphyse, wodurch es zu ausgeprägten O-Beinstellungen kommen kann, die in aller Regel operativ behandelt werden müssen. Der Morbus Blount ist in der weißen Bevölkerung sehr selten. Posttraumatische Fehlstellungen der Beinachse können sich häufig noch spontan korrigieren, regelmäßige Verlaufskontrollen sind jedoch zwingend erforderlich, um gegebenenfalls rechtzeitig eine operative Wachstumslenkung durchführen zu können. Die isolierte, proximale Tibiafraktur im Kindesalter geht mit einer deutlich erhöhten Gefahr der Entwicklung einer posttraumatischen Valgusfehlstellung einher. Abb. 4.3 zeigt eine typische valgische Abweichung der Tibia nach konservativ behandelter metaphysärer Tibiafraktur. Bei fehlender spontaner Besserung erfolgte die operative Wachstumslenkung durch eine Hemiepiphyseodese.

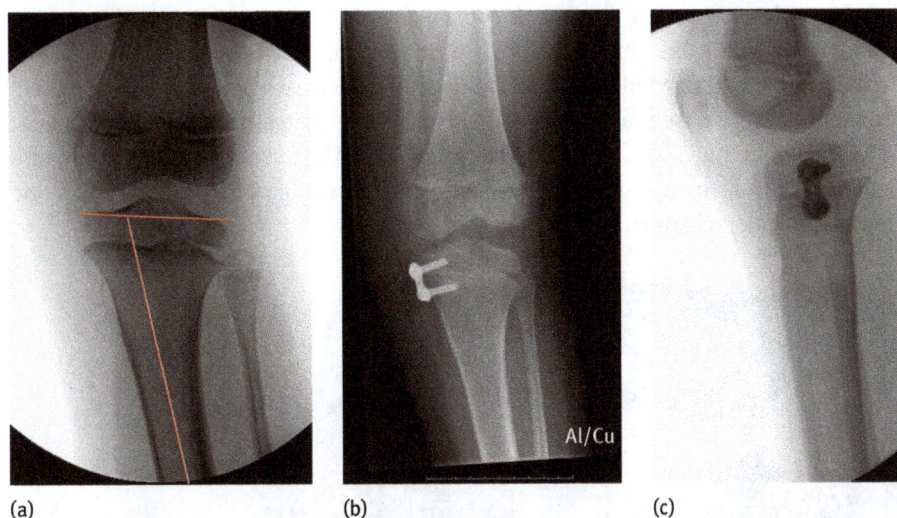

(a)   (b)   (c)

Abb. 4.3: Posttraumatische tibiale Valgusstellung bei 5-jährigem Jungen nach konservativ behandelter metaphysärerer Tibiafraktur. (a) Indikation zur medialen Hemiepiphyseodese (b). Eine exakte Platzierung des Implantates auch in der Sagittalebene ist zwingend erforderlich (c) um eine iatrogene sekundäre Achsfehlstellung zu vermeiden (seitliche Röntgenaufnahme).

Tabelle 4.1 zeigt weitere typische Ursachen einer kindlichen Achsfehlstellung.

Tab. 4.1: Mögliche Ursachen von Achsabweichungen in der Frontalebene.

Morbus Blount
Stoffwechselerkrankungen (Vitamin-D-Mangel-Rachitis)
Systemerkrankungen (Juveniles Osteochondrom, Osteogenesis imperfecta, Achondroplasie)
Schädigung der Wachstumsfuge durch Infekt oder Trauma
Morbus Ollier
Achondroplasie
Fibulare und tibiale Hemimelie
Ellis-van Creveld Syndrom [10]
Dysplasia epiphysealis hemimelica [11]
Adipositas

4.2 Klinische und radiologische Untersuchung

Die klinische Untersuchung der Beinachse sollte zunächst im Stehen erfolgen. Dabei kann durch Messung des Interkondylenabstandes bei O-Beinen oder des Intermalleolarabstandes bei X-Beinen eine grobe Quantifizierung der Fehlstellung vorge-

nommen werden. Ein Interkondylenabstand > 2 cm und ein Intermalleolarabstand
> 10 cm über das 8. bis 10. Lebensjahr hinaus gilt als weiter abklärungsbedürftig [2,4].
Die angegebenen Messwerte sind jedoch aufgrund der Messungenauigkeit nur als
Anhaltspunkte zu werten. Zusätzlich sollte das Gangbild betrachtet werden, insbe-
sondere das Vorliegen eines femoralen oder tibialen Torsionsfehlers können eine
Beinachsfehlstellung vortäuschen. Einwärtsgedrehte Kniescheiben („Patellaschielen,
Kniebohrgang") weisen auf eine erhöhte femorale Antetorsion als Ursache der
Achsdeformität hin (Abb. 4.4). Ebenso sollte eine Untersuchung in Rücken- und
Bauchlage erfolgen, um möglicherweise zusätzlich vorliegende Torsionsfehler am
Ober- oder Unterschenkel zu erkennen (Abb. 4.5).

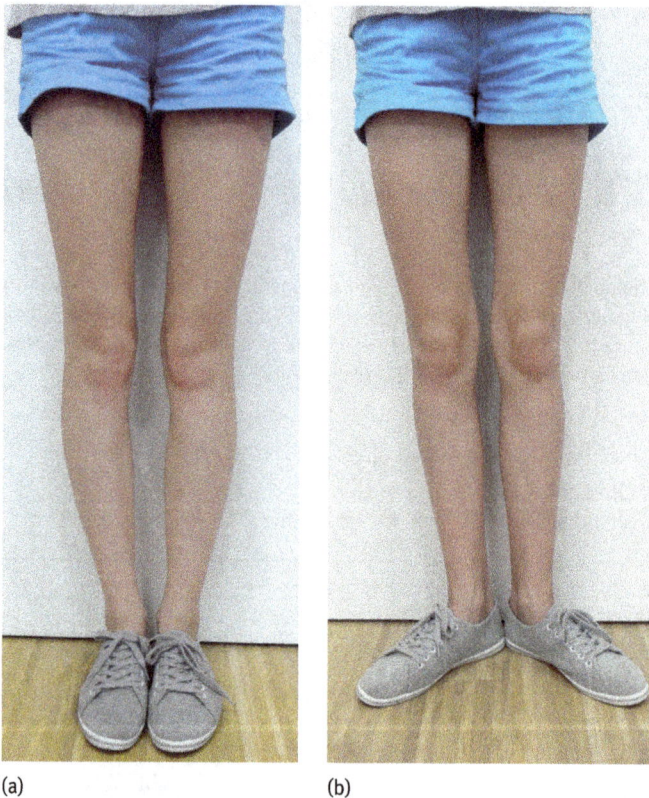

(a)　　　　　　　　　　　　(b)

Abb. 4.4: Klinisches Bild eines 12 jährigen Mädchens mit auf den ersten Blick vorliegender O-
Beinstellung beider Beine (a). Bei korrekter Einstellung der Beinachsen mit nach vorne zeigender
Patella (b) findet sich eine gerade Beinachse. Ursache der Fehlstellung ist ein kombinierter tibialer
und femoraler Torsionsfehler.

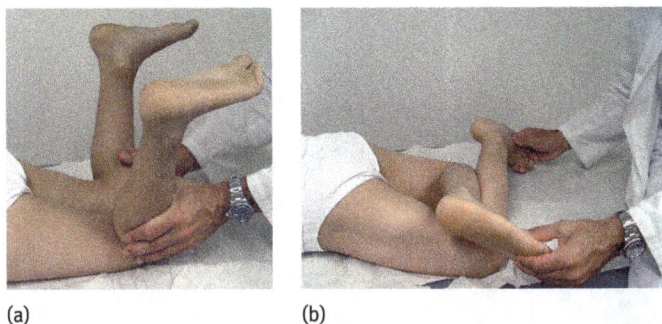

(a)   (b)

Abb. 4.5: Bei der klinischen Untersuchung in Bauchlage kann ein möglicherweise vorliegender femoraler oder tibialer Torsionsfehler erkannt werden. Der Unterschenkel wird wie ein Uhrzeiger nach innen und außen gedreht. Eine vermehrte Innenrotation weist auf eine erhöhte, eine vermehrte Außenrotation weist auf eine verminderte femorale Antetorsion hin. Die Stellung der Fußes in Relation zum Unterschenkel zeigt das Ausmaß der tibialen Torsion.

Mögliche Indikationen für eine operative Achskorrektur einer ausgeprägten Valgusstellung sind:
– Gangstörungen
– Therapieresistente Knieschmerzen
– Femoropatellare Instabilität
– Mediale Bandlaxität
– Kosmetische Beeinträchtigung

Bei Vorliegen einer klinisch auffälligen Beinachse ist ein Röntgenbild in zwei Ebenen sowie eine Ganzbeinstandaufnahme im a.p.-Strahlengang Grundlage der weiteren Diagnostik und präoperativen Planung einer möglichen Achskorrektur [5]. Auf der Ganzbeinaufnahme können der mechanische laterale distale Femurwinkel (mLDFW) und der mediale proximal Tibiawinkel gemessen werden (MPTA) (Abb. 4.6). Nach Paley [5] beträgt der mLDFW normalweise 88° (85 – 90°) und der MPTW 87° (85 – 90°) (Abb. 4.4). Ein Winkel kleiner 85° und größer 90° gelten sowohl für den mLDFW als auch den MPTW als pathologisch [5]. Die mechanische Beinachse wird mit Hilfe der Mikulicz-Linie bestimmt, die das Hüftkopfzentrum mit dem Sprunggelenkzentrum verbindet (Abb. 4.7). Nach Paley [5] verläuft die normale mechanische Beinachse nach Wachstumsabsachluss 8 +/- 7 mm medial des Kniegelenkzentrum (Abb. 4.7).

Richtwerte für die Notwendigkeit einer operativen Wachstumslenkung bei Kindern sind zum einen ein Verlauf der Mikulicz-Linie außerhalb der 2 inneren Quadranten des Kniegelenks (Abb. 4.7 B) [6,7]. Verläuft die Mikulicz-Linie außerhalb des Kniegelenkes, besteht die Indikation zur operativen Korrektur.

mLDFW = 88°

MPFW = 87°

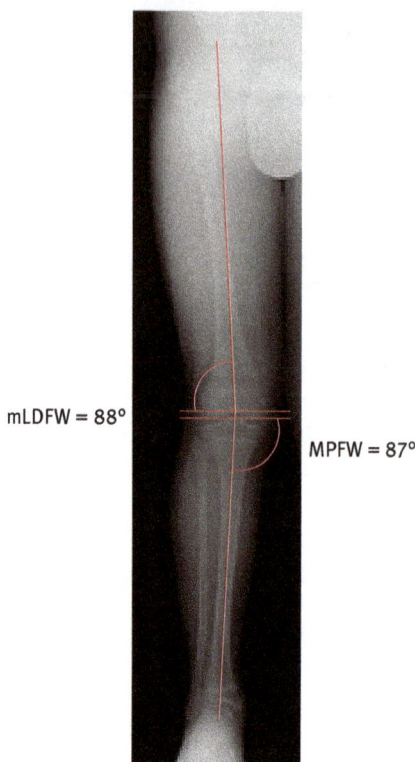

Abb. 4.6: Analyse der Geometrie der Beinachse in der Frontalebene nach Paley [5] mit Bestimmung des mechanischen lateralen distalen Femurwinkel (mLDFW) und des medialen proximalen Tibiawinkel (MPTA). Der mLDFW beträgt normalweise 88° (85 – 90°) und der MPTW 87° (85 – 90°).

4.3 Genu recurvatum

Insbesondere bei kleinen Kindern finden sich häufig überstreckbare Kniegelenke. Bei Kindern gilt eine Überstreckbarkeit bis 10° noch als physiologisch. Überstreckbare Kniegelenke finden sich typischerweise bei Kindern mit genereller Bandlaxität und Erkrankungen des Bindegewebes (Marfan Syndrom, Ehlers-Danlos Syndrom).

Weitere Ursachen sind eine Schwäche des Musculus quadriceps femoris (z. B. nach Poliomyelitis) oder eine Fehlstellung des Tibiaplateaus mit Neigung nach vorne (anteriorer tibialer Slope) als Folge einer anterioren Wachstumsstörung der proximalen tibialen Wachstumsfuge. Bei Vorliegen einer knöchernen Deformität als Ursache der Überstreckbarkeit ist eine operative Korrektur der Beinachse erforderlich (Abb. 4.8).

4.4 Therapie der Beinachsfehlstellung

Ziel der Behandlung ist eine physiologische Beinachse bei Wachstumsabschluss, um aufwändige knöcherne Korrekturen im Erwachsenenalter zu vermeiden. Während das Vorliegen einer varischen Beinachse nach Wachstumsabschluss eine Präarthrose darstellt, gilt dies für das Genu valgum weit weniger. Beim Jugendlichen sollte deshalb

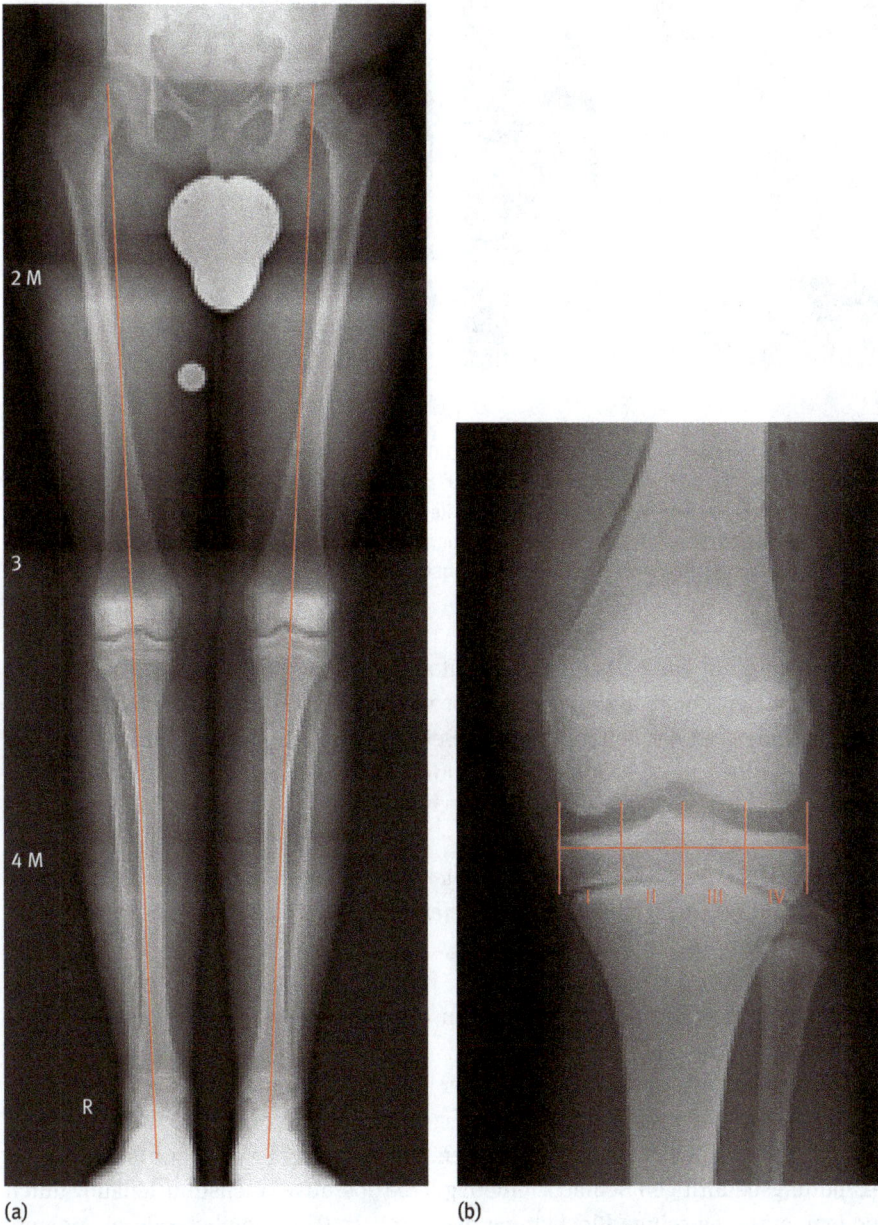

(a) (b)

Abb. 4.7: Die Mikulicz-Linie verbindet das Hüftkopfzentrum mit der Mitte des Sprunggelenkes und beschreibt die mechanische Beinachse (a). Ein Verlauf der Mikulicz-Line außerhalb der zwei zentralen Quadranten (II,III) des Kniegelenkes gilt als Richtwert für eine möglicherweise notwendige Achskorrektur (b).

eine Varusstellung mit einem Interkondylenabstand > 2 cm weiter radiologisch abgeklärt und die Indikation zur operativen Korrektur geprüft werden. Da ein Genu

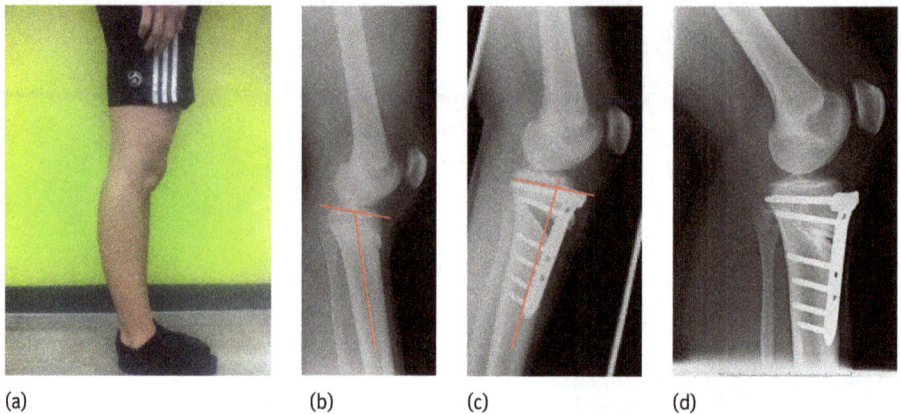

(a) (b) (c) (d)

Abb. 4.8: Wachstumsstörung der proximalen ventralen tibialen Wachstumsfuge nach ventraler Fugenverletzung bei 14 jährigem Jungen mit dadurch bedingten ventralen Knieschmerzen (a). Auf der Röntgenseitaufnahme erkennbarer anteriorer tibialer Slope (b). Nach Wachstumsabschluss ventral öffnende Korrekturosteotomie mit Wiederherstellung des anatomischen tibialen Slope (c). Erkennbare Konsolidierung der Osteotomie 15 Monate postoperativ (d).

valgum häufig mit einer Übergewichtigkeit assoziiert ist, sollte bei diesen Patienten primär eine Gewichtsreduktion angestrebt werden. Der Erfolg konservativer Therapiemaßnahmen bei der Behandlung von Beinachsfehlstellungen ist umstritten. Eine nächtliche Orthesen- oder Schienenbehandlung ist deshalb nur in Ausnahmefällen indiziert.

„Solche Schienen werden in der Regel nur nachts angezogen, wenn keine dynamischen Kräfte wirken. Da die Ligamente der Kniegelenke elastisch sind, findet die Korrektur im Gelenk und nicht an den Knochen statt" [5].

Krankengymnastische Maßnahmen führen ebenfalls zu keiner positiven Beeinflussung der Beinachse [5].

Therapiebedürftige Abweichungen der Beinachse können bei Kindern und Jugendlichen mit noch offenen Epiphysenfugen durch eine operative Wachstumslenkung mit geringen Risiken korrigiert werden. Als Methode der Wahl zur Korrektur von behandlungsbedürftigen Beinachsfehlern gilt die operative Wachstumslenkung durch eine temporäre, einseitige Blockierung der Epiphyse (Hemiepiphyseodese). Mehrere Studien konnten zeigen, dass bei technisch korrekter Durchführung eine zuverlässige Korrektur der Beinachse möglich ist [7,8]. Das Prinzip der Operation besteht darin, dass auf der Konvexseite der Deformität (Lateralseite bei Genu varum, Medialseite bei Genu valgum) die Wachstumsfuge durch ein Implantat temporär gebremst wird (Abb. 4.9). Dazu stehen neben den am häufigsten eingesetzten 2-Loch Platten auch Klammern oder Schrauben zur Verfügung. In Abhängigkeit der Lokalisation der Deformität erfolgt die Korrektur an der distalen Femurepiphysenfuge oder der proximalen Tibiaepiphysenfuge, selten auch kombiniert (Abb. 4.10).

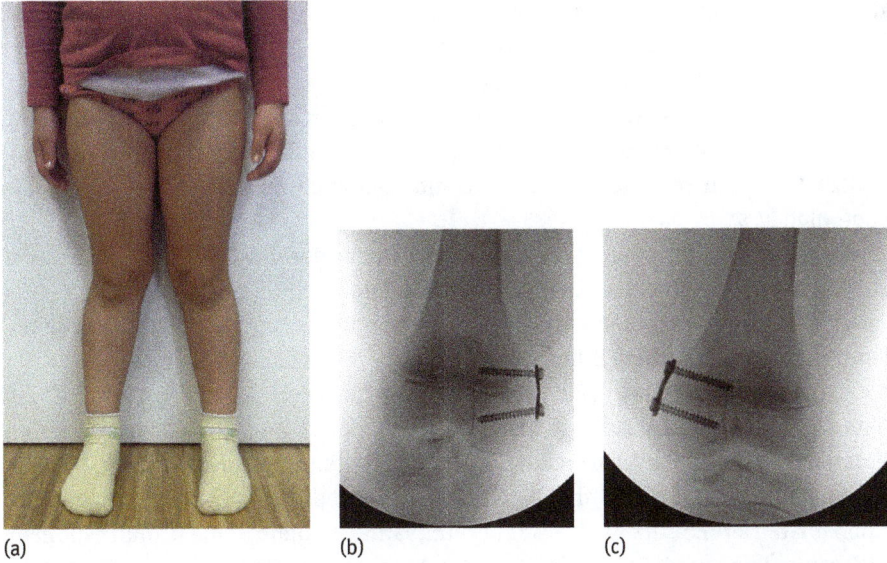

(a) (b) (c)

Abb. 4.9: Klinisches Bild eines 11-jährigen Mädchens mit Genua valga (a). Die intraoperativen Röntgenaufnahmen beider Kniegelenke zeigen eine mediale femorale Hemiepiphyseodese als Wachstumslenkung zur Behandlung eines Genu valgum (b, c).

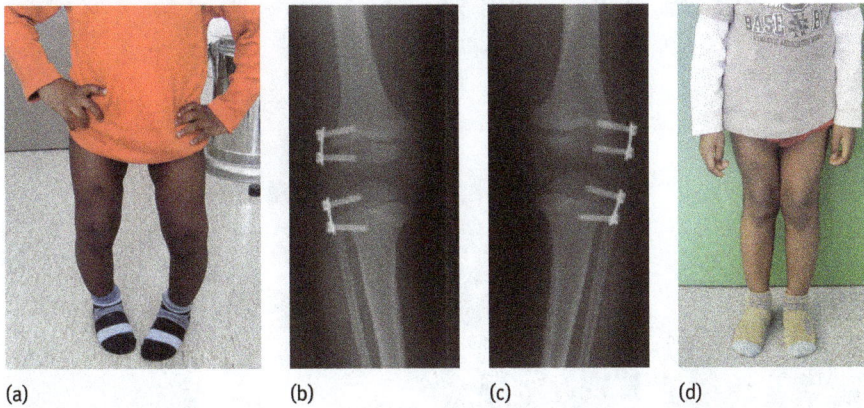

(a) (b) (c) (d)

Abb. 4.10: Klinisches Bild eines 3-jährigen Jungen mit schwerer Varusdeformität beider Beine (a). Indikation zur lateralen Hemiepiphyseodese (b, c) beidseits mit erkennbarer Achsbegradigung 8 Monate postoperativ (d).

Mit Hilfe dieser Implantate ist ein exaktes Timing der Achskorrektur anhand von Wachstumskurven nicht mehr zwingend erforderlich. Zum Zeitpunkt der operativen Korrektur muss jedoch noch ein ausreichendes Restwachstum vorhanden sein, nur so ist eine vollständige Korrektur der Beinachse möglich. Liegt die geplante Metallentfernung nah am Wachstumsabschluss, lässt sich ein sog. Rebound-Phänomen mit Wiederauftreten der Fehlstellung vermeiden.

Wird die operative Wachstumslenkung bei jüngeren Kindern durchgeführt, sollte eine leichte Überkorrektur von 3–5° vor Implantatentfernung angestrebt werden, zusätzlich werden regelmäßige Verlaufskontrollen nach Entfernung der Implantate empfohlen [7, 9].

Liegt ein vorzeitiger Epiphysenschluss als Ursache der Achsfehlstellung vor, ist die vollständige Resektion der Knochenbrücke erforderlich. Typischerweise wird der Defekt mit einem Interponat aufgefüllt, um eine erneute Brückenbildung zu vermeiden. Komplexe Achsfehlstellungen werden durch Osteotomien unter Schonung der Wachstumsfugen oder nach Wachstumsabschluss korrigiert [5, 10]. Präoperativ ist zur Planung eine sorgfältige Deformitätenanalyse mit der CORA Methode nach Paley erforderlich [5]. Die operative Korrektur einer Achsfehlstellung kann in Abhängigkeit der Lokalisation der Deformität durch eine Tibia- und/oder Femurosteotomie erfolgen (Abb. 4.11). Der Einsatz winkelstabiler Implantate erlaubt eine frühfunktionelle Nachbehandlung und frühzeitige Vollbelastung des operierten Beines. Eine postoperative Gipsimmobilisation ist deshalb meist nicht mehr erforderlich.

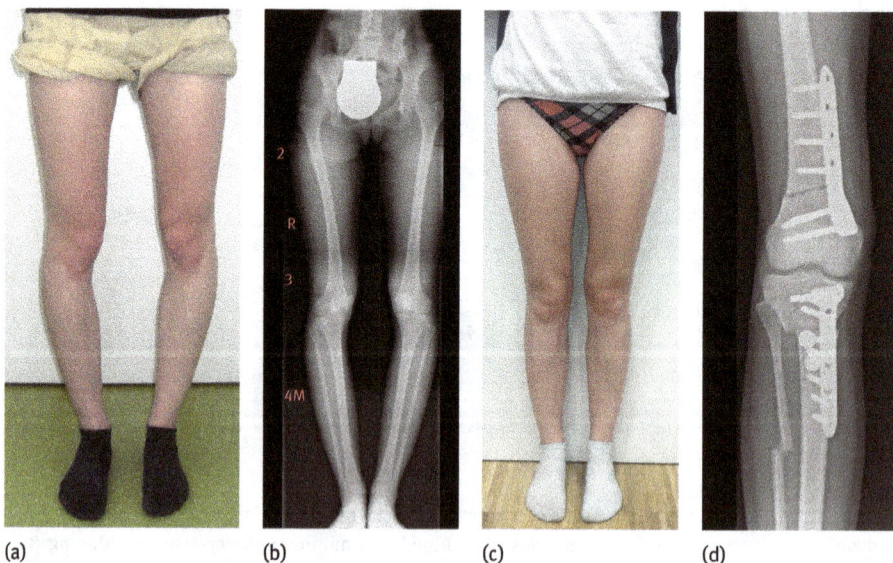

(a)   (b)   (c)   (d)

Abb. 4.11: Schwere kombinierte Achs- und Torsionsfehlstellung beider Beine bei 15-jährigem Mädchen (a). Die Ganzbeinaufnahme zeigt eine kombinierte Torsions- und Achsfehlstellung beider Beine (b). Begradigung der Beinachse nach knöcherner operativer Korrektur der tibialen und femoralen Fehlstellung durch Doppelosteotomie und Fixation mit winkelstabilen Implantaten (c, d).

4.5 Literatur

1. Salenius P, Vankka E. The development of the tibiofemoral angle in children. J Bone Joint Surg Am. 1975; 57: 259–261
2. Hefti F. Achsenfehler an den unteren Extremitäten. Orthopäde. 2000;29: 814–820
3. Hefti F. Kinderorthopädie in der Praxis. 3. Auflage; Springer Verlag, 2015
4. Vogt B, Schiedel F, Rödl R. Guided growth in children and adolescents. Correction of leg length discrepancies and leg axis deformities. Orthopäde 2014; 43:267–284
5. Paley D. Principles of deformity correction. Springer, Berlin Heidelberg New York, 2002
6. Ballal MS, Bruce CE, Nayagam S. Correcting genu varum and genu valgum in children by guided growth: temporary hemiepiphysiodesis using tension band plates. J Bone Joint Surg Br. 2010; 92:273–6
7. Stevens PM, Maguire M, Dales MD et al. Physeal stapling for idiopathic genu valgum. J Pediatr Orthop. 1999; 19:645–649
8. Stevens PM. Guided growth for angular correction: a preliminary series using a tension band plate. J Pediatr Orthop. 2007; 27:253–259
9. Westhoff B, Jager M, Krauspe R. Kindliche Beinachsen. Was ist pathologisch? Orthopäde. 2007; 36:485–498
10. Jöckel JA, Reichel H, Nelitz M. Correction of knee deformity in patients with Ellis-van Creveld syndrome: A case report and review of the literature. Knee. 2012; 19:218–22.
11. Perl M, Brenner RE, Lippacher S, Nelitz M. Dysplasia epiphysealis hemimelica: a case report with novel pathophysiologic aspects. Clin Orthop Relat Res. 2009; 467:2472–8.

Leonhard Döderlein

5 Das Kniegelenk bei neuromotorischen Störungen im Kindes- und Jugendalter

5.1 Einleitung und Definition neuromotorischer Störungen

Der Begriff neuromotorische oder neuromuskuläre Störungen umfasst ein weites Feld unterschiedlicher Pathologien des zentralen und/oder des peripheren Nervensystems sowie der Muskulatur, die sich ätiologisch, aber auch hinsichtlich ihrer funktionellen Auswirkungen auf den Haltungs- und Bewegungsapparat unterscheiden (Tab. 5.1). Es können sowohl die motorischen Funktionen oder zusätzlich auch die sensibel-sensorische Rückkopplung und die autonomen Funktionen betroffen sein.

Tab. 5.1: Übersicht über das Spektrum der neuromotorischen Erkrankungen.

Erkrankungen der Skelettmuskulatur (Muskeldystrophien; Myositiden; Verletzungen etc.)
Störungen der neuromuskulären Erregungsübertragung (Myasthenien)
Störungen der peripheren Nerven (periphere Neuropathien; traumatische, entzündliche, toxische hereditäre Veränderungen usw.)
Störungen des zweiten Motoneurons (spinale Muskelatrophien; entzündliche Myelitiden)
Störungen des Rückenmarks (congenital: Spina bifida; traumatisch, entzündlich, tumorös)
Zentrale Bewegungsstörungen (angeboren, vaskulär, traumatisch, entzündlich, metabolisch, tumorös usw.)

Das Kniegelenk ist wegen seiner Konstruktion aus langen Hebelarmen besonders störanfällig und deshalb in die meisten Pathologien mit einbezogen. Die Veränderungen seiner Form haben immer auch funktionelle Auswirkungen und sind besonders augenfällig (Abb. 5.1 a bis c). Wegen der Integration des Kniegelenkes in eine Gelenkkette haben alle Störungen auch Auswirkungen auf die Nachbargelenke (Hüftgelenk, Fuß, Gegenseite), aber auch auf die Gesamtmotorik. **Deshalb muss das Knie bei den neuromotorischen Störungen immer im Zusammenhang mit der übrigen Extremität und der motorischen Gesamtfunktion des Patienten betrachtet werden** (Abb. 5.2).

Definitionen

„Bei neuromotorischen Störungen handelt es sich um die Einschränkung oder den Verlust der Generierung, der Ausführung oder der Kontrolle von Willkürbewegungen mit der Folge von strukturellen oder/und funktionellen Defiziten des Bewegungsapparates aufgrund einer Veränderung in den motorischen oder/und den sensomotorischen Regelkreisen.“

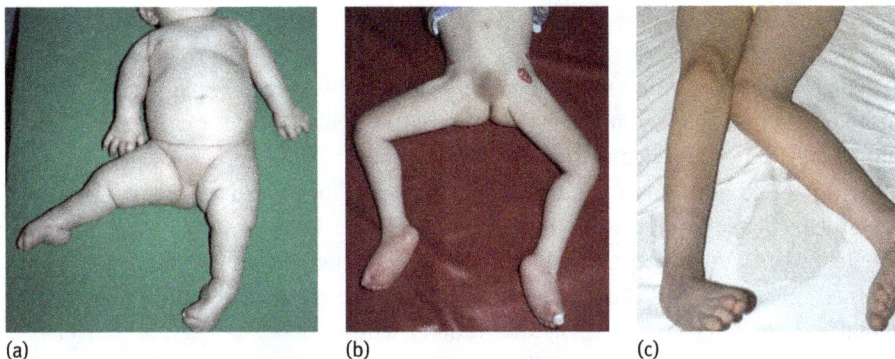

Abb. 5.1 a bis c: Drei verschiedene Patienten mit neuromotorischen Störungen mit Kniegelenkbeteiligung: angeborene Kniestreckkontrakturen bei Arthrogrypose, Kniebeugedeformitäten bei Spina Bifida (Lähmungshöhe L3) und spastische kombinierte Kniegelenkdeformitäten.

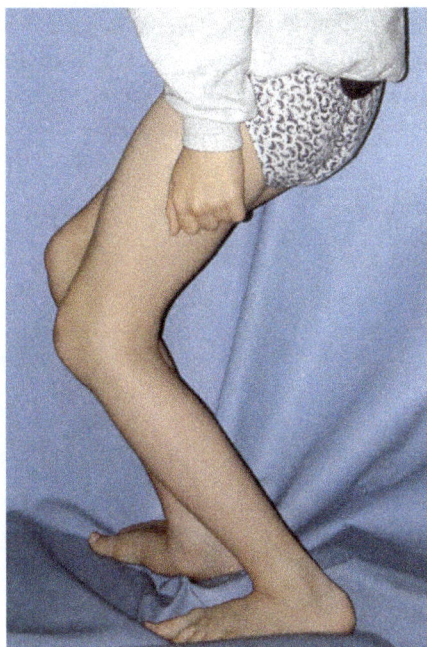

Abb. 5.2: Sekundäre Kniebeugestellung bei einem Patienten mit Wadenmuskelinsuffizienz.

„Neuromotorische Störungen sind das Ergebnis einer Schädigung des Bewegungs-generierenden, -kontrollierenden und/oder -ausführenden Systems, mit der Folge von funktionellen und/oder strukturellen Veränderungen des Haltungs- und Bewegungsapparates".

5.2 Ätiologie und Pathogenese

Als Ursache kommt eine extrem umfangreiche Palette unterschiedlichster Grunderkrankungen in Frage, deren Folge eine Muskelschwäche, eine Parese (Lähmung) oder ein Muskelungleichgewicht sein kann.

Ätiologisch kann man zentrale und periphere Prozesse sowie angeborene oder erworbene Schädigungsmuster unterscheiden. Dazu kommen stationäre und progrediente Verlaufsformen. Aus diesem Grunde ist eine genauere diagnostische Einordnung der jeweiligen Störung oft nur mühsam zu erhalten. Selbst wenn der Orthopäde über ein erweitertes neuroorthopädisches Wissen verfügt, wird sich die Zusammenarbeit mit einem spezialisierten Kinderneurologen als vorteilhaft erweisen.

Die Pathogenese folgt der Ätiologie. Wenn ausschließlich motorische Einschränkungen ohne sensible Ausfälle vorhanden sind, hängt ihre funktionelle Auswirkung von der Qualität der motorischen Steuerung (zentrale oder periphere Parese) (Abb. 5.3 a und b) und von der Ausbreitung der Lähmung ab (lokalisiert oder generalisiert). Dabei ist entscheidend, ob der Patient über eine intakte zentrale Bewegungsplanung verfügt, wie dies bei allen peripheren Paresen der Fall ist, oder ob eine zentrale sensomototrische Schädigung besteht. Nur mit einer ausreichenden motorischen Willkürkontrolle können Kompensationsmechanismen in Gang gesetzt werden.

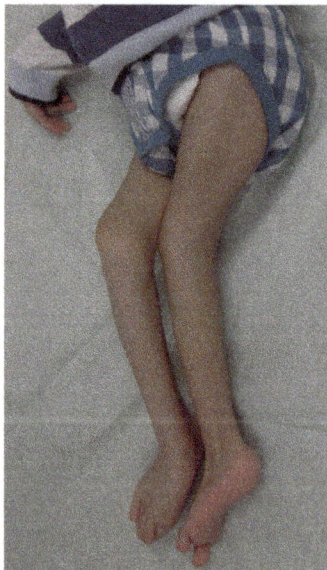 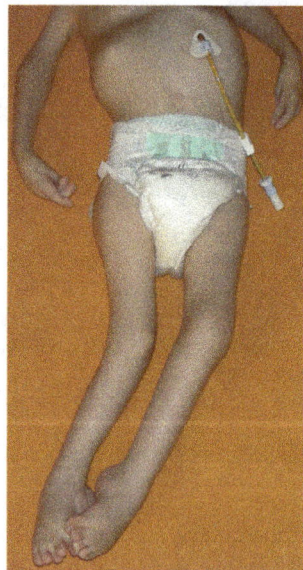

(a) (b)

Abb. 5.3 a und b: Zwei Patienten mit zentraler (a) und mit peripherer Lähmung (b) und Beteiligung der Kniegelenke im Rahmen der Parese der Beingelenkketten.

Wenn die Willkürmotorik ganz oder teilweise fehlt, treten sogenannte mustergebundene Bewegungen in motorisch wenig variabler Qualität an ihre Stelle, die nicht einzelne Muskeln, sondern ganze Muskelketten betreffen. Jedes Muskelungleichgewicht neigt unbehandelt zu einer Verkürzung der erhaltenen Agonistenmuskulatur und zu einer Elongation der jeweiligen Antagonisten.

Es handelt sich dabei um einen stetig sich ändernden dynamischen Prozess, der einmal in Gang gesetzt unbehandelt bis zur strukturellen Muskelverkürzung des Agonisten führt. **Wird die motorische Einschränkung von sensibel-sensorischen Defiziten begleitet, sind die Folgen weitaus schwerwiegender, da der Schmerz und die Propriozeption als Schutz- und Kontrollmechanismen wegfallen.**

Das Skelett passt sich mit seiner inneren Struktur und mit seiner äußeren Form an die veränderten funktionellen Bedingungen an. Eine reduzierte oder ganz fehlende Gelenkbelastung wird von einer Reduktion der Knochenmasse begleitet. Auch die unzureichende oder fehlende Skelettmuskulatur wirkt sich auf das Skelett durch eine knöcherne Verkürzung und Knochenatrophie aus. Übermäßige Zugbelastungen des Streckapparates, die im Wachstum z. B. für den sogenannten Kauergang typisch sind, rufen erhebliche Formveränderungen hervor.

5.3 Funktionelle Auswirkungen und Pathomechanik

Die funktionellen Auswirkungen neuromotorischer Störungen am Kniegelenk betreffen zuerst die Steh- und die Gehfunktion. Daneben können auch die Sitz- und die Liegeposition erhebliche Einbußen erfahren (Abb. 5.4 a und b).

Die Verschlechterungen der Steh- und Gehfunktion können durch Veränderungen im Gelenk selbst und/oder in seinen steuernden Weichteilstrukturen bedingt sein.

Ausgehend von der normalen Funktion des Kniegelenkes können die jeweiligen Einschränkungen besser abgeschätzt werden.

Das Kniegelenk benötigt für eine normale Steh- und Gehfunktion eine voll aktive und passive Streckbarkeit und eine Beugefähigkeit von wenigstens 90 Grad sowie eine ausreichende Gelenkstabilität (Bänderführung) in der sagittalen, frontalen und transversalen Ebene. Seine Achsen sollten im physiologischen Bereich liegen. Die steuernde Beuge- und Streckmuskulatur muss ausreichend kräftig und willkürlich innervierbar sein. Eine ständige sensomotorische Rückkopplung ist für das verletzungsanfällige, aus langen Hebeln zusammengesetzte Gelenk unabdingbar. Je stärker die Kniebeugestellung in der Standphase wird, umso höher wird der Energieaufwand zum Stehen und Gehen. Schmerzen am Femoropatellargelenk treten häufig hinzu.

Eine unzureichende Kniebeugung in der Schwungphase wird oft durch eine spastische Rectusaktivität oder Hüftbeugerschwäche ausgelöst.

Im Interesse der besseren Übersicht schlagen wir vor, die Störungen, die bei neuromotorischen Krankheitsbildern vorkommen können, in die Bereiche Gelenk, Muskulatur und sensomotorische Funktionen zu unterteilen.

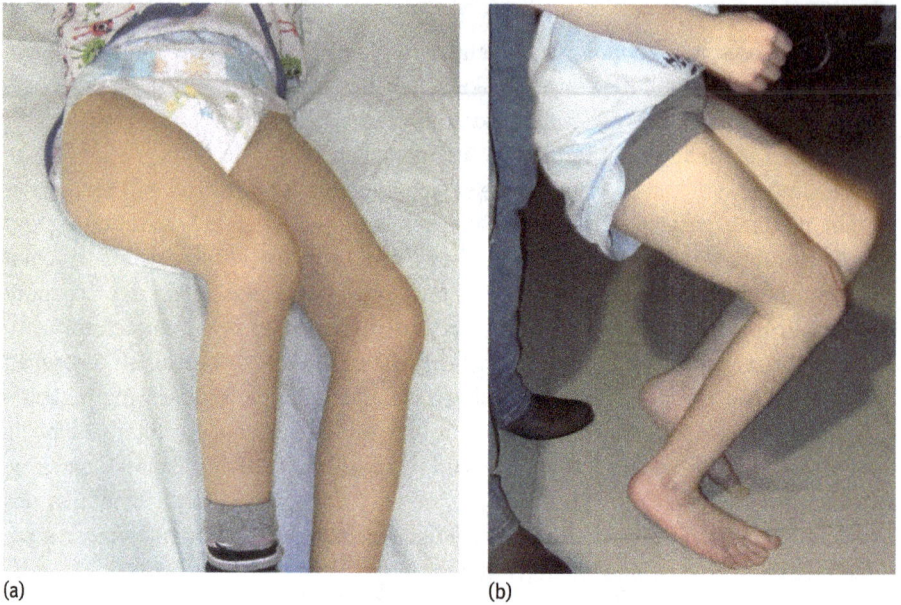

(a)   (b)

Abb. 5.4 a und b: Beeinträchtigung der Liegeposition durch Kniebeugekontrakturen (a) und Kauergang durch Kniebeugerverkürzung und Kniestreckerschwäche (b).

Am Gelenk treten Instabilitäten, Hypermobilitäten und Bewegungseinschränkungen (Kontrakturen) auf. Die Instabilität ist dabei durch den Verlust der physiologischen Gelenkführung gekennzeichnet. Gelenkdeformierungen begegnen uns nach langdauernder Fehlbelastung oder als Folge einer fehlenden propriozeptiven Rückkoppelung bei den neuropathischen (Charcot-) Gelenken (Abb. 5.5 a und b).

Achsfehlstellungen sind bei den neuromotorischen Störungen nicht selten und können den femoralen und den tibialen Gelenkpartner oder beide zusammen betreffen.

Als Folge der Parese reagiert die Muskulatur häufig mit einer Muskelschwäche bzw. -atrophie oder einem Muskelungleichgewicht zwischen der Strecker- und der Beugergruppe. Die Konsequenz jedes Muskelungleichgewichtes, aber auch von langdauernden Immobilisationen oder Fehllagerungen besteht in einer strukturellen Verkürzung der aktiven Agonisten, während ihre Antagonisten elongieren und dadurch zusätzlich geschwächt werden.

Die Muskelkontraktur ist mit einer dynamischen Veränderung der Struktur und der Dehnungseigenschaften des Muskel-Sehnenkomplexes vergesellschaftet. Jede Muskelverkürzung ist zum Beginn noch flexibel, wird aber mit zunehmender Dauer und ohne adäquate Therapie immer mehr fixiert. Der mechanische Gelenkanschlag mit drahtseilartig hartem verkürztem und atrophiertem Agonistenmuskel ist typisch für den Endpunkt einer Muskelkontraktur. Dabei sind immer auch die elongierten und atrophierten Antagonisten zu berücksichtigen (Abb. 5.6).

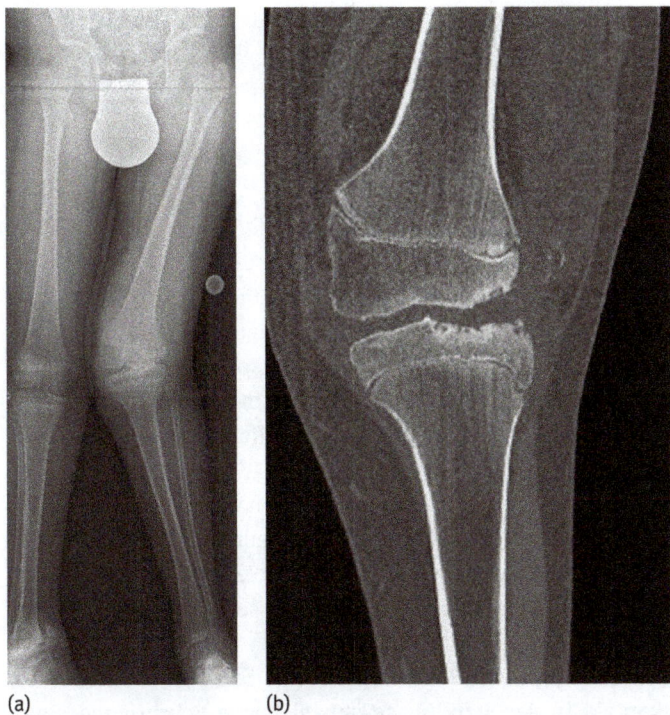

(a)　　　　　　　　(b)

Abb. 5.5 a und b: Neuropathische Gelenkschädigung bei einem 12-jährigen Patienten mit autonomer Neuropathie und Valgusdeformierung des Kniegelenkes.

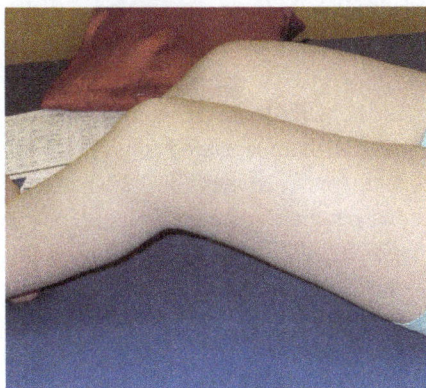

Abb. 5.6: Strukturelle Kniebeugekontrakturen bei einem 11-jährigen Patienten mit angeborener Querschnittlähmung und Lähmungsniveau bei L4.

Im Bezug auf die sensomotorischen Funktionen darf die gestörte oder fehlende Propriozeption, wie sie bei der angeborenen oder erworbenen Querschnittlähmung oder bei den sensomotorischen Neuropathien vorkommt, nicht übersehen werden. Ihre Defizite sind mit einer erhöhten Verletzungsanfälligkeit der mehrbelasteten Kniegelenkhebel assoziiert, da die schmerzbedingte Schonung entfällt.

Wir würden die sich darbietenden Funktionsdefizite in die Bereiche Stehen und Gehen sowie Sitzen und Liegen unterteilen.

5.4 Diagnostische Maßnahmen und Klassifikationen

Die Diagnostik des Kniegelenkes bei neuromotorischen Störungen wird zunächst klinisch durch die Anamnese, die systematische Beobachtung in Ruhe und in Funktion und durch die anschließende Palpation erhoben. Die Anamnese berücksichtigt die bisherige Entwicklung der Funktionseinschränkung, die erfolgten Behandlungen und die Beschwerden und Erwartungen des Patienten. Bei der Inspektion achtet man auf die Form des Beines und den Vergleich mit der Gegenseite im Liegen und im (wenn möglich) Stehen. Asymmetrien der Beinlänge, Umfangsdifferenz und Achsabweichungen werden in allen drei Ebenen notiert.

Die systematische visuelle Gangbildbeschreibung wird nach den allgemein üblichen Regeln in die Stand- und die Schwungphase unterteilt. Die Vorgehensweise nach JR Gage (2004) hat sich dabei als einfache und trotzdem aussagekräftige, wenngleich subjektive Methode etabliert. Sie beschreibt sechs Bestandteile des Gangbildes nach den sich bietenden Auffälligkeiten:

Stabilität des Standphasenbeines, Bodenfreiheit des Schwungphasenbeines, Beinstellung zum Erstkontakt in der Standphase, ausreichende Schrittlänge, Energieeffizienz des Ganges und eventuelle Asymmetrien.

Die Palpation des Kniegelenkes beachtet den Bewegungsumfang nach der Neutral-Null-Methode, die Erhebung der Gelenkstabilität und der Muskelkraft mit der MRC-Skala (graduiert von 0 bis 5). Die Stellung der Patella in der Frontal- und in der Sagittalebene (Hoch- oder Tiefstand, Lateralisierung, Luxation) darf nicht vergessen werden.

Die Nachbargelenke und die Gegenseite müssen ebenfalls mit einbezogen werden, da das Knie evtl. distale oder proximale Pathologien kompensieren muss (z.B. als Kniebeugung bei gleichzeitiger Hüftbeugekontraktur, als Knievalgus bei gleichzeitiger Hüftadduktionskontraktur, als Knieüberstreckung bei gleichzeitigem Spitzfuß usw.).

Die Bildgebung besteht zunächst in der einfachen Röntgenaufnahme des Kniegelenkes in 2 Ebenen, ggf. ergänzt durch tangetiale Patellaaufnahmen beim Verdacht auf eine Instabilität (Abb. 5.7 a bis c).

Jede weitergehende Bildgebung wie ein MRT oder ein CT (z.B. als Torsionsmessung) sollte mit einer gezielten Fragestellung verbunden sein. Wegen seines zentralen Stellenwertes für die Gehfunktion kann die standardisierte instrumentelle Bewegungsanalyse wichtige weitere Informationen im Hinblick auf die Graduierung der Fehlfunktionen und die Therapieplanung beitragen (Abb. 5.8 a bis c).

Eine Klassifikation der erhobenen Befunde erleichtert die Indikationsstellung und die Auswahl der Therapie und ist auch für Verlaufskontrollen hilfreich (Tabelle 5.2). Sutherland (1993) und Rodda (2004) haben entsprechende Gangmuster angegeben.

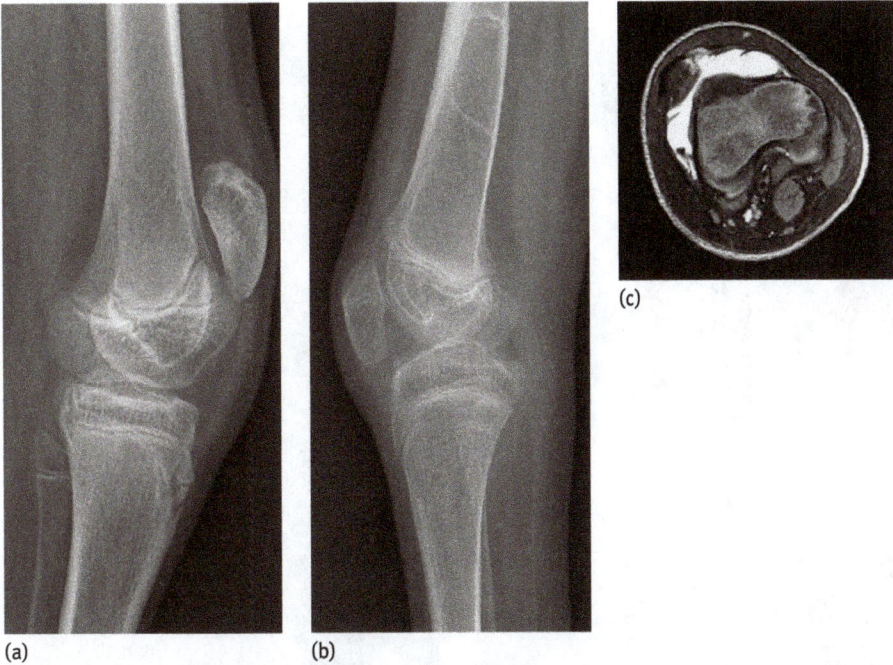

(a)　　　　　　　　　(b)　　　　　　　　　(c)

Abb. 5.7 a bis c: Hoch- und tiefstehende Patella (a und b) bei einem Patienten mit schlaffer Parese, der Patellatiefstand ist Folge einer Quadricepssehnenverlängerung; Patellaluxation bei einer Patientin mit lähmungsbedingter Torsionsdeformität des Kniegelenkes (c).

5.5 Indikationsstellung zur Therapie

Die Indikationsstellung zur Therapie ist eine individuelle Entscheidung, die lokale und allgemeine Befunde möglichst in ihrer Gesamtheit berücksichtigen muss. **Jede Indikationsstellung sollte mit der Formulierung von kurz-, mittel- und langfristigen Behandlungszielen verknüpft werden.** Die Indikation bezieht sich zunächst auf die strukturellen und die funktionellen Einschränkungen. Davon ausgehend sind aber auch die sozialen Behandlungsziele im Hinblick auf die Verbesserung der Teilhabe und Lebensqualität zu beachten.

Im Hinblick auf die zu verbessernden Funktionen sind Liegen, Sitzen, Stehen und Gehen getrennt zu beachten. Jede Indikationsstellung sollte auch Behandlungsalternativen mit ihren Vor- und Nachteilen anbieten. Wenn man kein vollständiges Behandlungsangebot zur Verfügung hat, kann es vorteilhaft sein, den Patienten in andere Hände zu überweisen, als weiter mit ineffizienter Behandlung wertvolle Zeit zu vergeuden. In Analogie zur Diagnostik sollte sich jeder, der eine Indikation zur Behandlung des Kniegelenkes bei neuromotorischen Störungen stellt, ausreichende Kenntnisse für die Behandlung evtl. mitbetroffener Nachbarregionen aneignen.

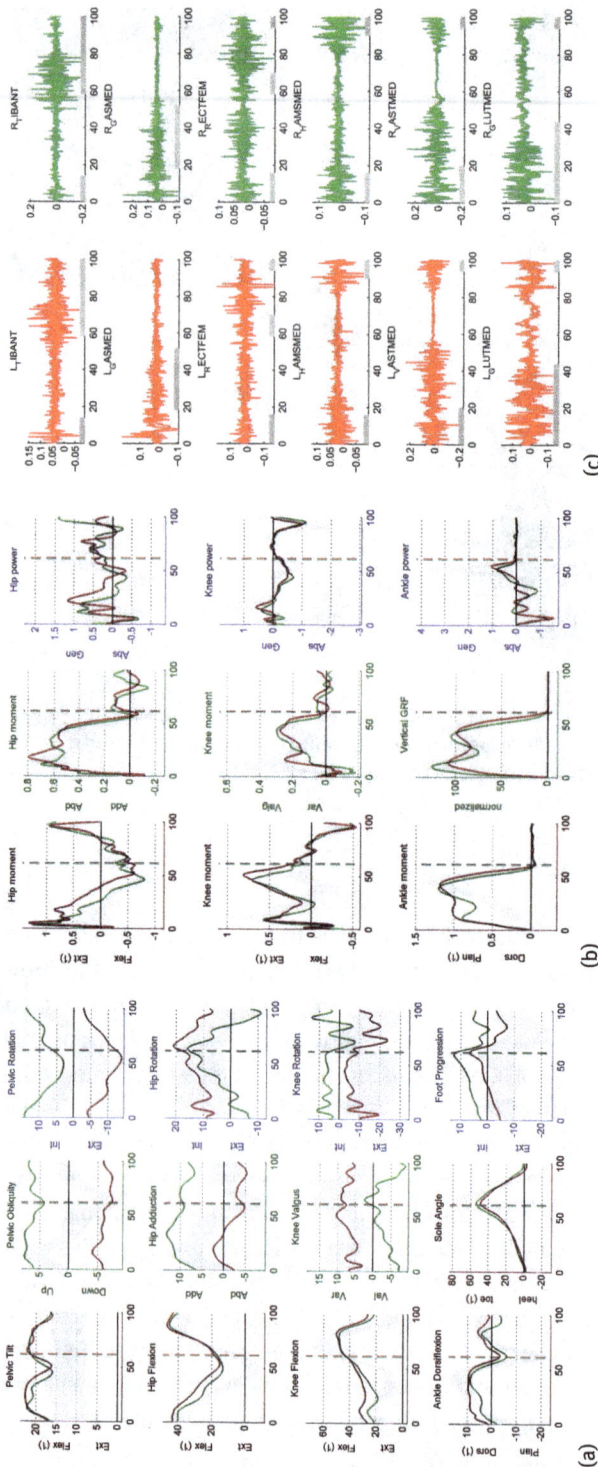

Abb. 5.8 a bis c: Die instrumentelle Ganganalyse gestattet tiefergehende Einblicke in die Gangpathologie (a=Kinematik, b=Kinetik und c=dynamisches EMG- Patient mit Kniebeugegang, rot=linkes Bein,grün=rechtes Bein), Grau = Normwertbereiche

Tab. 5.2: Diagnose des Kniegelenkes bei neuromotorischen Störungen.

Ebene	Struktur				
	Skelett femorotibial	Skelett femoropatellar	Muskeln Strecker	Muskeln Beuger	Sensibilität
sagittal	Kontraktur Hypermobilität Instabilität Flexion/Crouch Recurvatum	Patella alta Patella baja	schwach paretisch spastisch verkürzt	schwach paretisch spastisch verkürzt	
frontal	Varus Valgus Instabilität	lateralisiert luxiert medialisiert	lateralisierter Streckapparat	lateralisierter Streckapparat	
transversal	Innenrotation Außenrotation	Sulcus-Tuberositas-Distanz normal/pathologisch		Innenrotation, Außenrotation der Tibia	
Sonstiges	Deformität/ Arthrose Hüftkontrakturen Spitzfuß Hackenfuß Beinlängen- differenz	Arthrose; Schmerzen	Orthesen- gebrauch	Orthesen- gebrauch	erhalten vermindert fehlend

5.6 Konservative Behandlungsverfahren

Bei korrekter Indikation können mit konservativen Therapien durchaus maßgebliche funktionelle Verbesserungen erzielt werden, insbesondere dann, wenn sie kombiniert mit Operationen angewendet werden.

Diese Behandlungsgruppe gliedert sich in physiotherapeutisch redressierende, übende, kräftigende und stabilisierende Methoden und in die Orthopädietechnik. Medikamente können beispielsweise als detonisierende Botulinumtoxin-Injektionen in die betroffene Muskulatur durchaus sinnvoll sein. Diese Behandlung sollte aber stets mit anderen Verfahren wie der Physiotherapie und der adäquaten Orthopädietechnik kombiniert werden, um nachhaltig zu wirken.

Typische Beispiele für eine solche Kombinationsbehandlung sind die Injektionsbehandlung von spastisch verkürzten Kniebeugemuskeln mit redressierenden Gipsen und anschließender Orthesen- und Physiotherapie oder die primäre Stabilisierung einer fehlenden aktiven Kniestreckfunktion durch Funktionsorthesen, Kräftigung und Gangschulung. Neben dem therapeutischen Einsatz bei einer unzureichenden oder fehlenden Funktion kommt der konservativen Behandlung insbesondere im Wachstumsalter eine zentrale Bedeutung für die Präventivbehandlung drohender Kontrakturen und Gelenkinstabilitäten zu (Abb. 5.9).

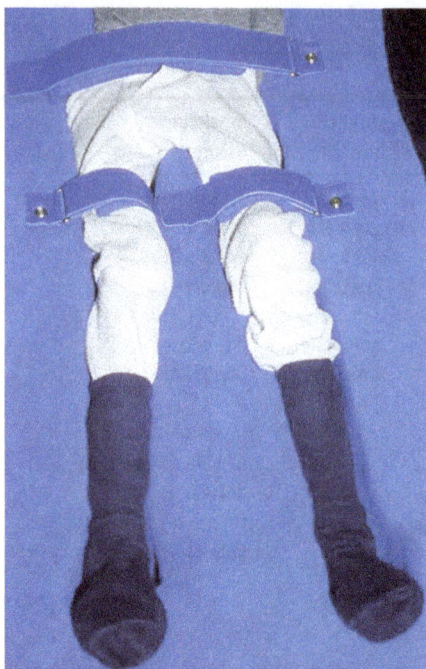

Abb. 5.9: angepasster Schaumstoff-Lagerungskeil zur Prävention drohender Knie-und Hüftbeuge-kontrakturen.

Für jede Indikationsstellung ist eine enge Zusammenarbeit mit den Therapeuten oder Orthopädietechnikern zu empfehlen. Neben der klinischen Untersuchung kann die instrumentelle Bewegungsanalyse wertvolle Informationen für die Auswahl geeigneter Hilfsmittel beisteuern. So lässt sich beispielsweise bei Patienten mit einer unzureichenden Kniestreckkraft leichter entscheiden, ob durch eine dynamische Unterschenkelorthese mit einer ventralen Anschlagssperre oder mit einer Oberschenkelorthese mit Streckfederunterstützung ein ausreichend stabiler Gang zu erreichen ist (Abb. 5.10 a und b).

5.7 Operative Behandlungsverfahren

Das Spektrum an operativen Therapiemöglichkeiten ist beim Kniegelenk sehr groß und sollte bei korrekter Indikation auch entsprechend ausgeschöpft werden. Allerdings muss man die Möglichkeiten und Grenzen der einzelnen Verfahren kennen. In diesem Abschnitt kann nur eine allgemeine Übersicht für die Indikationsstellung und die technische Durchführung gegeben werden. Für Details sei auf die anderen operativen Kapitel in diesem Buch, die im Anhang eingefügte Literaturliste und auf spezielle Handbücher verwiesen.

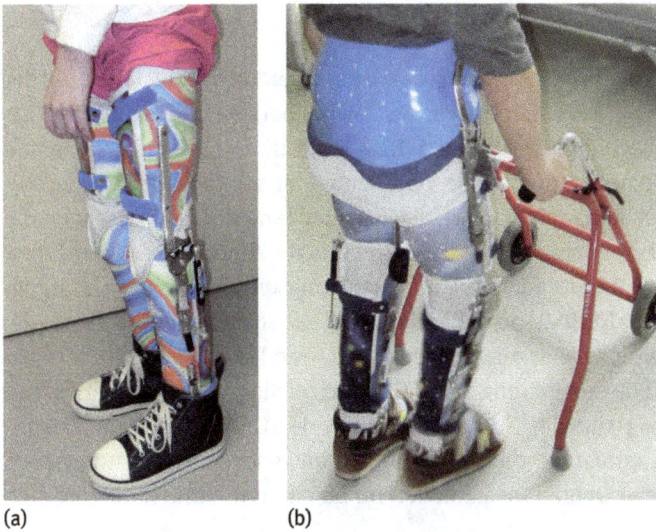

(a)   (b)

Abb. 5.10 a und b: Die Versorgung mit Oberschenkelorthesen und Streckfederunterstützung ist ein wichtiger Bestandteil der konservativen und postoperativen Behandlung von Muskelschwächen; die Orthesen müssen bei zusätzlicher Hüftstreckerschwäche über das Becken reichen (b).

Bezüglich der Indikationsstellung zur Operation sei bei neuromotorischen Störungen vorausgeschickt, dass das Knie immer zusammen mit den übrigen Gelenken der unteren Extremität und auch mit dem gegenseitigen Bein betrachtet werden sollte. Dies bedeutet, dass man in vielen Fällen die Kniegelenkoperation in ein sogenanntes Mehretagenprogramm („Multi-Level-Surgery") einbetten sollte, das auch den Fuß und das Hüftgelenk miteinschließen kann. Obwohl der operative Aufwand dann bedeutend größer wäre, steht das Ziel einer geraden Beinachse mit ausreichender Gelenkbeweglichkeit und -stabilität immer oben an. Bei aufwendigen bzw. komplexen Mehretagen-Deformitäten würden wir eher ein gestaffeltes Vorgehen befürworten, das am Fuß beginnen sollte und bei dem simultan oder in einer zweiten Sitzung das Knie und ggf. auch das Hüftgelenk mitkorrigiert wird. Allerdings kann eine plantigrade Fußstellung nur bei vollständig gestrecktem Knie- und Hüftgelenk wirken. Wir raten immer zur vollständigen Korrektur von Deformitäten. Unterkorrekturen oder Kompromisse münden meistens in eine spätere erneute und noch aufwendigere Operation.

Im Kindesalter lässt sich ein pathologischer Kniebefund wegen der in dieser Altersgruppe besseren Heilungs- und Rehabilitationsbedingungen leichter simultan korrigieren als bei Jugendlichen bzw. Adoleszenten, die in dieser Hinsicht meistens Erwachsenen gleichzusetzen sind.

Die Indikationsbereiche umfassen Gelenkkontrakturen, Gelenkinstabilitäten und Achsfehler in einer oder mehreren Ebenen. Wegen seiner zentralen Lokalisation innerhalb der Beinachse zählen auch Beinlängendifferenzen zu den Operationsindikationen am Kniegelenk.

5.7.1 Gelenkkontrakturen

Diese Gruppe steht bei allen neuromotorischen Störungen an vorderster Stelle der präventiven bzw. der therapeutischen Indikation, sowohl bei steh- und gehfähigen als auch bei nur sitz- und liegefähigen Patienten. Eine Kontraktur ist als unzureichende oder fehlende Gelenkexkursion durch eine Verkürzung der das Gelenk überbrückenden Weichteile definiert. Abhängig vom passiven Widerstand der Gewebe gegen die Korrekturkraft lassen sich federnde und strukturell fixierte Kontrakturen unterscheiden. Die Kontraktur wird mit der Richtung der Bewegungseinschränkung und ihrem Ausmaß nach der Neutral-Null-Methode bezeichnet. Eine Streckhemmung des Kniegelenkes bei 40 Grad mit einer Beugefähigkeit bis 120 Grad lässt sich mit 0–40–120 Grad beschreiben, eine Beugehemmung bis 50 Grad bei leichter Überstreckbarkeit mit 10–0-50 Grad. Abhängig von der Grunderkrankung, der Ursache (z.B. Muskelungleichgewicht), dem Ausprägungsgrad und den noch anstehenden Wachstumsreserven kommen verschiedene Operationsmethoden für eine Kontrakturbehandlung zum Einsatz.

5.7.2 Gelenkinstabilitäten (femorotibial und femoropatellar)

Kniegelenkinstabilitäten begegnen uns bei den hypotonen Lähmungen und insbesondere bei fehlender oder gestörter Propriozeption, wie z.B. bei Patienten mit angeborener Querschnittlähmung (Spina bifida-Myelomeningozele, aber auch bei der Polio). Eine fehlende propriozeptive bzw. schmerzbedingte zentrale Rückkoppelung der Kniegelenkstellung führt insbesondere bei ausgeprägten Kompensationsbewegungen des Rumpfes beim Gehen und bei zusätzlichen Bewegungseinschränkungen proximaler oder distaler Gelenke (z.B. Hüftadduktonskontraktur, Spitzfuß) zur Mehrbelastung des Kniegelenkes mit sekundärer Instabilität und auch Gelenkschäden bis hin zum Charcot-Gelenk. Die Behandlungsindikation ist in solchen Fällen sowohl auf den Kniegelenkbefund als auch auf die auslösenden Faktoren zu beziehen. Eine Orthesenführung ist als ergänzende Maßnahme zur Operation meistens erforderlich.

Die femoropatellare Instabilität tritt als mediolaterale, aber auch als sagittale Form auf. Auch Kombinationen einer Patella alta mit Lateralisierung sind möglich.

Sie bestehen bei neuromotorischen Störungen selten primär und öfter sekundär. Deshalb sind die therapeutischen Indikationen ggf. auf die pathologische Ausrichtung der Patella und auf die begleitenden und begünstigenden Faktoren wie eine Valgus-Außenrotationsdeformität des Beines oder einen Kauergang zu erweitern.

5.7.3 Achsfehler

Achsfehler kommen besonders in der Transversalebene (als Innen- oder Außenrotation) und in der Frontalebene (als Varus- oder Valgusdeformitäten) vor (Abb. 5.11). Da sie die Steh- und Gehfunktion erheblich einschränken können und meist auch progredient sind, ist ihre operative Behandlung fast immer indiziert. Zur genauen Planung sind neben der klinischen Diagnostik und der Bildgebung (Achsaufnahmen) – falls verfügbar – immer auch die instrumentelle dreidimensionale Bewegungsanalyse nützlich, um die Lokalisation (Kombinationen) und das Ausmaß genau zu bestimmen.

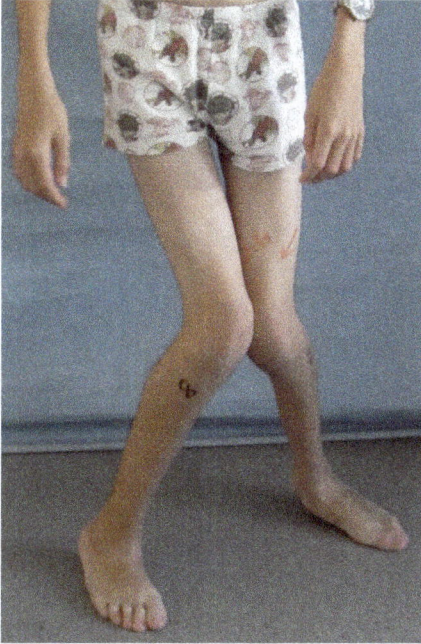

Abb. 5.11: Kombinierte sagittale, frontale und transversale Kniedeformitäten. Sekundär mit schweren Auswirkungen auf die Fußstellung.

5.7.4 Beinlängendifferenzen

Beinlängendifferenzen begegnen uns primär (z. B. bei einer Halbseitenlähmung), aber auch sekundär (z. B. nach Operationen oder Frakturen). Wenn die Seitendifferenz 1–2 cm übersteigt, haben sich wachstumslenkende Operationen als wenig aufwendige Verfahren bewährt.

Im Bereich der Operationstechniken unterscheiden wir weichteilige und knöcherne Korrekturoperationen. Innerhalb dieser Gruppen lassen sich weitere Unterteilungen treffen:

Weichteileingriffe: Muskel- und Sehnenoperationen, Gelenkkapsel- und Bandoperationen;

Skeletteingriffe: Osteotomien in einer, zwei oder drei Ebenen, isolierte und kombinierte Osteotomien (d.h. supra- bzw. infrakondylär), wachstumslenkende Operationen (=Epiphyseodesen, die temporär oder sehr selten permanent vorgenommen werden) (Abb. 5.12 a bis c).

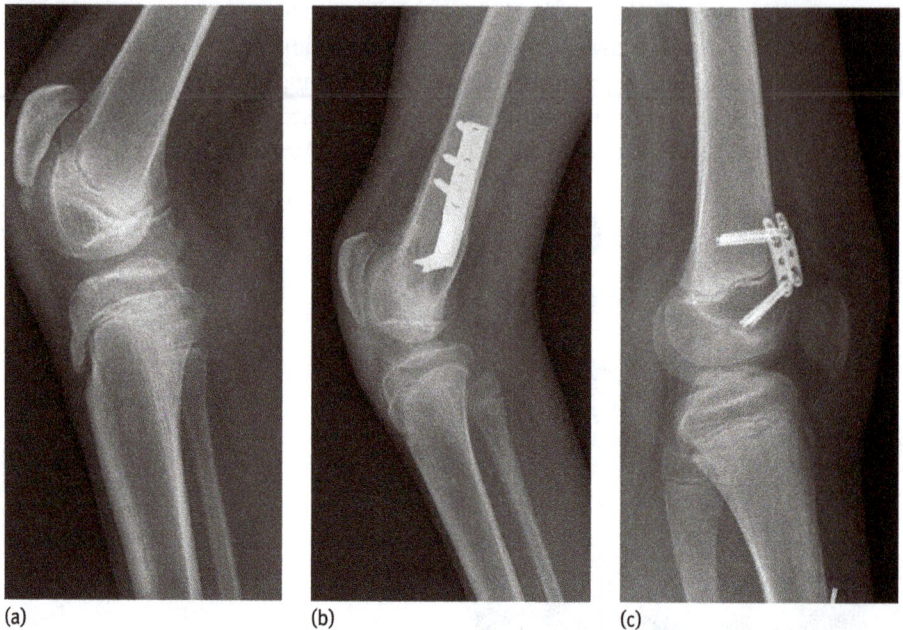

(a)   (b)   (c)

Abb. 5.12 a bis c: Operative Korrektur einer Kniebeugekontraktur durch suprakondyläre Extensionsoteotomie und weichteilige Patelladistalisierung (a und b) sowie Wachstumslenkung einer Kniebeugekontraktur durch ventrale Epiphyseodesen (Streckerlähmung mit Patellatiefstand) (c). Eine leichte Überkorrektur ist beabsichtigt.

Dynamische und geringergradige Kontrakturen (bis etwa 20 Grad) lassen sich bei Kindern meistens mit weichteiligen Operationen (Verlängerung der Kniebeuger und ggf. zusätzliche dorsale Kapsulotomie) behandeln. Alle höhergradigen und vor allem rigiden Kontrakturen müssen dagegen knöchern korrigiert werden. Im Wachstumsalter kann man Kontrakturausmaße bis maximal 20 Grad auch durch eine ventrale temporäre Epiphyseodese am distalen Femur lenken, wobei die Korrekturgeschwindigkeit mit etwa 1 Grad pro Monat recht langsam ist. Der Vorteil dieser Methode besteht in der geringen Invasivität bei sofortiger Belastbarkeit. Jede höhergradige fixierte Kontraktur muss durch eine suprakondyläre Extensionsosteotomie akut beseitigt werden. Die Aufquengelung einer Kontraktur mit dem externen Fixateur birgt ein hohes Rezidivrisiko und schädigt das Gelenk, die Nerven und die Muskulatur zusätzlich.

Im Falle einer gleichzeitig bestehenden Patella alta wird das Ligamentum patellae entweder gerafft (bei noch offener Tibiaapophysenfuge) oder die Tuberostitas tibiae wird knöchern distalisiert, wenn das Wachstum abgeschlossen ist (Abb. 5.13 a und b). Jede gleichzeitig bestehende laterale Instabilität des Kniestreckapparates muss zusammen mit der Kontrakturoperation versorgt werden.

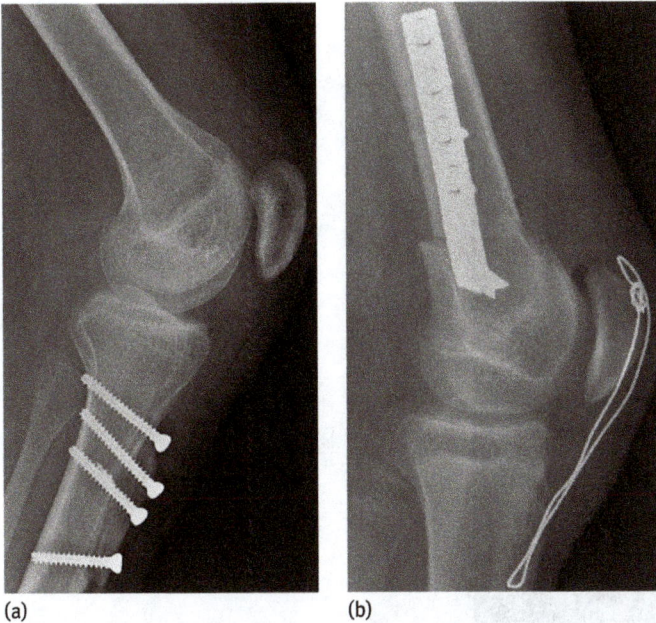

(a)   (b)

Eine Kniestreckkontraktur ist bei der angeborenen Gelenksteife (Arthrogrypose) durch das Überwiegen des Kniestreckmuskels häufig. Die konservativen Behandlungsmaßnahmen sind begrenzt, weshalb nicht selten eine Verlängerungsoperation des Kniestreckapparates vorgenommen werden muss. Intraoperativ darf die Sehne keinesfalls zu locker genäht werden, da eine dauerhafte Kniestreckerschwäche droht. Die Naht unter Spannung in einer Beugestellung von etwa 70 – 80 Grad ist empfehlenswert. Auch bei der Kniebeugesehnenverlängerung darf keine großzügige Verlängerung der für die Hüftstreckung wichtigen Kniebeugemuskeln durchgeführt werden, da es sonst zur irreversiblen Vorkippung des Beckens mit LW. lordos kommen kann.

Gelenkinstabilitäten werden beim femorotibialen Gelenk bei ausreichender passiver Korrigierbarkeit orthetisch geführt, andernfalls operativ korrigiert. Das Femoropatellargelenk muss operativ stabilisiert werden. Begleitende Achsdeformitäten (z. B. ein Genu valgum) müssen vorausgehend (z. B. durch die temporäre Epiphyseodese) oder simultan (durch eine Osteotomie) korrigiert werden.

Alle Achsdeformitäten sollten beim Gehfähigen erst nach sorgfältiger Diagnostik operiert werden. Dazu sind bei leicht- und mittelgradigen sagittalen und frontalen Deformitäten mit ausreichender Wachstumsreserve temporäre Epiphyseodesen nützlich. Für stärkere Achsfehler und alle Torsionsdeformitäten sind meistens Osteotomien am distalen Femur oder (seltener) an der proximalen Tibia notwendig. Kombinierte Korrekturen kommen bei Torsionsfehlern häufiger vor (Abb. 5.14).

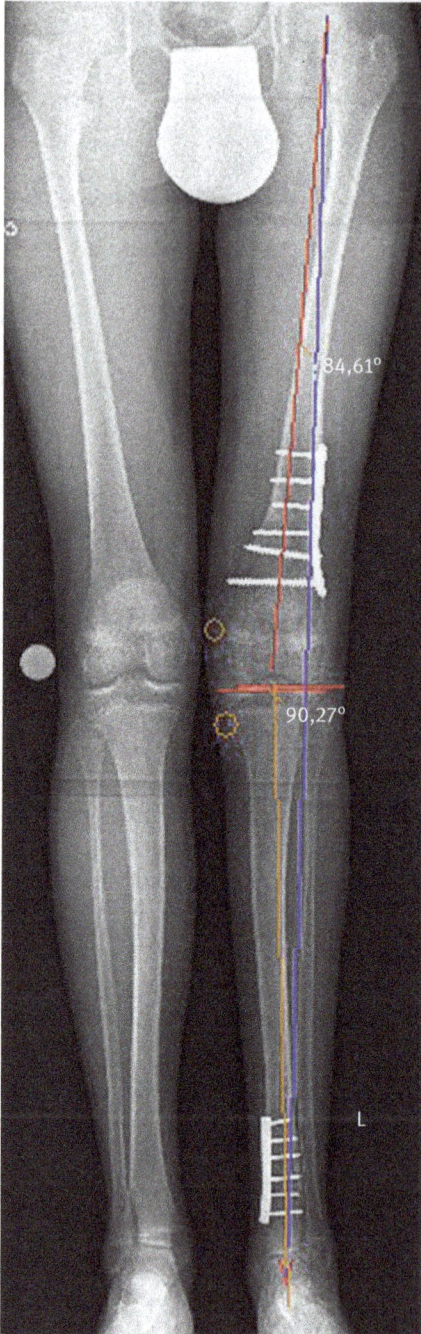

Abb. 5.14: Kombinierte Torsionskorrekturen links suprakondylär und supramalleolär. Eine sekundäre Wachstumslenkung ist durch die Kreise markiert.

Die Osteosynthese wird bei kleinen Kindern durch gekreuzte Kirschnerdrähte vorgenommen, die perkutan ausgeleitet werden. Ab etwa 8 Jahren empfehlen wir eine Plattenosteosynthese, die übungsstabil ist und bei ausreichender Mitarbeit eine frühe Mobilisation. gestattet. Der postoperative zumindest temporäre Orthesenschutz für etwa 1 Jahr ist in den meisten Fällen ratsam. Wenn die muskulären Defizite bzw. die Muskelungleichgewichte fortbestehen, ist die dauerhafte Orthesenbehandlung oft auch über die Adoleszenzperiode hinaus als Präventivmaßnahme von Rezidiven Pflicht.

5.8 Hinweise zur Ergebnisevaluierung

Die Beurteilung des postoperativen bzw. nach konservativer Behandlung erreichten Resultates ist von mehreren Faktoren abhängig. Dazu zählen die Art der Grunderkrankung, die Mitarbeit des Patienten, das Ausmaß des verbleibenden Wachstums seit der Therapie und andere beeinflussende Faktoren wie eine Größen- und Gewichtszunahme oder ein Therapiemangel durch die Immobilisierung im Alltag (überwiegende Fortbewegung im Rollstuhl versus Geh- und Stehübungen).

Der präoperative Befund und die vor der Behandlung formulierten Therapieziele müssen immer in Relation zum erreichten Ergebnis gesetzt werden.

Die Evaluierung sollte den klinischen und den funktionellen Befund erfassen. Das Testen der Gelenkbeweglichkeit, der Gelenkstabilität und der Muskelkraft zählt neben den Standardröntgenaufnahmen zur Grundausstattung der Beurteilung. Da diese Punkte jedoch kaum genauere Rückschlüsse auf die erzielten Veränderungen in den Funktions- und Aktivitätsparametern gestatten, würden wir dazu raten, immer auch einen detaillierten Funktionsbefund zu erheben.

Das Liegen, Sitzen und Stehen wird durch eine standardisierte Beschreibung der Kniefunktion beim Gehen ergänzt. Dazu eignet sich die sogenannte beobachtende Ganganalyse gut. Allerdings bleibt sie subjektiv. Genauere Daten lassen sich nur durch die instrumentelle dreidimensionale Bewegungsanalyse erheben, die der goldene Standard der Bewegungsdiagnostik ist. Aus der Entwicklung der Funktion ist die gezielte Empfehlung für das weitere Vorgehen möglich. Gerade bei neuromotorischen Störungen ist wegen des Fortbestehens der Grunderkrankung eine regelmässige Überprüfung in etwa jährlichen Abständen üblich.

5.9 Probleme und Komplikationen

Wie bei jeder anderen Lokalisation kann es auch bei der Behandlung von Kniegelenkproblemen bei neuromotorischen Störungen zu mannigfachen Problemen kommen, die entweder eher wahrscheinlich oder aber eher unerwartet vorkommen. Das Hauptproblem liegt in der höheren Rezidivgefahr, auch bei einer primär gut korrigierten Kniebeugekontraktur besonders bei noch anstehendem Wachstum oder zunehmendem Körpergewicht. Verschiedene weitere Faktoren wie ein fortbestehendes paresebedingtes Muskelungleichgewicht oder auch eine unzureichende (Zeit; Art der Behandlung) Therapie oder auch zu lange Sitzzeiten können dies verstärken. Nur durch regelmäßige Verlaufskontrollen lassen sich die Höhe eines Rezidivrisikos im Detail abschätzen und rechtzeitige Gegenmaßnahmen einleiten. Überkorrekturen oder sekundäre Achsfehler sind nach konservativen und operativen Behandlungen bekannt (Abb. 5.15). Sie müssen rechtzeitig versorgt werden.

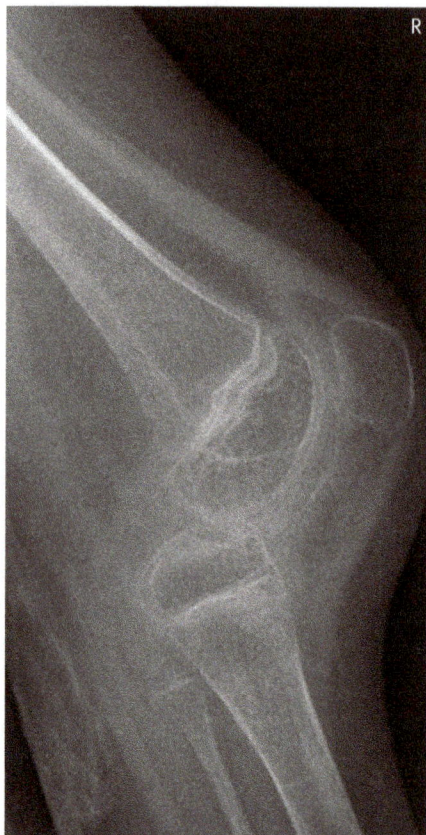

Abb. 5.15: Dorsale Kniesubluxation als schwere Komplikation nach konservativer Quengelbehandlung einer Kniebeugekontraktur.

5.10 Ausblicke auf weitere Entwicklungen

Künftige Entwicklungen für die Behandlung von Kniegelenkproblemen bei neuromotorischen Erkrankungen sind im Bereich der dynamischen Orthesenversorgung (neue leichtere Konstruktionen, externe, adaptierbare bzw. programmierbare Kraftunterstützung, Exoskelette), aber auch in der besseren Kenntnis pathologischer Strukturanpassungen der betroffenen Muskulatur und der Gelenkfunktion zu erwarten. Leider stehen wir – ähnlich wie beim Hüftgelenk- in der Entwicklung von Präventionsprogrammen bei drohenden Deformitäten – noch ganz am Anfang. Wenn es uns gelingt, durch eine wirksame Prävention die Entstehung der gefürchteten Kontrakturen und Deformitäten zu verhindern, werden wir auch einen wesentlichen Schritt zur Erhaltung der Funktionen und der sozialen Teilhabe tun.

Unsere operativen Maßnahmen hinken dagegen oftmals weit hinter der pathologischen Entwicklung her. Ausgeprägte Kontrakturen und Deformitäten bedeuten immer eine bereits erheblich vorgeschädigte Muskulatur, die sich auch bei erfolgreicher Korrektur nur selten vollständig erholt. Die Muskulatur sollte deshalb auch bei knöchernen Rekonstruktionen im Vordergrund stehen, weshalb die klassische postoperative Immobilisierung nur mehr in Ausnahmefällen zugelassen werden darf. Winkelstabile Osteosynthesen, die temporäre Wachstumslenkung und die postoperative dynamische Orthesenversorgung zum Gelenkschutz können in diesem Sinne wichtige Beiträge leisten.

Die Formulierung von Therapiealgorithmen zur frühzeitigen (operativen bzw. integriert operativen und konservativen Behandlung kann einen wichtigen Fortschritt in der Auswahl wirksamer und der Ausgliederung unwirksamer Methoden liefern.

5.11 Zusammenfassung

Das Kniegelenk steht bei den meisten neuromotorischen Störungen wegen seiner hervorgehobenen Rolle für die Steh- und Gehfunktionen, aber auch für die Sitz- und Liegepositionen im Zentrum der Probleme am Bewegungsapparat. Da die zugrundeliegenden Störungen meist den übrigen Bewegungsapparat in mehr oder weniger großem Umfang ebenfalls betreffen, sind in vielen Fällen auch die benachbarten Gelenke und vielfach beide Seiten in die Pathologie mit einbezogen. Die wesentlichen Probleme der Kniegelenkregion bei neuromotorischen Störungen sind durch ein zu viel oder ein zu wenig an Muskelaktivität, Kontrakturen oder knöcherne Deformitäten sowie Gelenkinstabilitäten des Femorotibial- und des Femoropatellargelenkes charakterisiert.

Da nur selten ein ausschließliches Knieproblem vorliegt, darf sich die Diagnostik nicht alleine auf das Kniegelenk beschränken, sondern muss die Besonderheiten der verursachenden Störung einschließlich der gesamten Beingelenkkette und auch die Gegenseite berücksichtigen. Neben der klinischen Untersuchung stehen uns verschiedene bildgebende Verfahren und zusätzlich dynamische Methoden zur Verfügung. Jede ergänzende Diagnostik sollte von einer gezielten Fragestellung begleitet sein.

Die Indikationsstellung zur Therapie muss sich an den funktionellen Möglichkeiten des Patienten ausrichten. Konservative und operative Verfahren werden häufig kombiniert. Die Wachstumslenkung stellt einen wichtigen Teilaspekt in der Behandlung von strukturellen Deformitäten dar.

5.12 Literatur

1. Bar-On L, Aertbelien E, Molenaers G et al. (2013) Instrumented assessment of the effect of Botulinum Toxin A in the medial hamstrings in children with cerebral palsy. Gait Posture; http://dx.doi.org/10.1016/j.gaitpost.2013.05.018
2. Döderlein L (2015) Infantile Zerebralparese, 2. Aufl. Springer, Heidelberg: Das Kniegelenk: 281–297
3. Dreher T, Götze M, Wolf SI et al. (2012) Distal rectus femoris transfer as part of a multilevel surgery in children with spastic diplegia-a randomized clinical trial. Gait Posture 36:212–218
4. Drennan JC (1983) Orthopaedic management of neuromuscular disorders. Lippincott, Philadelphia
5. Duffy CM, Hill AE, Graham HK et al. (1997) The influence of flexed-knee gait on the energy cost of walking in children. Dev. Med. Child. Neurol. 39:234–238
6. Fenichel GM (2009) Clinical pediatric neurology. Saunders-Elsevier, Philadelphia
7. Gage JR, Schwartz MH, Koop SE et al. (2009) The identification and treatment of gait problems in cerebral palsy:Treatment of crouch gait:555–578
8. Gutiérrez-Carbonell P, Valiente Valero J, Doménech Fernandez P et al. (2007) Monolateral external fixation for the progressive correction of neurological spastic knee flexion contracture in children. Strat. Traum. Limb Recon. 2:91–97
9. Hsu AT, Perry J, Gronley JK et al. (1993) Quadriceps force and myoelectric activity during flexed knee stance. Clin. Orthop. Rel. Res. 288:254–262
10. Joseph B, Nayagam S, Loder RT et al. (2009) Paediatric orthopaedics:Section 6. Paralyses:363–431
11. Luyckx T, Didden K, Vandenneucker H et al. (2009) Is there a biomechanical explanation for anterior knee pain in patients with patella alta?. J. Bone Joint Surg. 91B:344–350
12. Metaxiotis D, Döderlein L (2004) Conversion of biarticuloar to monoarticular muscles as a component of multilevel surgery in spastic diplegia. J. Bone Joint Surg. 86B:102–109
13. Moen T, Gryfakis N, Dias L et al. (2005) Crouched gait in Myelomeningocele. J. Pediatr. Orthop. 25:657–660
14. Normand X, Dubousset J (1985) Remise en tension de l'appareil exténseur du genou dans la démarche en triple flexion chez l'enfant infirme moteur. Rev. Chir. Orthop. 71:301–310
15. Rethlefsen SA, Yasmeh S, Wren TAL et al. (2013) Repeat hamstring lengthening for crouch gait in children with cerebral palsy. J. Pediatr. Orthop. 33:501–504
16. Rodda JM, Graham HK, Carson L et al. (2004) Sagittal gait patterns in spastic diplegia. J. Bone Joint Surg. 86B:251–258
17. Senaran H, Holden C, DabneyKW et al. (2007) Anterior knee pain in children with cerebral palsy. J. Pediatr. Orthop. 27:12–16
18. Staheli LT, Hall JG, Jaffe KM et al. (1998) Arthrogryposis-a textatlas;Cambridge University Press
19. Steele KM, DeMers MS, Schwartz MH et al. (2012) Compressive tibiofemoral force during crouch gait. Gait Posture 35:556–560
20. Stout JL, Gage JR, Schwartz MH et al. (2008) J. Bone Joint Surg. 90 A:2470–2484
21. Sutherland DH, Davids JR (1993) Common gait abnormalities of the knee in cerebral palsy. Clin. Orthop. Rel. Res. 288:139–147
22. Svehlik M, Zwick EB, Steinwender G et al. ((2010) Genu recurvatum in cerebral palsy. Part A: influence of dynamic and fixed equinus deformity on the timing of knee recurvatum in children with cerebral palsy. J. Pediatr. Orthop. 19B:366–372
23. Vuillermin C, Rodda J, Ritz E et al. (2011) Severe crouch gait in spastic diplegia can be prevented. J. Bone Joint Surg. 93B:1470–1475
24. Zwick EB, Svehlik M, Steinwender G et al. (2010) Genu recurvatum in cerebral palsy-part B: hamstrings are abnormallylong in children with cerebral palsy showing genu recurvatum. J. Pediatr. Orthop. 19B:373–379

Johannes-Peter Haas

6 Entzündliche Erkrankungen des kindlichen Kniegelenkes

6.1 Einleitung

Das Kniegelenk ist bei infektiösen wie bei nichtinfektiösen Arthritiden des Kindes- und Jugendalters am häufigsten mitbetroffen [1]. Bei der Juvenilen Idiopathischen Arthritis (JIA) erleiden mehr als zwei Drittel der betroffenen Kinder im Verlauf der Erkrankung eine Gonarthritis (vor allem oligoartikuläre- und Enthesitis assoziierte JIA [2]). Bereits der griechische Arzt Galenos von Pergamon definierte die Kardinalsymptome einer entzündlichen Arthritis: Rubor (Rötung), Calor (Überwärmung), Tumor (Schwellung), Dolor (Schmerz) und functio laesa (Funktionseinschränkung). Dieses Symptomquintett ist unverändert gültig, wobei sich eine Rötung zumeist nur bei akut bakteriellen Ursachen findet.

Die in Frage kommenden Differentialdiagnosen sind zahlreich (siehe Tabelle 6.1) und viele der Erkrankungen selten, z.T. extrem selten (Prävalenz < 0.01 %). Der erstbetreuende Kinder- bzw. Hausarzt sollte daher im Bedarfsfall bereits bei der Planung der Diagnostik einen Spezialisten konsultieren. Hier ist insbesondere die fachlich enge Kooperation mit: (I) Kinderrheumatologie, (II) Kinderorthopädie, (III) Kinderchirurgie und (IV) pädiatrischer Hämato- und Onkologie erforderlich.

6.1.1 Anamnese

Eine gute und gezielt durchgeführte Anamnese grenzt die möglichen Differentialdiagnosen erheblich ein. Die erste und wichtigste Frage ist natürlich, wie akut die Beschwerden sind. Eine akute Osteomyelitis oder eine Gonarthritis im Rahmen einer systemischen Inflammation (z.B. Systemische Juvenile Idiopathische Arthritis [JIA]) bedürfen einer sofortigen Diagnostik und Therapie. Das Alter des Patienten macht das Auftreten bestimmter Erkrankungen wahrscheinlicher und ist für die weitere Planung und Diagnostik entscheidend. Bei vermuteter infektiöser Genese sollte beachtet werden dass sich akute (z.B. Osteomyelitis: Verlauf innerhalb von Stunden [3]), parainfektiöse (z.B. Influenza) und postinfektiöse Verläufe finden. Bei Letzteren kann die zeitliche Latenz zur eigentlichen Infektionssymptomatik Tage (z.B. Yersinien, Mykoplasmen) bis Monate (z.B. Lyme-Borreliose) betragen. Hinweise für abgelaufene Infektionen müssen daher für entsprechend lange Zeiträume erfragt werden.

Tab. 6.1: Mögliche Differentialdiagnose einer Gonarthritis im Kindes- und Jugendalter.

Diagnosegruppe	Erkrankungen/Erreger
Infektiöse Genese	*(Aufzählung nur der wichtigsten Erreger, siehe auch [22])*
Akute septische Arthritis	Staph. aureus, Kingella kingae, Hämophilus Infl. B, Neisseria gonorrhoeae et meningitides, Pneumokokken, B-Streptokokken, E. coli, Brucellen, Mycobacterien, CMV
Reaktive Arthritis	HLA-B27 assoziiert: Campylobacter, Clamydien, Clost. Diff., Salmonella, Shigella, Yersinia
	Nicht-HLA-B27 assoziiert: Borrelia, Brucella, Hämophilus, Leptospira, Mycobaterium, Neisseria, Staphylococcus, Streptococcus, Ureaplasma, Vibrio, HIV, Helmitoden
Virale Arthritis (para- oder postinfektiös)	EBV, HAV, HBV, Masern, Parvo B19, Rubella, Coxsackie
Autoimmun/autoinflammatorisch	
Juvenile idiopathische Arthritis	Hier vor allem: Oligoartikuläre JIA, Enthesitis assoziierte JIA, seronegative polyartikuläre JIA
Systemische Autoimmunerkrankungen	Kollagenosen (z. B. Systemischer Lupus Erythmatodes), Vaskulitiden (z. B. Purpura Schoenlein-Henoch), hereditäre Autoimmunopathien (z. B. Autoimmun-lymphoproliferatives Syndrom)
Immundefekte	Common-Variable-Immodeficiency (CVID), IgA-Mangel, u.a.
Autoinflammatorische Syndrome	Familiäres Mittelmeerfieber (FMF), Cryopyrin associated periodic syndrome (CAPS), PAPA
Andere	
Inflammatorisch	Nichtbakterielle Osteomyelitis (Chronisch rezidivierende multifokale Osteomyelitis)
	Arthritis im Rahmen CED
Hereditär	Pseudorheumatic progressive arthropathy of childhood (PPAC)
Sonderformen	Camptodaktylie-Arthropathie Coxa vara-Pericarditis Syndrom (CACP)
	Multizentrische Carpotarsale Osteolyse (MCTO)
Hämato-/Onkologisch	Pigmentierte villonoduläre Synovialitis (PVNS)
Neoplasie	Leukämie (z. B. cALL)
Hämoglobinopathien	Sichelzellanämie (sept. Arthritis durch Salmonellen), Thalassämie
Gerinnungsstörung	Hämarthros z. B. bei Faktor VIII-Mangel
Stoffwechselstörungen	z. B. Lysosomale Speicherkrankheiten (M. Gaucher, MPS I, M. Fabry),
Hereditär	Diab. mellitus Typ I
Erworben	Diabetes mellitus Typ II, Vitamin D Stoffwechselstörungen, Gicht

6.1.2 Körperliche Untersuchung

Ein Patient mit einer Gonarthritis sollte immer komplett untersucht werden. Die Konzentration einzig auf die geschilderten Hauptbeschwerden birgt die Gefahr, Begleitsymptome bzw. betroffene, aber nicht schmerzhafte Gelenke zu übersehen. Besonders zu beachten sind Symptome wie: Haut- und Schleimhautbefall, Lymphadenopathie, Hepatosplenomegalie und Allgemeinsymptome (speziell Fieber, Leistungs-

und Gewichtsverlust) (Abb. 6.1). Eine Gonarthritis kann das Leitsymptom komplexer Systemerkrankungen (Abb. 6.2) und auch von Malignomen [4] sein.

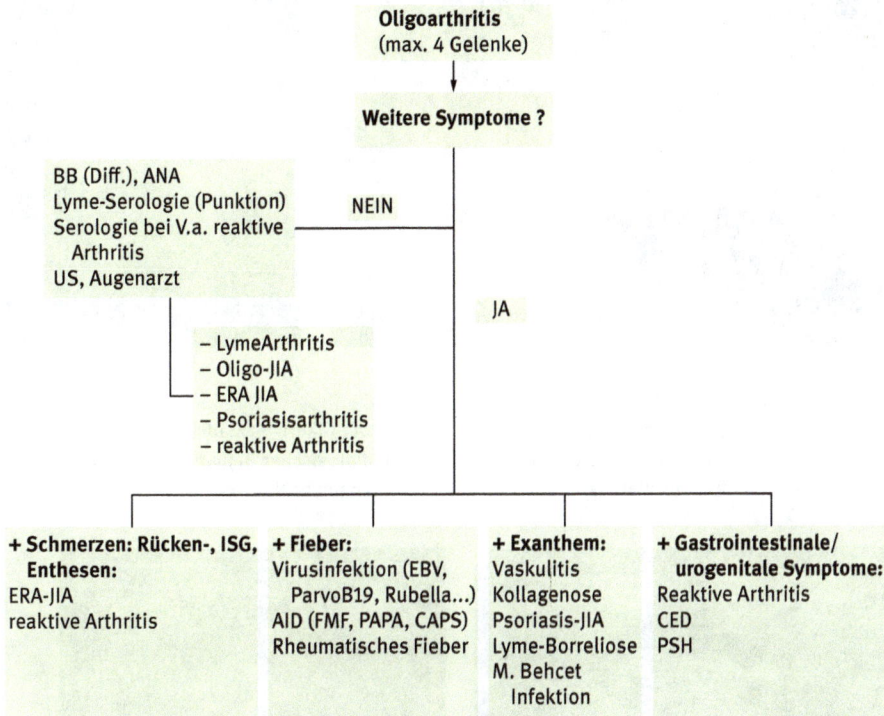

Oligoarthritis
(max. 4 Gelenke)

↓

Weitere Symptome ?

BB (Diff.), ANA
Lyme-Serologie (Punktion) — **NEIN**
Serologie bei V.a. reaktive
    Arthritis
US, Augenarzt

JA

– LymeArthritis
– Oligo-JIA
– ERA JIA
– Psoriasisarthritis
– reaktive Arthritis

+ Schmerzen: Rücken-, ISG, Enthesen:	+ Fieber:	+ Exanthem:	+ Gastrointestinale/ urogenitale Symptome:
ERA-JIA	Virusinfektion (EBV,	Vaskulitis	Reaktive Arthritis
reaktive Arthritis	ParvoB19, Rubella...)	Kollagenose	CED
	AID (FMF, PAPA, CAPS)	Psoriasis-JIA	PSH
	Rheumatisches Fieber	Lyme-Borreliose	
		M. Behcet	
		Infektion	

Abb. 6.1: Diagnostischer Algorithmus bei Oligoarthritis

6.1.3 Zielgerichtete Diagnostik

Bildgebende Verfahren

In vielen Praxen ist die Sonographie als orientierendes bildgebendes Verfahren sofort verfügbar. Gelenkergüsse, Synoviaproliferation und -perfusion, periartikuläre Zysten, (Abb. 6.3), gelenknahe Hämatome, Unterbrechungen der Cortikalisstrukturen u. a. sind je nach Erfahrung des Untersuchers zeit- und ressourcensparend zu diagnostizieren [5].

Bei Verdacht auf Fraktur oder knöcherne Prozesse muss eine konventionelle Röntgenaufnahme – in der Regel zwei Ebenen der Zielregion – erfolgen [6]. Bei Verdacht auf intraartikuläre Fremdkörper, Tumore, intraossäre Prozesse (z. B. Chronische rekurrierende multifokale Osteomyelitis) und zum Ausschluß von Knorpelprozessen (z. B. Osteochondrosis dissecans), gelenknahen Gefäßmalformationen oder einer pigmentierten villonodulären Synovialitis ist eine Kernspintomographie (MRT) zumeist sensitiver und in ihrer diagnostischen Aussage dem konventionellen Röntgen überlegen (Abb. 6.4). Während im MRT schon frühzeitig spezifische Veränderungen

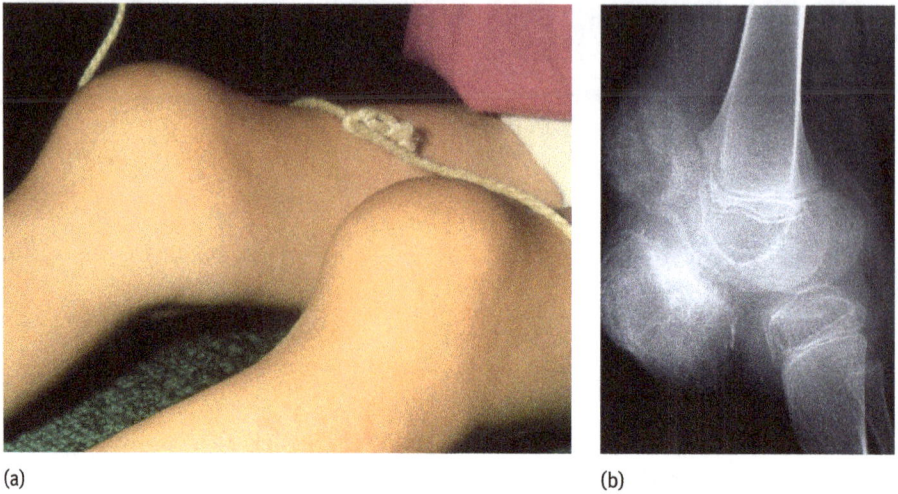

(a)   (b)

Abb. 6.2: Arthropathie des Kniegelenkes bei CINCA-Syndrom (3-jähriges Mädchen) (a) klinischer Befund: Deutliche Verformung und Beugekontraktur; (b) radiologischer Befund mit apositionellem Knochenwachstum v. a. der Patella und der distalen Femurepiphyse.

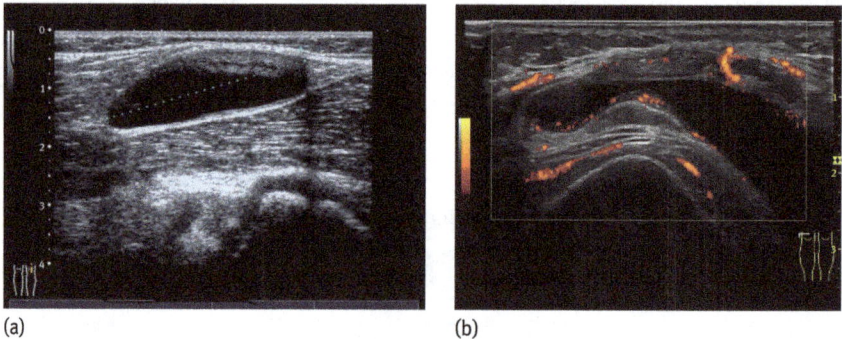

(a)   (b)

Abb. 6.3: Gelenksonographie als rasch verfügbares „bedside-tool". Typische Befunde am Kniegelenk mittels B-Mode Technik und 7,5 MHz Linearsonde: (a) Bakerzyste: von dorsal in der Kniekehle über der Tibiaepiphyse gelegene echoarme zystische Raumforderung, keine Synovialisproliferation. (b) Akute Gonarthritis bei einer 6-jährigen Patienin mit JIA: Im suprapatellaren Querschnitt deutlicher Erguss im Recessus suprapatellaris mit randständiger Gewebeansammlungen (Synovialishypertrophie) und Nachweis einer Hyperperfusion (Powermode).

sichtbar sind, zeigen diese sich im konventionellen Röntgen erst später im Erkrankungsverlauf [7]. Bei Verdacht auf multiple Herde im Bereich des Skelettsystems wurde die Szintigraphie von wesentlich höher auflösenden Verfahren dem „Ganzkörper"-MRT und dem PET-CT weitgehend abgelöst. Beide Verfahren sind jedoch aufwendig und erfordern bei kleinen Kindern aufgrund der langen Untersuchungszeiten zumeist eine Sedierung. Die Indikationsstellung sollte daher streng erfolgen [8].

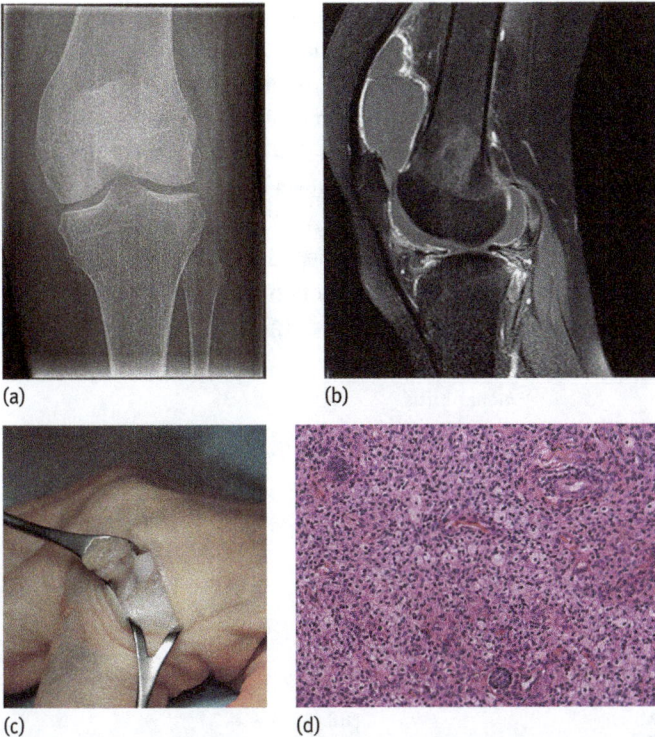

Abb. 6.4: a–c: Befunde bei PVNS. (a) konventionelle Röntgenaufnahme; (b) Darstellung des Syno-vialistumors beim gleichen Patienten mittels MRT; (c) intraoperativer Befund bei einer PVNS am MCP II [mit freundlicher Genehmigung Dr. Arbogast, Oberammergau] (d) HE-Färbung einer PVNS-Biopsie: Proliferation von großen mononukleären synovialen Zellen, sowie mehrkernige Riesenzellen, lym-phozytäre Infiltrate und fokale Akkumulation von lipidbeladenen Makrophagen (Schaumzellen) und Depots von Eisenpigment (Hämosiderinablagerungen) [mit freundlicher Genehmigung Prof. Stiehl, Leipzig].

Laboruntersuchungen

Die Vielzahl der Differentialdiagnosen bedingt eine große Anzahl möglicher Labor-bestimmungen. Wichtig sind ein „Hypothesen-orientiertes" Vorgehen und eine kriti-sche Bewertung des diagnostischen Wertes bestimmter Laborparameter. So haben mehr als 10 % gesunder Probanden anti-nukleäre Antikörper (ANA [9]) mit Titern bis zu 1:320. Serologische Werte wie der Anti-Streptolysin (ASL-) Titer können auch bei nicht durch Streptokokken verursachten Infektions- und anderen Erkrankungen falsch positiv sein [10]. Vor einer umfangreichen – den Patienten und das Budget belasten-den – Laboranalytik empfiehlt sich daher ggf. die Konsultation eines Spezialisten. Bei Verdacht auf ein septisches Gelenk ist eine Punktion mit Materialgewinnung uner-lässlich [3]. Die Aussagekraft der PCR im Synovialpunktat bei V. a. Lyme-Borreliose ist kritisch zu bewerten [11]. Ein Anstieg der Leukozyten und vor allem des relativen Anteils an Granulozyten macht eine infektiöse Genese wahrscheinlicher. Darüber hinaus gibt es bei der Gonarthritis kaum pathognomonische Befunde im Gelenkpunktat. Natürlich kann eine Punktion entlastenden Charakter haben und ermöglicht bei entsprechender Indikation (d. h. die Diagnose muss gesichert sein) eine therapeutische Injektion von Steroiden in das betroffene Kniegelenk [12].

Die Pathogenese einer Gonarthritis ist letztlich vielfältig und reicht von rein infektiösen Ursachen (septische Arthritis) über die reaktiven Arthritiden mit infektiösgetriggerten Arthritiden bei Risikopersonen (z. B. HLA-B27 assoziierte reaktive Arthritis) bis zu autoinflammatorischen/-immunologischen Ursachen, wobei auch hier Infektionen Schübe der Grunderkrankung triggern können. Letztlich findet sich ein Kontinuum mit Überlappung der einzelnen Unterformen (Abb. 6.5).

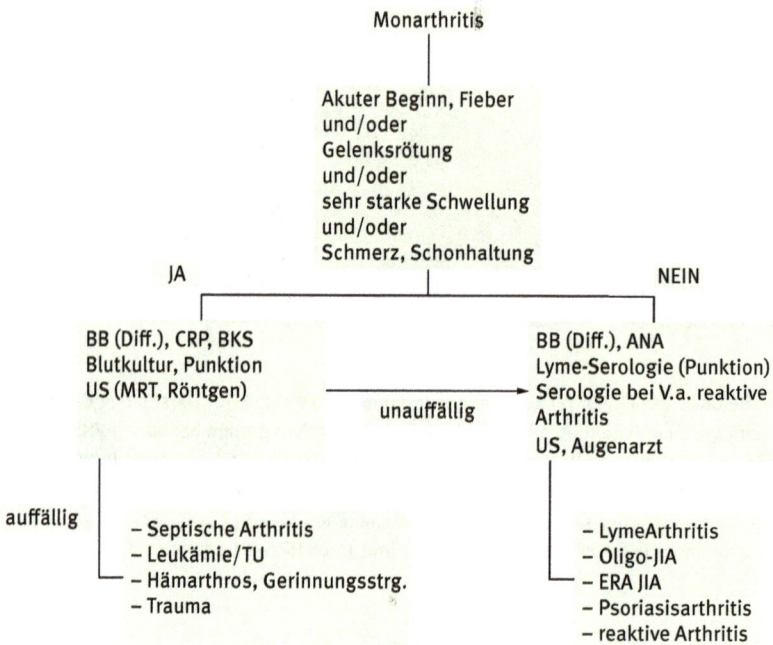

Monarthritis

Akuter Beginn, Fieber
und/oder
Gelenksrötung
und/oder
sehr starke Schwellung
und/oder
Schmerz, Schonhaltung

JA   NEIN

BB (Diff.), CRP, BKS   BB (Diff.), ANA
Blutkultur, Punktion   Lyme-Serologie (Punktion)
US (MRT, Röntgen)   unauffällig   Serologie bei V.a. reaktive
                                              Arthritis
                                              US, Augenarzt

auffällig
          – Septische Arthritis   – LymeArthritis
          – Leukämie/TU   – Oligo-JIA
          – Hämarthros, Gerinnungsstrg.   – ERA JIA
          – Trauma   – Psoriasisarthritis
                                                   – reaktive Arthritis

Abb. 6.5: Schema zur Abklärung einer Monarthritis.

6.2 Gonarthritis infektiöser Genese

Eine Gonarthritis im Rahmen von Infektionen ist im Fall einer septischen Arthritis ein medizinischer Notfall. Bei erregerbedingten Arthritiden sollten jedoch immer auch patientenspezifische Risikofaktoren erwogen werden. Lebensalter, Immunstatus, Begleitpathologien und genetische Ausstattung sind hier wesentliche Faktoren (Tab. 6.2)

Tab. 6.2: Risikofaktoren für Infektion mit bestimmten Erregern bei infektiöser Gonarthritis

Alter	Erreger
Frühgeborene	E. coli, Pseudomonas, Candida
Neugeborene	B-Streptokokken, E. coli, Pseudomonas, Candida
Säuglinge & Klein-kinder	HIB, Kingella kingae, Salmonellen
Jugendliche	Neisseria gonorrhoeae

Begleiterkrankung	
Vorausgegangener Harnwegsinfekt/ Gastroenteritis	Enterobactericae
Immundefekt Angeboren	Sept. Granulomatose, Hypogammaglobilinämie, Neutropenie: gramneg. Err., Candida
Erworben	HIV: HIV (septisch), Mycobakterien
Sichelzellanämie	Salmonella (40 %), E. coli
Tierbiß	Katze: Bartonellen, Hunde: Staphylokokken, beide: Pasteurella multocida
Herkunftsland (mittlerer Osten)	Brucellen, M. tuberculosis
Post-/parainfektiö-se Arthritis	HLA-B27 pos. Campylobcter, Clamydien, Clostridium difficile, Salmonella, Shigella, Yersinia HLA-B27 neg. Borrelia, Brucella, HIB, Leptospirae, Mycobacterium, Neisseria, Staphylokokken, Streptokokken, Ureaplasma, Vibrio

6.2.1 Septische Arthritis

Direkte Besiedelung durch mikrobielle Erreger: Es kommt zu einer schnellen Vermehrung der Erreger in der Synovia und der Synovialflüssigkeit der betroffenen Gelenke. Bakterielle Erreger werden phagozytiert (Makrophagen, Synoviozyten und Granulozyten), was zur Zytokinfreisetzung, Komplementaktivierung, Dilatation der synovialen Gefäße, einem lokalen Ödem, einem Anstieg des intraartikulären Druckes und damit sekundär zu einer synovialen Ischämie führt [13]. Diese inflammatorischen Vorgänge sind Hauptverursacher der sekundären Schäden am Gelenkknorpel, knöchernen Strukturen und dem Kapsel-Bandapparat.

Die akute eitrige Arthritis (Arthritis purulenta) imponiert klinisch als hochakute Arthritis (95 % d.F. Monarthritis, in 40 % Befall des Kniegelenkes) mit massiver Überwärmung und Schwellung des betroffenen Gelenkes (Abb. 8.6). Je nach Ursache zeigen die Kinder ein septisches Zustandsbild, laborchemisch imponieren akute Entzündungszeichen (BSG, CRP und Leukozyten erhöht; massive Granulozytose im Gelenkpunktat) [14]. Bei Neu- und Frühgeborenen ist die akut-hämatogene Osteomyelitis (AHO) häufig von einer serösen oder septischen Arthritis des benachbarten Gelenkes begleitet, weil hier Epiphysenfuge und knorpelige Epiphyse noch keine Barriere darstellen. Bei Kindern und Jugendlichen können lokale Verletzungen (z. B.

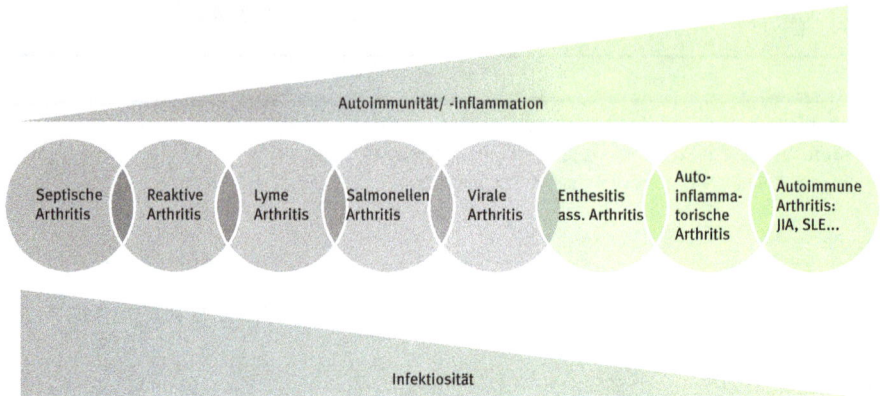

Abb. 6.6: Schema zur Pathogenese verschiedener Formen von Gonarthritis.

Hautverletzungen im Kniebereich) eine Eintrittspforte sein. Das Erregerspektrum und damit auch die antibiotische Therapie ähneln dem der AHO mit *S. aureus* und *Kingella kingae* als häufigsten Keimen. Ein Keimnachweis aus Blutkultur und Gelenkpunktat gelingt nicht immer, sollte jedoch unbedingt versucht werden, um eine gezielte antibiotische Therapie zu planen. Therapeutisch wichtig sind in der Akutphase: (i) eine effektive antimikrobielle Behandlung, (ii) die adäquate antiphlogistische und analgetische Therapie durch nicht-steroidale antiinflammatorische Substanzen (non-steroidal anti-inflammatoric drugs NSAID), (iii) eine frühzeitige und effektive Physiotherapie und (iv) die systemische Gabe von Steroiden, die sowohl die akute Heilung als auch die langfristige Prognose verbessert [15]. Eine virale septische Arthritis kann in Rahmen einer CMV-Sepsis bei Neugeborenen und immunkompromitierten Patienten auftreten. Der Nachweis von Salmonellen sollte unbedingt eine Abklärung auf Sichelzellenanämie nach sich ziehen.

Eine Ruhigstellung sollte nur für wenige Tage, dafür eine umso konsequentere mindestens 4-wöchige Entlastung mit passiven Bewegungen erfolgen. Operative Interventionen können bei schwerem Befall und ausgedehnten Knorpel- und/oder Knochennekrosen erforderlich werden. Späterer Gelenkersatz durch eine Totalendoprothese ist keine Seltenheit. Die Prognose ist für das betroffene Gelenk ernst, da die Arthritis purulenta häufig Folgeschäden hinterlässt [14].

6.2.2 Post-/ parainfektiöse Arthritis

Hier spielt eine sekundäre immunvermittelte Inflammation und nicht die Besiedelung des Gelenkes durch die Erreger selbst eine Hauptrolle. Antigen-Antikörperkomplexe, die während einer Infektion gegen einen mikrobiellen Erreger produziert wurden (z. B. LPS von Gonokokken) verursachen eine lokale Inflammation [16]. Bei der Lyme-Arthritis resultiert die chronische Arthritis auf der Immunantwort gegen bestimmte

Oberflächenmerkmale der Borrelien [17]. Bei einer Arthritis durch Helmitoden wird das Gelenk zwar besiedelt, die eigentliche Arthritis wird jedoch ebenfalls sekundär durch die Abwehrvorgänge des Körpers unterhalten. Der Übergang zu den autoimmunen und autoinflammatorischen Arthritiden ist fließend. So finden sich v. a. bei den HLA-B27 assoziierten reaktiven Arthritiden Übergänge in eine chronische autoimmune Arthritis. Hier wird molekulare Mimikry als Pathomechanismus vermutet [16]. Auch bei viralinduzierten Arthritiden spielt die molekulare Mimikry bei der Entstehung eines chronisch-autoimmuen Verlaufes eine wichtige Rolle [18].

Lyme-Borreliose

Die Lyme-Borreliose als Sekundärstadium einer Borrelieninfektion muss insbesondere bei Monarthritis des Kniegelenkes berücksichtigt werden (5). Typischerweise liegt eine ausgeprägte Ergußbildung vor. Das betroffene Gelenk ist meist nur wenig schmerzhaft. Hilfreich ist die Verwendung der diagnostischen Kriterien (Tab. 6.3a und b, [19]). In der Serologie sind typischerweise die IgG-Antikörper gegen Borrelien deutlich erhöht mit im Westernblot charkteristischen Banden. Die IgM- Antikörper sind im Stadium der Arthritis normalerweise bereits wieder negativ.

Tab. 6.3a: Diagnostische Kriterien Lyme Arthritis. Werte ab 6 weisen auf Lyme Arthritis hin, Wert < 2,5 schließen sie aus. Kriterien, die nicht vorliegen werden als 0 gewertet.

Kriterium	Score
Episodische Arthritis	+4
Arthralgie vor Beginn der Arthritis	−3
Alter zu Beginn der Arthritis	+0,3 mal Alter in Jahren
Initiale Kniegelenkarthritis	+2
Zeckenstich anamnestisch	+2
Zahl der betroffenen Gelenke	−0,4 mal Zahl der großen Gelenke

Tab. 6.3b: Therapieempfehlungen Lyme Arthritis.

Ceftriaxon iv	75–100 mg/kg/d in 1 ED, max 2 g/d über 14–21 Tage
Doxycyclin po	1–2 mg/kg 2xd, max 2x100 mg/d über 28 Tage, nur wenn nicht länger als 3 Monate bestehende Arthritis
Ceftriaxon iv	75–100 mg/kg/d in 1 ED, max 2 g/d über 14–21 Tage
gebessert innerhalb von 3 Monaten:	
NSAID	< 3 Monate, dann Absetzen, Kontrolle
Bei anhaltender Arthritis nach 8–12 Wochen (Wiedervorstellung) oder Rezidiv der Arthritis nach vorangegangener Besserung:	
Zweiter Antibiotikazyklus	Ceftriaxon (s. o.) oder Doxycyclin (s. o.)
Im Zyklus – (frühestens nach 3 Tagen)	IAST des betroffenen Gelenkes

Wenn nach Ablauf von erneut 3 Monaten weiterhin Arthritis:

Zweite Punktion mit PCR	CAVE: Sensitivität PCR Punktat unter 50%
Positive PCR oder ansteigendes IgG inkl. neuer Banden im Westernblot	Dritter Antibiotika-Zyklus, ggf nochmals IAST erwägen
PCR negativ	NSAID, Hydroxychloroquin, MTX, Behandlung wie chronische Arthritis

Die Therapie der Lyme-Borreliose sollte stadien- und symptomorientiert erfolgen. Diagnostisch ist eine Borreliensuche nicht sinnvoll bei Polyarthritis oder anhaltenden muskuloskelettalen Beschwerden ohne jemals nachgewiesene Arthritis.

In der frühen Phase ist eine Behandlung erfolgreich. Bei der antibiotischen Therapie der späten Phasen wie der Lyme-Arthritis kommt es oft erst im Verlauf mehrerer Wochen und Monate zur allmählichen Remission. In Europa verursachen B. burgdorferi sensu stricto (häufigste Ursache), B. garinii, B. afzelii, B. spielmanii eine Borreliose des Menschen. Nur 8–10% der Lyme-Arthritiden gehen in chronische Verlaufsform über. Über Patienten mit Lyme-Arthritis, welche trotz mehrfacher antibiotischer Therapie keine Ausheilung erreichen, liegen in Deutschland keine epidemiologischen Daten vor.

Rheumatisches Fieber und Post-Streptokokkensyndrom

Betahämolysierende Streptokokken der Gruppe A können abhängig vom individuellen immunologischen Risiko der betroffenen Patienten und von immunogenen Eigenschaften der jeweiligen Erreger (M-Proteine) eine Reihe von immunvermittelten Folgeerkrankungen z.T. mit Arthritis verursachen. Hierzu gehören das Rheumatische Fieber, die Purpura Schönlein-Henoch (PSH) und die Poststreptokokken-reaktive Arthritis (PSRA). Das rheumatische Fieber, vor hundert Jahren noch eine gefürchtete Kindererkrankung mit vielen tödlichen Verläufen infolge der Karditis und ihrer Folgen, ist seit Einführung der Antibiotika selten geworden. Die Diagnose basiert auf den mehrfach revidierten „Jones"-Kriterien [20]. Hauptkriterien sind Karditis, Polyarthritis, Chorea minor, Erythema marginatum und subkutane Knötchen. Nebenkriterien bilden das Fieber, Arthralgien, Erhöhung der Blutsenkung oder des CRPs und ein verlängertes PR-Intervall im EKG. Die Diagnose erfordert 2 Hauptkriterien oder 1 Haupt- und 2 Nebenkriterien sowie den Nachweis einer Streptokokkeninfektion. Dabei ist der kulturelle Nachweis den serologischen Tests deutlich überlegen. Besonders der ASL ist bei Kindern häufig falsch positiv und bedarf daher immer der Bestätigung durch den Nachweis von Antikörpern gegen ein zweites Streptokokkenantigen [10]. Die Arthritis betrifft typischerweise große Gelenke der unteren Extremität. Die Therapie erfordert neben Antibiotikagaben bis zur Eradikation der Streptokokken eine antiphlogistische Therapie mit NSAID und Steroiden sowie eine Behandlung der Karditis und ihrer Folgen. Wichtig ist die antibiotische Reinfektionsprophylaxe über 5 (ohne Karditis) bzw. 10 Jahre (mit Karditis) [21].

Bei der PSRA handelt es sich um eine Form der reaktiven Arthritis nach Streptokokkeninfektion ohne die Beteiligung weiterer Organe. Die Latenzzeit liegt häufig unter 10 Tagen. Das Auftreten der Arthritis ist nicht HLA-B27 assoziiert. Die Therapie erfolgt mit NSAID. Steroide werden nur selten erforderlich. Die Empfehlungen zur Durchführung einer Antibiotikaprophylaxe nach PSRA sind kontrovers [21].

Reaktive Arthritis

Bei der reaktiven Arthritis werden HLA-B27 assoziierte und nicht assoziierte Formen unterschieden. Träger des Merkmals HLA-B27 haben ein deutlich höheres Risiko für das Auftreten einer Arthritis nach Infektionen mit Campylobacter, Clamydien u. a. (Tab. 6.2). Trotz negativer Synovialiskultur können sich intraartikulär mikrobielle Bestandteile finden. Meist handelt es sich um eine Oligoarthritis der großen Gelenke, die von einer Trias (Arthritis, Uveitis, Urethritis) begleitet wird. Der Übergang in einen chronischen Verlauf mit einer Klinik aus dem Spektrum der ankylosierenden Spondylarthropathien ist relativ häufig [22, 23].

Im Unterschied hierzu finden sich bei den nicht mit HLA-B27 assoziierten bakteriellen reaktiven Arthritiden zumeist keine mikrobiellen Bestandteile im betroffenen Gelenk. Der häufig polyartikuläre Befall geht mit keiner Trias einher, und eine Chronifizierung wird nur selten beobachtet [22, 24].

Die Therapie der bakteriellen reaktiven Arthritis erfolgt symptomatisch antiinflammatorisch mit NSAID und/oder systemischen bzw. lokalen Steroiden. Bei lange anhaltender HLA-B27 assoziierter reaktiver Arthritis kann die Gabe von Sulfasalazin erforderlich werden. Die Gabe von Antibiotika ist nicht sinnvoll.

Virale Arthritis

Zahlreiche Infektionen können akute, aber auch para- und postinfektiöse Arthritiden auslösen. Das Kniegelenk ist in der Mehrzahl der Fälle mitbetroffen. Eine akute Arthritis wird bei Infektionen durch CMV, EBV, Parvo B19, HAV, HBV, HIV, Masern-, Rubella- und Varizella zoster Virus beobachtet. Chronische Verläufe sind vor allem nach Parvo B19, HIV und Rubella beschrieben [25]. Impfungen wirken präventiv[26], während eine antivirale Therapie nur bei septischen Verläufen infolge Infektion mit CMV und HIV sinnvoll ist [27].

Nachdem es in den 60er Jahren nach Rubella-Impfungen mit attenuierten Viren (inzwischen nicht mehr in Verwendung) zum Auftreten von Gonarthritiden kam [28], wird dieser Zusammenhang auch für andere Schutzimpfungen immer wieder vermutet. Moderne Impfstoffe gestatten jedoch selbst die Impfung von Patienten, die an einer chronischen Arthritis leiden, ohne dass es zum Auftreten von Arthritiden kommt [26, 29].

6.3 Autoimmune und autoinflammatorische Ursachen

Historisch wurden alle Unterformen der JIA wie auch andere rheumatische Erkrankungen des Kindes- und Jugendalters in die Gruppe der Autoimmunerkrankungen eingeordnet. Autoimmunerkrankungen setzen eine spezifische Reaktion des adaptiven Immunsystems mit Bildung von Autoantikörpern und/oder autoreaktiven T-Zellen voraus. Diese sind entweder direkt am Erkrankungsgeschehen beteiligt oder können als Marker für autoimmunologische Aktivität bestimmt werden [30].

Heute werden die hereditären periodischen Fiebersyndrome (HPFS) wie auch die S-JIA den „autoinflammatorischen" Erkrankungen zugeordnet. Bei diesen Erkrankungen werden Entzündungsprozesse beobachtet, die sich gegen körpereigene Gewebe richten und durch Makrophagen und Neutrophile, also Zellen des nicht adaptiven (wie bei Autoimmunerkrankungen), sondern des angeborenen (innate) Immunsystems unterhalten werden. Die „danger-signal theory" [31] postuliert eine gegen eigenes Gewebe gerichtete Inflammation, bei der exogene molekulare Strukturen (Pathogen associated molecular patterns – PAMPs) oder endogene molekulare Strukturen (Damage associated molecular patterns – DAMPs) das angeborene Immunsystem aktivieren. DAMPs und PAMPs binden an sogenannte „pattern recognition receptors" (PRRs), deren Aktivierung in Makrophagen und neutrophilen Granulozyten zur Formation eines intrazellulären Proteinkomplexes des sogenannten Inflammasoms zur Folge hat. Es aktiviert das proinflammatorische Zytokin Interleukin-1β (IL-1β) [32].

Eine eindeutige Zuordnung ist bei vielen Erkrankungen nicht möglich, und wie bei der S-JIA scheinen auch andere Erkrankungen initial „autoinflammatorisch", jedoch im Verlauf „autoimmun" zu verlaufen [31, 33].

6.3.1 Gonarthritis im Rahmen von Autoimmunerkrankungen

Juvenile Idiopathische Arthritis (JIA)
Bei der JIA handelt es sich um die häufigste rheumatische Erkrankung des Kindesalters [24]. Sie gliedert sich in mehrere Unterformen, sogenannte Kategorien, deren gemeinsames Symptom die Arthritis darstellt. **Die JIA ist definiert als eine Arthritis mit Beginn vor dem 16. Lebensjahr und einer Dauer von mindestens 6 Wochen.** Die Definition beinhaltet auch den Ausschluss anderer Erkrankungen. Da es für die JIA keine beweisenden Befunde gibt, kommt der Differentialdiagnose eine wichtige Bedeutung zu.

Seit 1997 erfolgt die Unterklassifikation der JIA gemäß der Kriterien der ILAR (International League Against Rheumatism) [34].

Tab. 6.4: ILAR-Kriterien zur Klassifikation der JIA (modifiziert nach [35]). Ausschlusskriterien: a. Psoriasis (beim Patienten oder bei erstgradigem Verwandten), b. HLA-B27 positive Jungen mit Manifestation nach dem 6. Lebensjahr, c. Spondylarthropathie bei erstgradigem Verwandtem, d. IgM-RF zweimal positiv im Abstand von 3 Monaten, e. systemische JIA. Fett gedruckt sind die Subtypen mit hoher Frequenz einer Gonarthritis [35].

Name	ILAR Kriterien
Manifestationsalter	< 16 Jahre
minimale Erkrankungsdauer	6 Wochen
Systemische Arthritis (S-JIA)	Arthritis + Fieber (mind. 2 Wochen)
	+ mind. ein weiteres Kriterium:
	Exanthem
	generelle Lymphadenopathie
	Hepatosplenomegalie
	Serositis
	Ausschlusskriterien: a, b, c, d
Polyartikuläre JIA	
a. (Rheumafaktor negativ)	≥ 5 Gelenke, negativer RF-Test
	Ausschlusskriterien: a, b, c, d, e
b. (Rheumafaktor positiv)	≥ 5 Gelenke + 2 positive RF-Tests in 3 Monaten
	Ausschlusskriterien: a, b, c, e
Oligoartikuläre JIA	Initial Arthritis an max. 4 Gelenken
persistierend	< 5 Gelenke
extended	≥ 5 Gelenke nach dem 6. Erkrankungsmonat
	Ausschlusskriterien: a, b, c, d, e
Enthesitis assoziierte JIA	Arthritis oder Enthesitis
	und mindestens zwei weiteren Kriterien:
	Ileosakralgelenk oder Wirbelsäulenbefall
	HLA-B27 pos.
	positive Familienanamnese für HLA-B27 assoziierte Erkrankungen
	akute Uveitis anterior
	Manifestation beim Knaben nach dem 8. Lebensjahr
	Ausschlusskriterien: a, d, e
Psoriasis-JIA	Arthritis und Psoriasis
	Arthritis und zwei weitere Kriterien:
	Daktylitis
	Nagelbeteiligung
	Psoriasis bei Verwandten ersten Grades
	Ausschlusskriterien: b, c, d, e
Unklassifizierbare JIA	erfüllt die Kriterien von mehr als einer Gruppe
	erfüllt keines der 5 Gruppenkriterien

Innerhalb der JIA werden 7 Kategorien beschrieben (Tab. 6.4), wobei vor allem die oligoartikuläre JIA, die seronegative polyartikuläre JIA und die Enthesitis-assoziierte JIA in mehr als 50 % der Fälle eine Kniegelenkbeteiligung haben [35]. Die genaue Definition der einzelnen Krankheitsbilder erleichtert die Zuordnung im Rahmen von Studien. Sie sind streng genommen jedoch keine Diagnosekriterien und haben im klinischen Alltag durchaus ihre Limitationen [36]. Die Kategorien der JIA unterscheiden sich hinsichtlich des Manifestationsalters, der Geschlechtsverteilung, des Gelenkbefallsmusters sowie der Beteiligung weiterer Organe (Tab. 6.4).

Eine Besonderheit der Enthesitis assoziierten Arthritis sind die Sehnenansatzentzündungen (Enthesitiden, Enthesiopathien). Bei asymmetrischem Befall kann die Muskelatrophie durch Umfangmessung an Unterarm, Ober- oder Unterschenkel im Vergleich zur Gegenseite gut verifiziert werden. Umfangsdifferenzen weisen darauf hin, wie stark ein Gelenk im Alltag geschont wird, und sind vor allem bei Besserung der Symptomatik ein guter Verlaufsparameter. Bei Kindern sind Motorik und Bewegung sowohl für Alltagsfunktion und Lebensqualität als auch die Entwicklung wichtig. Sobald Schmerzen die Funktion behindern, nehmen Kinder eine schmerzentlastende Schonhaltung am jeweiligen Gelenk ein, und es kommt zu einer muskulären Dysbalance. Anfangs kann die Schonhaltung passiv noch korrigiert werden, aber es entwickeln sich rasch Kontrakturen mit Verkürzung der hypertonen Muskulatur sowie des Kapsel-Band-Apparates. Daher ist die Physiotherapie ein entscheidender Baustein einer kinderrheumatologischen Therapie [37].

Eine anhaltend hohe Entzündungsaktivität, insbesondere bei systemischen Verläufen, beeinträchtigt das systemische Wachstum bis hin zum Kleinwuchs [38]. In stabilen Phasen normalisiert sich das Wachstum, sogar Aufholwachstum ist möglich. Lokale Wachstumsstörungen können sich am wachsenden Skelett in Folge der Arthritis entwickeln und sind bei asymmetrischem Befall gut zu erkennen (Abb. 6.7). Klinisch am bedeutsamsten ist die Wachstumsbeschleunigung durch den Entzündungsreiz bei der Gonarthritis. Das betroffene Bein wird länger, die Gegenseite muss durch Schuherhöhung angepasst werden, um ein Fehlwachstum im Becken-Wirbelsäulenbereich zu verhindern.

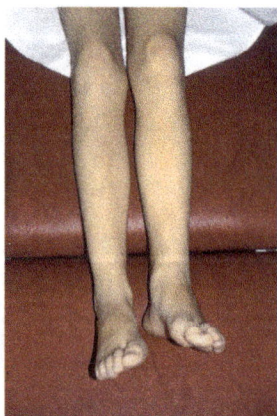

Abb. 6.7: Beinlängendifferenz bei einem 9-jährigen Mädchen mit oligoartikulärer JIA. Das betroffene Bein ist in der Längenentwicklung akzeleriert, die Oberschenkelmuskulatur ist aufgrund der Schonhaltung rechtsseitig atrophiert.

Die Akzeleration des Knochenwachstums kann zum vorzeitigen Schluss der gelenknahen Epiphysenfugen und damit sekundär zu einer dauerhaften Verkürzung der betroffenen Extremität führen (v. a. Finger und Zehen).

Je nach Unterform und Aktivität der Erkrankung sind die Kinder in ihrem Allgemeinzustand mehr oder weniger beeinträchtigt. Die S-JIA geht als schwerste Unterform regelhaft mit Fieber und anderen Zeichen einer schweren systemischen Inflammation einher. Darüber können sich extraartikuläre Manifestationen wie: (i) Karditis, (ii) Serositis und (iii) ein sekundäres Makrophagenaktivierungssyndrom entwickeln. Tödliche Verläufe waren vor Einführung der modernen Biologikatherapien nicht selten [39]. Bei den übrigen Unterformen ist die Iridozyklitis die häufigste extraartikuläre Manifestation. Sie ist bei der oligoartiulären JIA am häufigsten und verläuft für den Patienten subjektiv symptomlos und kann zur Erblindung führen. Die akute Uveitis anterior, die mit Rötung, Schmerzen und Lichtscheu einhergeht, findet sich bei Patienten mit Enthesitis assoziierter JIA. Patienten mit einer JIA benötigen daher generell regelmäßige augenärztliche Kontrollen [40].

Es gibt für die JIA keine beweisenden Laborbefunde, und insbesondere bei einer isolierten Monarthritis schließen normale Entzündungsparameter eine aktive JIA nicht aus. Der häufigste immunologische Marker bei der JIA sind ANA. Sie sind bei 80 % der Kinder mit Oligoarthritis und bei je 30 – 40 % mit RF-positiver polyartikulärer JIA bzw. Psoriasis-JIA nachweisbar. Nachweis von Untergruppen der ANA wie dsDNA-AK, U1-RNP, SS-A (Ro-), SS-B (La-) u. a. gehören nicht zur JIA, sondern machen das Vorliegen einer Kollagenose wahrscheinlich. IgM-Rheumafaktoren (RF), definitionsgemäß bei der RF-positiven polyartikulären JIA nachweisbar, ist bei allen anderen Formen der JIA negativ. Die Bestimmung von cyklisch-citrulinierten Peptid-Antikörpern (anti-CCP) ist bei Kindern und Jugendlichen nicht sinnvoll und auch bei bestehender rheumatischer Erkrankung negativ oder falsch positiv. Bei den Histokompatibilitätsantigenen (HLA) kommt vor allem dem HLA B27 eine diagnostische Bedeutung zu. Es ist bei über 80 % der Patienten mit Enthesitis assoziierter JIA und über 30 % der Patienten mit Psoriasis-JIA nachweisbar [41]. Die bildgebenden Verfahren sind ähnlich der Laborbefunde Puzzlesteine für die Diagnosestellung. Im Verlauf geben sie Hinweise auf den Zustand der Gelenke und sind somit wichtige Parameter für therapeutische Entscheidungen. Die meisten Fragestellungen können mit den Routineverfahren Sonografie und Röntgen beantwortet werden. Vor allem bei Befall der Temporomandibulargelenke und der Iliosakralgelenke sollte eine Klärung durch Magnetresonanztomografie erfolgen[42].

Die Therapie der JIA orientiert sich nicht ausschließlich am Klassifikationssubtypen, sondern bezieht den Grad der Aktivität und das Ausmaß extraartikulärer Manifestationen mit ein [43, 44]. Daneben müssen das Alter des Patienten, Komorbiditäten und unerwünschte Medikamentenwirkungen bzw. -unverträglichkeiten berücksichtigt werden. Die Versorgung junger Rheumapatienten hat in den vergangenen Jahren erhebliche Fortschritte gemacht (Tab. 6.5).

Tab. 6.5: Medikamente in der Kinderrheumatologie.

Gruppe	Erwünschter Effekt	Unerwünschte Effekte	Medikamente
NSAID	schmerzlindernd, entzündungshemmend, fiebersenkend	Übelkeit, Bauchschmerzen, Appetitlosigkeit, Durchfall, Verstopfung, Kopfschmerzen, Müdigkeit, Konzentrationsstörungen. Selten: Verhaltensänderungen	Ibuprofen, Diclofenac, Naproxen, Indomethacin Bei Kindern nicht zugelassen: Celebrex, Arcoxia
Basistherapeutika	Immunmodulation, -regulation	Langsamer Wirkungseintritt Je nach Medikament vielfältige unerwünschte Effekte möglich. Engmaschige Kontrollen erforderlich	(Hydroxy-)Chloroquin, Sulfasalazin, Methotrexat Bei Kindern nicht zugelassen: Azathioprin, Ciclosporin A, Leflunomid, Mycophenolsäure
Biologika	Spezifische Blockade von Signalübertragungswegen des Immunsystems (Zielstruktur in Klammern) Meist rascher Wirkungseintritt	Allergische Reaktionen Leicht erhöhtes Infektionsrisiko Noch wenige Daten zu Langzeitfolgen	Angegeben sind nur Biologika mit Zulassung für kinderrheumatologische Indikationen (Stand 02 – 2016): Abatacept (CTLA4), Adalimumab (TNFa), Anakinra (IL1Ra), Canakinumab (IL1), Etanercept (TNFa), Tocilizumab (IL6R)
Kortisonpräparate Systemisch Lokaler Einsatz bei Gelenkinjektionen	Rascher Wirkungseintritt, gute anti-inflammatorische Wirkung Gezielter Einsatz mgl. langanhaltender Effekt	Metabolische Nebenwirkungen, RR-Anstieg, Cushing, Osteoporose Lokale Bindegewebsnekrosen	Prednisolon, Methylprednisolon, u. a. Triamcinolon, Lipotalon, Dexamethason

Ein wesentlicher Schritt war in den 90er Jahren die Einführung des Basistherapeutikums Methotrexat (MTX) in die Therapie [45]. Heute erhalten über 60 % der Kinder und Jugendlichen mit einem polyartikulären Verlauf einer JIA als Basismedikament MTX mit einer einmaligen Gabe von 10 – 20 mg/m²/Woche. Ab der Jahrtausendwende revolutionierten dann die Biologika die Therapie auch schwerer Fälle und vor allem der systemischen JIA [46]. Durch die erweiterten Möglichkeiten zur stufenweisen Therapieeskalation können heute selbst schwere Erkrankungsverläufe in Remission gebracht werden [47]. Infolge der zunehmend komplexen Therapieansätze ist die Entwicklung von Therapieempfehlungen und Leitlinien von besonderer Bedeutung. Die im AWMF-Verfahren entwickelten S2-Leitlinien der GKJR [43] wurden 2012 aktualisiert. Auch das American College of Rheumatology (ACR) hat in einer Expertenkonferenz aktuelle Therapieempfehlungen vorgelegt [44]. Dennoch stellt in der Kinderrheumatologie häufig die „Off-Label"-Therapie eine therapeutische Notwendigkeit dar. Dies liegt an der Seltenheit vieler Erkrankungen, und dass bei besonders schweren Erkrankungsverläufen aus Mangel an wirksamen Alternativen auf neue, möglichst wirksame Medikamente zurückgegriffen werden muss. Komplexe immun-suppressive Therapiestrategien stellen besondere Erfordernisse bezüglich der Impf-strategie, der Therapieüberwachung und der Prophylaxe von Therapienebenwirkun-gen [48].

Während der akuten Phase der Erkrankung sollten alle Patienten mit einer Gon-arthritis im Rahmen einer JIA funktionell behandelt werden (Physiotherapie, physi-kalische Therapie, Sporttherapie [37, 49]), um die Funktionsfähigkeit des betroffenen Kniegelenkes zu erhalten bzw. wieder herzustellen. Bei mehr als der Hälfte der JIA-Patienten besteht auch unter moderner medikamentöser Therapie die Notwendigkeit einer langfristigen funktionellen Behandlung. Dem tragen multidisziplinäre Thera-piekonzepte Rechnung, wie sie in kinderrheumatologischen Zentren unter Miteinbe-ziehen von Physio-/Physikalischer-/Ergo-/Sozial-/Psychologischer Therapie und spezialisierter Pflege angewandt werden [50 – 52].

Die operative Therapie der JIA, insbesondere die Synovektomie und die Tota-lendoprothese (TEP) von Gelenken, hat an Bedeutung bezüglich der Häufigkeit ver-loren. Die Synovektomie insbesondere per Arthroskopie hat jedoch weiterhin einen Stellenwert, besonders wenn eine Therapie über lange Zeit lediglich wegen Aktivität in nur einem Gelenk aufrechterhalten bleiben muss [53].

Andere Autoimmunerkrankungen mit Kniegelenkbeteiligung

Auch andere rheumatischen Erkrankungen des Kindes- und Jugendalters können mit entzündlichen Veränderungen im Bereich des Kniegelenkes einhergehen. Eine Gon-arthritis findet sich bei Kollagenosen vor allem bei MCTD (Mixed Connective Tissue Disease), undifferenzierten Kollagenosen und als Begleitarthritis beim Systemischen Lupus erythematodes, meist im Rahmen einer polyartikulären Beteiligung [54]. Bei kindlichen Vaskulitiden ist eine Gonarthritis am häufigsten bei der Purpura-Schoen-lein-Henoch und dem Morbus Behcet zu finden [55]. Entzündliche Veränderungen im Bereich des Kniegelenkes im Rahmen einer Kollagenose können auch bei der linearen Sklerodermie [56] und der Dermatomyositis [57] entstehen. Hier stehen jedoch zumeist Beugekontrakturen durch entzündlich bedingte Verkürzung der betroffenen Weich-teilstrukturen im Vordergrund. Therapeutisch ist das Vorgehen ähnlich wie bei der JIA: (i) Kontrolle der Aktivität der Grunderkrankung durch eine geeignete medikamentöse Therapie und (ii) Wiederherstellung und Erhalt der Gelenkfunktion durch funktionelle Therapien (Physiotherapie, physikalische Therapie, Sporttherapie).

6.3.2 Gonarthritis bei autoinflammatorischen Erkrankungen

Cryopyrin assoziiertes periodisches Syndrom (CAPS):

Mutationen im *CIAS1*-Gen (Cold-induced-autoinflammatory-syndrome-1) führen zu drei verschiedenen Phänotypen einer autosomal-dominant vererbten Erkrankung mit unterschiedlicher Penetranz und Ausprägung: (i) der familiären Kälteurtikaria (familial cold associated syndrome FCAS [58]), dem Muckle-Wells-Syndrom (MWS [59]) und dem Chronic-infantile-neurological-cutaneous-articular (CINCA [60]) Syndrom. *CIAS1* kodiert das Protein Cryopyrin einem Modulator der IL-1β Synthese. Es kommt zu einer Enthemmung der IL-1beta-Synthese. Eine Kniebeteiligung findet sich typischerweise beim CINCA Syndrom, das sich bereits im Neugeborenen- bzw. Säuglingsalter mit einem persistierenden urtikariellen, nicht juckenden Exanthem, hochfieberhaften Episoden, Lymphknotenschwellungen, Splenomegalie und neurologischen Auffälligkeiten (Kopfschmerzen, chronischer aseptischer Meningitis, zerebralen Krampfanfällen, spastischer Diplegie und mentaler Retardierung) manifestiert. Im Verlauf treten Knochenveränderungen mit prädominanter Lokalisation im Bereich der Knie (inkl. distaler Femur und proximale Tibia, Abb. 6.2) mit z.T. massiven Hyperostosen im Bereich der Epiphysen, metaphysären Dysplasien und einer Osteoporose auf. Betroffen können auch Ellbogen, Hand-, Sprung- und Schultergelenke sein. Zusätzlich kann eine nichtrheumatische Synovialisproliferation mit Arthritis auftreten. Als Folge kommt es durch die Gelenkdestruktion zum Funktionsverlust. Neurologische Komplikationen im Verlauf eines CINCA sind senso-neuronale Taub- und Blindheit (bei Neuritis nervi optici mit Papillenödem) und eine progrediente mentale Retardierung.

Aufgrund der schlechten Prognose bei CINCA-Patienten ist eine ursachenorientierte Therapie mittels IL-1beta Antagonisten (z.B. Canakinumab (Ilaris®) und Anakinra (Kineret®) [61], beide für die Indikation zugelassen) indiziert. Dadurch kann die Progression der Erkrankung durch Reduktion der inflammatorischen Aktivität zumindest verlangsamt bzw. sogar gestoppt werden.

Blau-Syndrom / infantile Sarkoidose

Bei dieser Erkrankung handelt es sich um eine granulomatöse Systemerkrankung mit autosomal dominanter Vererbung (Mutationen im NOD2-Gen) [62]. Die typische Trias der Erkrankung ist eine Kombination aus Arthritis (polyartikulärer Befall großer und kleiner Gelenke), Uveitis und Dermatitis. Fakultativ können alle inneren Organe sowie das Gehirn erkranken. Rezidivierendes Fieber wird häufig beobachtet. Im Gegensatz zur Sarkoidose des Erwachsenen sind jedoch die ACE-Werte nicht erhöht. Die Therapie orientiert sich am Vorgehen bei JIA.

Pyogene Arthritis, Pyoderma gangränosum, Akne (PAPA)-Syndrom

Das PAPA-Syndrom [63] ist eine autosomal-dominante Erkrankung, verursacht durch Mutationen im *PSTPIP1* Gen. Das Gen kodiert für das Prolin/Serin/Threonin/Phosphatase interagierende Protein 1 (PSTPIP1) ein inhibitorisches Regulationselement der Caspase-1-Aktivität. Das PAPA-Syndrom präsentiert sich typischerweise bereits im Kindesalter als schubweise auftretende sterile pyogene Arthritis mit und ohne Fieber. Die Arthritis führt zu schweren Gelenkdestruktionen vor allem an den großen Gelenken der Extremitäten. Zur Behandlung von Patienten mit PAPA-Syndrom liegen lediglich Fallberichte und Kohortenanalysen vor.

6.4 Andere

6.4.1 Chronisch rekurrierende multifocale Osteomyelitis (CRMO)

Es handelt sich um eine im Kindes- und Jugendalter beginnende chronische Osteomyelitis, bei der weder in der Blutkultur noch in den entzündeten Herden Keime nachgewiesen werden können. Die Erkrankung verläuft entweder in einem Schub, rekurrierend oder chronisch aktiv über Monate bis Jahre, mit einer mittleren Erkrankungsdauer von 4 Jahren. Die Ursachen sind unbekannt, wahrscheinlich multifaktoriell, wobei eine enge Beziehung zu den autoinflammatorischen Syndromen diskutiert wird [64]. Mädchen sind etwa doppelt so häufig wie Jungen betroffen. Kennzeichnend sind häufig multifokale lokalisierte Schmerzen, z.T. auch Schwellungen. Bevorzugt betroffen werden Tibia, Femur, die Clavicula, Wirbelkörper und Beckenknochen. Bei gelenknahem Befall ist eine Begleitarthritis möglich. Das Knie ist dabei relativ häufig befallen. Im akuten Stadium können Fieber und ein allgemeines Krankheitsgefühl auftreten [64]. Die CRMO kann assoziiert mit anderen chronisch entzündlichen Erkrankungen auftreten, z.B. chronisch entzündlichen Darmerkrankungen, einer juvenilen idiopathischen Arthritis und in etwa 25% der Fälle mit einer palmoplantaren Pustulose (Psoriasis pustulosa). Laborchemisch fallen im akuten Stadium erhöhte Entzündungszeichen auf, die im freien Intervall und bei subakuten Verläufen meist unauffällig sind. Im konventionellen Röntgen finden sich zunächst Osteolysen mit Sklerosesaum und im weiteren Verlauf dann Periostreaktionen mit zunehmender Sklerosierung und einem hyperostotischen Umbau der Herde. Die diagnostische Bildgebung der Wahl ist das MRT [65]. Nur in Zweifelsfällen sollte eine Knochenbiopsie angestrebt werden. Komplikationen der CRMO können bei Wirbelkörperbefall Sinterungsfrakturen sein, daneben Funktionseinschränkungen, Gelenkdestruktionen bei Begleitarthritis, Wachstumsstörungen, heftige Schmerzen mit Gefahr der Entwicklung einer sekundären Schmerzverstärkung. Spontanfrakturen an den betroffenen Knochen sind selten. Zur Therapie der CRMO liegen keine größeren kontrollierten Studien vor. Die Therapieempfehlungen basieren auf Fallkohorten [64]. Im Akutstadium sollte antiphlogistisch und analgetisch mit NSAID behandelt werden. Die Wirksamkeit von Corticosteroiden (Stoßtherapie), Immunsuppressiva und Sulfasalazin ist umstritten. Bei schweren Verläufen und drohender Wirbelsinterung werden TNF-α-Blocker und Bisphosphonate eingesetzt. Die Erkrankung verläuft in Schüben mit Remissionsphasen unterschiedlicher Dauer und einem Gesamtverlauf über Monate bis Jahre. Die meisten Fälle heilen schließlich aus.

Das SAPHO-Syndrom (Synovitis, Akne, Pustulosis, Hyperostosis und Osteitis) bezeichnet einen klinischen Subtypen der CRMO, bei dem die Osteomyelitis gemeinsam mit einer Arthritis und Hauterscheinungen auftritt. Die Erkrankung tritt ab dem jugendlichen Alter und bei Erwachsenen auf; die Behandlungsstrategien entsprechen denen bei CRMO.

Sowohl bei der CRMO wie auch beim SAPHO-Syndrom sollten chirurgische Interventionen nur in Ausnahmefällen erfolgen. Bei multiplem Wirbelkörperbefall mit Sinterung kann eine stabilisierende OP, beim SAPHO-Syndrom kieferchirurgische Interventionen erforderlich werden.

6.4.2 Hereditäre Arthropathien mit Gonarthritis

Progressive pseudorheumatische Arthropathie des Kindesalters (PPAC)

Die PPAC (engl. progessive pseudorheumatic arthropathy of childhood), auch als progressive pseudorheumatische Dysplasie bezeichnete Knochendysplasie, hat klinisch einen ähnlichem Verlauf wie eine polyartikuläre JIA [66]. Die Krankheit wird autosomal rezessiv vererbt, wobei mehrere Mutationen im *WISP3* Gen auf Chromosom 6q22 bekannt sind [67]. Die frühesten Krankheitszeichen im Kleinkindesalter sind eine generalisierte Muskelschwäche und etwa zeitgleich eine Verdickung der Gelenke (anfangs v.a. Interphalangealgelenke). Es folgen eine knöcherne Verbreiterung, Ergussbildung und Synovialishypertrophie an allen großen und kleinen Gelenken mit rascher Entwicklung von Gelenkkontrakturen. Die Wirbelsäulenbeteiligung führt zu einer Rumpfverkürzung mit Kleinwuchs und einer Kyphose oder Kyphoskoliose. Eine ursächliche Therapie ist nicht möglich. Im Vordergrund stehen Schmerztherapie und physiotherapeutische Behandlung, um die Beweglichkeit im Alltag so weit wie möglich zu erhalten. Gegebenenfalls können auch Endoprothesen der Hüft- und Kniegelenke zum Erhalt der Gehfähigkeit beitragen.

Camptodaktylie-Arthropathie-Coxa vara-(Perikarditis)-Syndrom (CAC- oder CACP-Syndrom)

Bei dieser angeborenen Stoffwechselstörung (autosomal rezessiv) kommt es in Folge einer Mutation im *Proteoglycan-4 Gen* (PRG4, Chr. 1q25 – 31) zur Produktion eines pathologischen Proteoglykans 4 [68]. Intraartikulär entsteht eine Hyperplasie der Synovialzellen mit Bildung von vermehrter und zäher Gelenkflüssigkeit. Die ersten Anzeichen sind oft schon angeborene oder im Säuglingsalter erworbene Fingerkontrakturen. Im Kleinkindalter entstehen dann polyartikuläre Gelenkschwellungen, die klinisch kaum von der JIA zu unterscheiden sind. Die zumindest anfangs eher geringen Schmerzen trotz erheblicher Schwellungen sowie die fehlenden Entzündungszeichen können differentialdiagnostisch herangezogen werden. Bei manchen Pateinten weisen rezidivierende Perikardergüsse, selten auch Pleuraergüsse ohne sonstige systemische Zeichen auf das Krankheitsbild hin. Das Röntgenbild der Hüftgelenke weist typische Veränderungen auf, welche die Diagnose CAC-Syndrom bestätigen können [69]. Die Therapie ist rein symptomatisch. Ganz im Vordergrund steht von Anfang an die physiotherapeutische Behandlung. Es entwickeln sich rasch deutliche Funktionseinschränkungen mit Kontrakturen insbesondere in den Ellbogen, Hüft- und Kniegelenke. Den meisten Patienten kann die Gehfähigkeit für kurze bis mittlere Gehstrecken erhalten werden. Immunsuppressive antirheumatische Therapien können den Stoffwechseldefekt nicht beeinflussen.

Multizentrische Carpotarsale Osteolyse (MCTO)

Bei der MCTO handelt es sich um eine autosomal dominant vererbte, oft sporadisch auftretende Erkrankung, die häufig mit einer Nephropathie einhergeht. Ursachen sind Mutationen im Single-Exon Gen *MAFB* [70, 71], einem negativen Regulator der RANKL vermittelten Osteoklastengenese. Die Erkrankung beginnt im frühen Kindesalter mit Gelenkschmerzen und Schwellungen an Händen und Füßen. Später sind häufig auch Ellbogen- und Kniegelenke, seltener Schulter- und Hüftgelenke betroffen. Es kommt zu einer reaktionslosen Auflösung des Knochens mit progredienten klinischen Erscheinungen wie Gelenkinstabilitäten, Verkürzungen von Gliedmaßen, Funktionseinschränkungen und wechselnden Schmerzen. Im Verlauf ist eine progrediente Nierenbeteiligung mit Funktionsstörung bis zur terminalen Niereninsuffizienz häufig. Im Röntgenbild zeigen sich frühzeitig die Auflösung der Carpalia, Tarsalia, der Basen der Metacarpalia und Metatarsalia sowie Osteolysen an Ellbogen oder Knien. Die medikamentöse Behandlung beschränkt sich auf adäquate Schmerztherapie. Wichtig sind die intensive Physio- und Ergotherapie und die individuelle Versorgung mit Hilfsmitteln. Die Osteolysen kommen im zweiten bis dritten Lebensjahrzehnt zum Stillstand, haben dann jedoch oft schon schwere Behinderungen hinterlassen. Die Prognose quo ad vitam wird in erster Linie durch die Nierenbeteiligung bestimmt.

Pigmentierte villonoduläre Synovialitis (PVNS)

Die PVNS entsteht primär durch einen gutartigen Tumor der Synovialis, der sekundär zu einer Arthritis im betroffenen Gelenk führt. Dabei kommt es zu einer lokalen Wucherung mit zottigen Auswüchsen in den Gelenkspalt und einer lokalen Entzündungsreaktion. Im weiteren Verlauf kann sich das Bild einer destruierenden Arthritis entwickeln. Über 90 % der Fälle betreffen das Kniegelenk, aber auch Hüfte, Ileosacral- und Sprunggelenke können betroffen sein. Meist handelt es sich um einen monoartikulären Befall. Diagnostisch wegweisend sind Sonographie und MRT, beweisend nur die Histologie nach arthroskopischer Biopsie (Abb. 6.4). Eine maligne Entartung mit Metastasen und tödlichen Verläufen wird in unter 10 % der Fälle beobachtet [64]. Wichtigste Differentialdiagnose sind die oligoartikuläre JIA und Osteosarkome. Die PVNS zeigt im MRT ein relativ typisches Bild [72]. Therapeutisch ist nur eine Entfernung des tumorösen Gewebes effektiv [73]. Komplikationen bilden eine destruierende Arthritis mit Verlust der Gelenkfunktion, maligne Verläufe und Rezidive nach operativer Entfernung. Bei erfolgreicher Tumorektomie ist von einer Heilung auszugehen.

Hämophilie A

Bei der Hämophilie A, dem x-chromosomal vererbten Mangel des Faktor VIII, entwickelt sich in Folge rezidivierender Einblutungen in die Gelenke eine Arthropathie. Durch die wiederholten intraartikulären Hämorhagien kommt es zur Entwicklung einer chronischen Synovitis mit Synovialishypertrophie mit Knorpel- und schließlich Knochenerosionen. Unbehandelt resultiert diese Arthropathie in einer kompletten Gelenkzerstörung. Das Kniegelenk ist dabei am häufigsten betroffen. Das Risiko hängt sowohl vom Ausprägungsgrad der Hämophilie als auch vom Alter des Patienten und dem Alter, in dem die Substitution mit Faktor VIII begonnen wurde, ab. Wichtigste therapeutische Strategie ist die prophylaktische adäquate Substitution mit Faktor VIII [74]. Neben einer adäquaten Substitution mit Faktor VIII werden im akuten Stadium vor allem NSAID und Steroide eingesetzt. Die hypertrophierte Synovia muss durch eine operative Synovektomie oder eine Radiosynovektomie resiziert werden [75]. Die Arthropathie kann bis zur kompletten Gelenkzerstörung mit Indikation zur TEP fortschreiten. Bei der Hämophilie B (Faktor IX-Mangel) ist eine blutungsbedingte Arthropathie nur selten zu beobachten.

Sichelzellanämie

Bei Patienten mit Sichelzellanämie besteht ein deutlich erhöhtes Risiko für eine Osteomyelitis und/oder septische Arthritis durch Salmonellen und S. aureus. [76]. Im Verdachtsfall sollte eine entsprechende Diagnostik und Therapie eingeleitet werden. Dies, zumal eine Wechselwirkung zwischen dem Auftreten von Sichelzellkrisen und schweren inflammatorischen Zuständen (z. B. Gonarthritis) besteht.

Stoffwechselerkrankungen

MPS I: Die Mukopolysaccharidose I ist eine seltene erbliche Stoffwechselkrankheit aus der Gruppe der lysosomalen Speicherkrankheiten, bei der es aufgrund eines Enzymmangels zur Akkumulation von Glykosaminoglykanen (GAGs) in den Lysosomen der Zellen kommt. Während bei der „Hurler"-Verlaufsform die Kinder bereits im Säuglingsalter sehr schwer erkranken, verläuft der Typ Scheie langsamer und milder und wird daher oft erst mit mehrjähriger Verzögerung diagnostiziert. Eine große Mehrheit der Patienten zeigt Symptome an den Gelenken im Sinne von Schmerzen, Steifigkeit und/oder Kontrakturen. Besonders häufig sind die Hüftgelenke sowie die MCP- und PIP-Gelenke an Händen und Füßen betroffen. Kniebeschwerden treten eher sekundär durch Gangstörungen auf.

Andere: Auch bei anderen seltenen Speichererkrankungen wie der Mukolipidose Typ III und den Sphingolipidosen (M. Farber) können entzündliche Veränderungen die Kniegelenkfunktion nachhaltig beeinträchtigen [77].

6.5 Zusammenfassung

Entscheidend bei der Abklärung einer inflammatorischen Gonarthritis sind Anamnese (Lebensalter, Symptomdauer, Begleiterkrankungen) und klinischer Befund (weitere Gelenke befallen, extraartikuläre Symptome, Allgemeinsymptome wie Fieber).

Bei Verdacht auf septische Arthritis handelt es sich um einen Notfall, und rasches Handeln ist geboten.

Die interdisziplinäre Zusammenarbeit ist sowohl in der Diagnostik wie auch in der Therapie essentiell. Viele Erkrankungen sind extrem selten und bedürfen daher der Mitbegutachtung durch Spezialisten (z. B. Kinderrheumatologe).

Die Therapie besteht immer aus einer Kombination aus medikamentöser und funktioneller Behandlung (Physiotherapie, physikalische Therapie...). Nur so ist langfristig eine vollständige Wiederherstellung der Gelenkfunktion zu gewährleisten.

6.6 Abkürzungsverzeichnis

Akut hämatogene Osteomyelitis	AHO
Akute lymphatische Leukämie	ALL
Anti-nukleäre Antikörper	ANA
Anti-Streptolysin Titer	ASL
Cryopyrin assoziiertes periodisches Syndrom	CAPS
Camptodaktylie-Arthropathie Coxa vara-Pericarditis Syndrom	CACP
Chronisch entzündliche Darmerkrankung	CED
Chronic infantile neurologic cutaneous and articular syndrome	CINCA
Cytomegalie Virus	CMV
Chronische rezidivierende multifokale Osteomyelitis	CRMO
Common-variable immuno deficiency	CVID
Epstein Barr Virus	EBV
Familiäres Mittelmeer-Fieber	FMF
Hepatitis A Virus	HAV
Hepatitis B Virus	HBV
Hämophilus influenza B	HIB
Humanes Immundefizienz Virus	HIV
Humane Leukozytenantigene	HLA
Heriditäres periodisches Fiebersyndrom	HPFS
Intraartikuläre Steroide	IAST
Intravenös	iv
Juvenilen Idiopathischen Arthritis	JIA
Lipopolysaccharid	LPS
Multizentrische Carpotarsale Osteolyse	MCTO

Mukopolysaccharidose	MPS
Magnetresonanztomographie	MRT
Methotrexat	MTX
Non-steroidal antiinflammatoric drug	NSAID
Pyogene Arhritis Pyoderma ganränosum Akne	PAPA
Per os	po
Polymerase chain reaction	PCR
Positronen-Emissions-Tomographie Computer Tomographie	PET-CT
Progressive pseudorheumatische Arthopathy of Childhood	PPAC
Post-Streptokokken reaktive Arthritis	PSRA
Pigmentierte villonoduläre Synoialitis	PVNS
Rheumafaktor	RF
Systemische JIA	S-JIA
Totalendoprothese	TEP

6.7 Literatur

1. Haas, JP. Gelenksbeschwerden im Kindesalter – Prozedere in der Praxis. Pädiatrische Praxis, 2014. 82:135–41
2. Hemke, R, CM Nusman, DM van der Heijde, et al. Frequency of joint involvement in juvenile idiopathic arthritis during a 5-year follow-up of newly diagnosed patients: implications for MR imaging as outcome measure. Rheumatol Int, 2015. 35(2):351–7
3. Haas, JP. Entzündliche Knochen- und Gelenkserkrankungen, in Therapie der Krankheiten im Kindes- und Jugendalter, D. Reinhardt, Editor. 2013. Springer: Berlin, New York
4. Jones, OY, CH Spencer, SL Bowyer, et al. A multicenter case-control study on predictive factors distinguishing childhood leukemia from juvenile rheumatoid arthritis. Pediatrics, 2006. 117(5): e840–4
5. Nielsen, HE, C Strandberg, S Andersen, et al. Ultrasonographic examination in juvenile idiopathic arthritis is better than clinical examination for identification of intraarticular disease. Dan Med J, 2013. 60(8):A4669
6. Alanay, Y and RS Lachman. A review of the principles of radiological assessment of skeletal dysplasias. J Clin Res Pediatr Endocrinol, 2011. 3(4):163–78
7. Gill, KG, BA Nemeth, and KW Davis. Magnetic resonance imaging of the pediatric knee. Magn Reson Imaging Clin N Am, 2014. 22(4):743–63
8. Kaste, SC. PET-CT in children: where is it appropriate? Pediatr Radiol, 2011. 41 Suppl 2:509–13
9. Wananukul, S, W Voramethkul, Y Kaewopas, et al. Prevalence of positive antinuclear antibodies in healthy children. Asian Pac J Allergy Immunol, 2005. 23(2–3):153–7
10. Sethi, S, K Kaushik, K Mohandas, et al. Anti-streptolysin O titers in normal healthy children of 5–15 years. Indian Pediatr, 2003. 40(11):1068–71
11. Renaud, I, C Cachin, and JC Gerster. Good outcomes of Lyme arthritis in 24 patients in an endemic area of Switzerland. Joint Bone Spine, 2004. 71(1):39–43
12. Eberhard, BA, MC Sison, BS Gottlieb, et al. Comparison of the intraarticular effectiveness of triamcinolone hexacetonide and triamcinolone acetonide in treatment of juvenile rheumatoid arthritis. J Rheumatol, 2004. 31(12):2507–12
13. Peters, KM, K Koberg, T Rosendahl, et al. Macrophage reactions in septic arthritis. Arch Orthop Trauma Surg, 1996. 115(6):347–50
14. Caksen, H, MK Ozturk, K Uzum, et al. Septic arthritis in childhood. Pediatr Int, 2000. 42 (5):534–40

15. Cabellos, C, JM Nolla, R Verdaguer, et al. Arthritis related to systemic meningococcal disease: 34 years' experience. Eur J Clin Microbiol Infect Dis, 2012. 31(10):2661–6
16. Moran, AP, MM Prendergast, and BJ Appelmelk. Molecular mimicry of host structures by bacterial lipopolysaccharides and its contribution to disease. FEMS Immunol Med Microbiol, 1996. 16(2):105–15
17. Kalish, RA, JM Leong, and AC Steere. Early and late antibody responses to full-length and truncated constructs of outer surface protein A of Borrelia burgdorferi in Lyme disease. Infect Immun, 1995. 63(6):2228–35
18. Barzilai, O, M Ram, and Y Shoenfeld. Viral infection can induce the production of autoantibodies. Curr Opin Rheumatol, 2007. 19(6):636–43
19. Gaubitz, M, F Dressler, HI Huppertz, et al. Diagnosis and treatment of Lyme arthritis. Recommendations of the Pharmacotherapy Commission of the Deutsche Gesellschaft fur Rheumatologie (German Society for Rheumatology). Z Rheumatol, 2014. 73(5):469–74
20. Gewitz, MH, RS Baltimore, LY Tani, et al. Revision of the Jones Criteria for the diagnosis of acute rheumatic fever in the era of Doppler echocardiography: a scientific statement from the American Heart Association. Circulation, 2015. 131(20):1806–18
21. Keitzer, R. Acute rheumatic fever (ARF) and poststreptococcal reactive arthritis (PSRA)–an update. Z Rheumatol, 2005. 64(5):295–307
22. Mathew, AJ and V Ravindran. Infections and arthritis. Best Pract Res Clin Rheumatol, 2014. 28 (6):935–59
23. Sonkar, GK, Usha, and S Singh. Is HLA-B27 a useful test in the diagnosis of juvenile spondyloarthropathies? Singapore Med J, 2008. 49(10):795–9
24. von Koskull, S, H Truckenbrodt, R Holle, et al. Incidence and prevalence of juvenile arthritis in an urban population of southern Germany: a prospective study. Ann Rheum Dis, 2001. 60 (10):940–5
25. Petty, RE. Viruses and childhood arthritis. Ann Med, 1997. 29(2):149–52
26. Minden, K, F Speth, HI Huppertz, et al. Immunization in children and adolescents with rheumatic and musculoskeletal diseases. Z Rheumatol, 2014. 73(10):878–89
27. Bahebeck, J, R Bedimo, V Eyenga, et al. The management of musculoskeletal infection in HIV carriers. Acta Orthop Belg, 2004. 70(4):355–60
28. Gold, JA. Arthritis after rubella vaccination of women. N Engl J Med, 1969. 281(2):109
29. Rasmussen, TA, MR Jorgensen, S Bjerrum, et al. Use of population based background rates of disease to assess vaccine safety in childhood and mass immunisation in Denmark: nationwide population based cohort study. BMJ, 2012. 345:e5823
30. McGonagle, D, S Savic, and MF McDermott. The NLR network and the immunological disease continuum of adaptive and innate immune-mediated inflammation against self. Semin Immunopathol, 2007. 29(3):303–13
31. Nigrovic, PA. Autoinflammation and autoimmunity in systemic juvenile idiopathic arthritis. Proc Natl Acad Sci U S A, 2015. 112(52):15785–6
32. Satoh, T, A Otsuka, E Contassot, et al. The inflammasome and IL-1beta: implications for the treatment of inflammatory diseases. Immunotherapy, 2015. 7(3):243–54
33. Hugle, B, C Hinze, E Lainka, et al. Development of positive antinuclear antibodies and rheumatoid factor in systemic juvenile idiopathic arthritis points toward an autoimmune phenotype later in the disease course. Pediatr Rheumatol Online J, 2014. 12:28
34. Petty, RE, TR Southwood, P Manners, et al. International League of Associations for Rheumatology classification of juvenile idiopathic arthritis: second revision, Edmonton, 2001. J Rheumatol, 2004. 31(2):390–2
35. Meiorin, S, G Filocamo, A Pistorio, et al. Impact of involvement of individual joint groups on subdimensions of functional ability scales in juvenile idiopathic arthritis. Clin Exp Rheumatol, 2009. 27(3):527–33

36. Krumrey-Langkammerer, M and R Hafner. Evaluation of the ILAR criteria for juvenile idiopathic arthritis. J Rheumatol, 2001. 28(11):2544–7
37. Spamer, M, M Georgi, R Hafner, et al. Physiotherapy for juvenile idiopathic arthritis. Z Rheumatol, 2012. 71(5):387–95
38. Bechtold, S, P Ripperger, R Dalla Pozza, et al. Musculoskeletal and functional muscle-bone analysis in children with rheumatic disease using peripheral quantitative computed tomography. Osteoporos Int, 2005. 16(7):757–63
39. Lainka, E, JP Haas, G Horneff, et al. Systemic Juvenile Idiopathic Arthritis – New Aspects of Clinical Features, Diagnostic Tools and Treatment Strategies. Ann Paediatr Rheumatol, 2013 (2):3–13
40. Heiligenhaus, A, H Michels, C Schumacher, et al. Evidence-based, interdisciplinary guidelines for anti-inflammatory treatment of uveitis associated with juvenile idiopathic arthritis. Rheumatol Int, 2012. 32(5):1121–33
41. Haas, JP. Genetic background of juvenile idiopathic arthritis. Z Rheumatol, 2010. 69 (6):488–95
42. von Kalle, T, T Stuber, P Winkler, et al. Early detection of temporomandibular joint arthritis in children with juvenile idiopathic arthritis – the role of contrast-enhanced MRI. Pediatr Radiol, 2015. 45(3):402–10
43. Dueckers, G, N Guellac, M Arbogast, et al. Evidence and consensus based GKJR guidelines for the treatment of juvenile idiopathic arthritis. Clin Immunol, 2012. 142(2):176–93
44. Ringold, S, PF Weiss, T Beukelman, et al. 2013 update of the 2011 American College of Rheumatology recommendations for the treatment of juvenile idiopathic arthritis: recommendations for the medical therapy of children with systemic juvenile idiopathic arthritis and tuberculosis screening among children receiving biologic medications. Arthritis Care Res (Hoboken), 2013. 65(10):1551–63
45. Truckenbrodt, H and R Hafner Methotrexate therapy in juvenile rheumatoid arthritis: a retrospective study. Arthritis Rheum, 1986. 29(6):801–7
46. Haas, JP. Therapie der juvenilen idiopathischen Arthritis im Zeitalter der Biologika Akt. Rheumatol, 2015. 40:275–279
47. Guzman, J, K Oen, LB Tucker, et al. The outcomes of juvenile idiopathic arthritis in children managed with contemporary treatments: results from the ReACCh-Out cohort. Ann Rheum Dis, 2014
48. Speth, F, N Wellinghausen, and JP Haas. Screening investigations during intensified immunosuppression in children and adolescents. Part 1. Z Rheumatol, 2013. 72(8):814–21
49. Hartmann, M, F Kreuzpointner, S Schrödl, et al. Sport bei rheumatischen Erkrankungen im Kindes- und Jugendalter. Akt Rheumatol, 2012. 37(03):154–160
50. Bunner E-M, Flessa S, Häfner R, et al. Das „Garmischer Modell" als Beispiel für ein multimodales Therapiekonzept. Orthopädie und Rheuma 2010(4):56–64
51. Bunner E-M, Flessa S, Häfner R, et al. Kinderrheumatologische Komplexbehandlung – Teil 2: Soziale und pädagogische Therapie. Orthopädie und Rheuma, 2010(5):54–56
52. Bunner, E-M, S Flessa, R Häfner, et al. Das „Garmischer Modell" als Beispiel für ein multimodales Therapiekonzept. Orthopädie und Rheuma, 2010. 4:56–64
53. Dell'Era, L, R Facchini, and F Corona, Knee synovectomy in children with juvenile idiopathic arthritis. J Pediatr Orthop B, 2008. 17(3):128–30
54. Haas, JP, Häfner, R, Truckenbrodt, H. Weitere rheumatische Erkankungen im Kindes- und Jugendalter, in Checkliste: Rheumatologie, B. Manger, Schulze-Koops, H., Editor. 2012, Georg Thieme Verlag: Stuttgart – New York. p. 401–431
55. Eleftheriou, D, ED Batu, S Ozen, et al. Vasculitis in children. Nephrol Dial Transplant, 2015. 30 Suppl 1:i94–103
56. Zulian, F, G Cuffaro, and F Sperotto. Scleroderma in children: an update. Curr Opin Rheumatol, 2013. 25(5):643–50

57. Tse, S, S Lubelsky, M Gordon, et al. The arthritis of inflammatory childhood myositis syndromes. J Rheumatol, 2001. 28(1):192–7

58. Hedrich, CM, N Bruck, D Paul, et al. „Mutation negative" familial cold autoinflammatory syndrome (FCAS) in an 8-year-old boy: clinical course and functional studies. Rheumatol Int, 2012. 32(9):2629–36

59. Kummerle-Deschner, JB, PN Tyrrell, F Reess, et al. Risk factors for severe Muckle-Wells syndrome. Arthritis Rheum, 2010. 62(12):3783–91

60. Prieur, AM, C Griscelli, F Lampert, et al. A chronic, infantile, neurological, cutaneous and articular (CINCA) syndrome. A specific entity analysed in 30 patients. Scand J Rheumatol Suppl, 1987. 66:57–68

61. Goldbach-Mansky, R. Blocking interleukin-1 in rheumatic diseases. Ann N Y Acad Sci, 2009. 1182:111–23

62. Rose, CD, TM Martin, and CH Wouters. Blau syndrome revisited. Curr Opin Rheumatol, 2011. 23 (5):411–8

63. Almeida de Jesus, A and R Goldbach-Mansky. Monogenic autoinflammatory diseases: concept and clinical manifestations. Clin Immunol, 2013. 147(3):155–74

64. Hedrich, CM, SR Hofmann, J Pablik, et al. Autoinflammatory bone disorders with special focus on chronic recurrent multifocal osteomyelitis (CRMO). Pediatr Rheumatol Online J, 2013. 11 (1):47

65. von Kalle, T, N Heim, T Hospach, et al. Typical patterns of bone involvement in whole-body MRI of patients with chronic recurrent multifocal osteomyelitis (CRMO). Rofo, 2013. 185(7):655–61

66. Spranger, J, C Albert, F Schilling, et al. Progressive pseudorheumatoid arthropathy of childhood (PPAC): a hereditary disorder simulating juvenile rheumatoid arthritis. Am J Med Genet, 1983. 14(2):399–401

67. Hurvitz, JR, WM Suwairi, W Van Hul, et al. Mutations in the CCN gene family member WISP3 cause progressive pseudorheumatoid dysplasia. Nat Genet, 1999. 23(1):94–8

68. Bahabri, SA, WM Suwairi, RM Laxer, et al. The camptodactyly-arthropathy-coxa vara-pericarditis syndrome: clinical features and genetic mapping to human chromosome 1. Arthritis Rheum, 1998. 41(4):730–5

69. Kakkar, RM, S Soneji, RR Badhe, et al. Camptodactyly-arthropathy-coxa vara-pericarditis syndrome: important differential for juvenile idiopathic arthritis. J Clin Imaging Sci, 2013. 3:24

70. Mumm, S, M Huskey, S Duan, et al. Multicentric carpotarsal osteolysis syndrome is caused by only a few domain-specific mutations in MAFB, a negative regulator of RANKL-induced osteoclastogenesis. Am J Med Genet A, 2014. 164 A(9):2287–93

71. Zankl, A, EL Duncan, PJ Leo, et al. Multicentric carpotarsal osteolysis is caused by mutations clustering in the amino-terminal transcriptional activation domain of MAFB. Am J Hum Genet, 2012. 90(3):494–501

72. Araki, Y, H.Tanaka, H Yamamoto, et al. MR imaging of pigmented villonodular synovitis of the knee. Radiat Med, 1994. 12(1):11–5

73. Nishida, Y, S Tsukushi, H Nakashima, et al. Osteochondral destruction in pigmented villonodular synovitis during the clinical course. J Rheumatol, 2012. 39(2):345–51

74. Schwarz, R, R Ljung, and U Tedgard. Various regimens for prophylactic treatment of patients with haemophilia. Eur J Haematol, 2015. 94 Suppl 77:11–6

75. Hilgartner, MW. Current treatment of hemophilic arthropathy. Curr Opin Pediatr, 2002. 14 (1):46–9

76. Sennara, H and F Gorry. Orthopedic aspects of sickle cell anemia and allied hemoglobinopathies. Clin Orthop Relat Res, 1978(130):154–57

77. Manger, B, E Menge, R Schaefer, et al. Gaucher disease, Fabry disease and mucopolysaccharidosis type I–how can the rheumatologist recognise these patients? Z Rheumatol, 2006. 65(1):32, 34–43.

Klaus Huch

7 Kniegelenknahe Tumoren bei Kindern und Jugendlichen

7.1 Systematik und Epidemiologie

Im muskuloskelettalen System können benigne und maligne Knochen- und Weichteiltumoren unterschieden werden. Zudem treten knöchern sog. „tumor-like" sowie „don't touch"-Läsionen auf, die ebenso wie beispielsweise Osteomyelitiden und Stressfrakturen bei der Differentialdiagnostik von „klassischen" Knochentumoren bedeutsam sein können.

Generell stellen primäre maligne Knochentumore eine sehr seltene Entität dar (Inzidenz etwa 1:100.000). Allerdings ist deren Anteil an allen Malignomen bei Kindern und Jugendlichen mehr als dreimal so hoch als in der Gesamtbevölkerung. Auch stellt ein Malignom (maligner Hirntumor) die häufigste Todesursache bei Kindern im Alter von 1 bis 14 Jahren dar [1].

Konkrete Zahlen über die Häufigkeit einzelner muskuloskelettaler Entitäten sind kaum zu erhalten, da in den hochspezialisierten Kliniken ein vorselektioniertes Patientengut behandelt wird und die meisten der gutartigen Entitäten nur zufällig entdeckt werden, so dass eine ausgesprochen hohe Dunkelziffer anzunehmen ist. Gebhardt et al. [2] nehmen unter Berücksichtigung verschiedener Publikationen einen Quotienten von 5,5:1 zugunsten der benigenen Knochentumoren an.

Dennoch kann die Auswertung großer Datenbanken bezüglich der Verteilung von Alter und Lokalisation einzelner Entitäten sehr interessante Hinweise liefern. Eine über 112 Jahre gepflegte Erhebung der entsprechenden pathologischen Befunde im Rizzoli-Institut in Bologna, Italien, wurde in einem Atlas veröffentlicht [3].

Im Rizzoli-Histologiegut wurden 40 % der malignen, 55 % der benignen Knochentumoren und gut 70 % der Pseudoknochentumoren in den ersten beiden Lebensdekaden nachgewiesen.

Gut 1/3 der gut- und bösartigen primären Knochentumoren treten in der Analyse des Rizzoli-Histologiegutes im Bereich des Kniegelenkes auf (distales Femur, proximale Tibia, proximale Fibula und Patella).

Im Vergleich zu Erwachsenen (20 %) erfasst das Basler-Knochenreferenzzentrum bei Kindern (40 %) etwa doppelt so häufig primäre solide Knochentumore im Bereich der Kniegelenke [4]. Eine Rolle spielt dabei wahrscheinlich die ausgeprägte biologische Aktivität im Bereich der knienahen Epiphysenfugen in den ersten Lebensdekaden, hier erfolgen etwa 2/3 des Längenwachstums der unteren Extremitäten [5].

Nach Gadner et al. [6] stellen die Knochensarkome mit einem Anteil von 4,6 % die größte Entität der malignen Erkankungen im Kindesalter, nach Bleyer et al. [7] beträgt der Anteil im Alter von 15 bis 19 Jahren sogar 8 %.

Während sekundäre Malignome (Knochenmetastasen) im Erwachsenenalter im Vergleich zu den primären Knochentumoren relativ häufig sind und bei etwa 2/3 der Patienten mit Mamma- bzw. Prostatakarzinom, 1/3 derjenigen mit Bronchial- und 1/4 der mit Nierenzellkarzinom auftreten, stellen sie bei Kindern und Jugendlichen eine seltene Entität dar.

Bezogen auf die Knochenturmoren findet also sowohl die anatomische (Knieregion) als auch die altersmäßige (1. und 2. Lebensdekade) Fokussierung dieses Beitrages auf die jeweils zahlenmäßig stärkste Untergruppe statt.

Bei den **Weichteiltumoren** gestaltet sich die Situation etwas anders. Knapp 20 % der gutartigen und nur weniger als 10 % der bösartigen Weichteiltumoren betreffen die Menschen in den ersten 2 Lebensdekaden [3].

Nur knapp 19 % der gutartigen Weichteiltumoren zeigen sich im Kniebereich im weiteren Sinne (distaler Oberschenkel, proximaler Unterschenkel und intraartikulär), und ca. 11 % intraartikulär, d. h. im Kniebereich im engeren Sinne. Bei den bösartigen Weichgewebstumoren finden sich etwa 13 % knienah und gerade einmal knapp 1 % intraartikulär [3].

Gebhardt et al. [2] fanden in einer Untersuchung über 199 Kinder und Jugendliche mit Knochen- und Weichteiltumoren im Kniebereich 6 % der Tumoren im Alter von 0 – 4 Jahren, 17 % zwischen 5 – 9 Jahren, 44 % zwischen 10 – 14 Jahren und 33 % zwischen 15 – 18 Jahren. 51 % der Tumoren war gut-, 30 % böartige Knochentumoren, 16 % Weichteil- und 4 % verschiedene Tumoren.

7.2 Anamnese

Schmerzen stellen ein häufiges Symptom verschiedener Tumoren dar. Bei manchen Entitäten ist ein ausgepräger nächtlicher Schmerz relativ häufig bzw. typisch (Osteoidosteom, Osteosarkom). Gründe werden einerseits in der nachts fehlenden Ablenkung, aber auch einer relativ hohen nächtlichen Ausschüttung des Wachstumshormons mit entsprechender Stimulation des Tumorwachstums gesehen [4]. Insbesondere bei Osteosarkomen können auch belastungsabhängige Schmerzen, eine Schwellung oder ein Hinken Hinweise auf die Erkrankung geben [8, 9].

Differentialdiagnostisch sind bei Kleinkindern zwar sog. Wachstumsschmerzen im Bereich des Kniegelenkes abzugrenzen. Allerdings treten diese regelhaft beidseits auf [4].

7.3 Diagnostik

Insbesondere bei den Knochentumoren und den tumorähnlichen Läsionen kann die Kenntnis der typischen Alters- und Regionalverteilung die Differentialdiagnostik der Entitäten deutlich erleichtern.

Die folgenden Tabellen geben die Häufigkeiten für knienahe Tumoren aller Altersgruppen (Tab. 7.1a), Patella-Tumoren (Tab. 7.1b) und für knienahe Tumoren im Alter von 0 – 20 Jahren (Tab. 7.2) wieder:

Tab. 7.1a: Auflistung der häufigsten Entitäten im Kniebereich (distales Femur, Patella, proximale Tibia und proximale Fibula) für jedes Lebensalter [3].

		Reihenfolge der Häufigkeit		
		1	2	3
Knochen	Pseudotumor	Solitäre Knochenzyste	Langerhanszell-Histiozytose	M. Paget
	Benigne Tumoren	Osteochondrom	Riesenzelltumor	Osteoidosteom
	Maligne Tumoren	Osteosarkom	Ewingsarkom	Zentrales Chondrosarkom
Weichteile	Benigne Tumoren	Hämangiom	Fibromatose	Lipom
	Maligne Tumoren	Synoviales Sarkom	Fibrosarkom	Rhabdomyosarkom

Tab. 7.1b: Der Tumorbefall der Patella, anatomisch gesehen handelt es sich um ein Sesambein, stellt eine Rarität dar: 0,07 % bei Pseudoknochentumoren (2 von 2739 Fällen, Entität der Publikation nicht zu entnehmen), 0,27 % bei benignen und 0,05 % bei malignen Knochentumoren. Die Tabelle listet die jeweils absolut häufigsten Entitäten auf [3]. P. C. Ferguson et al. [10] fanden 6 gutartige (5 Riesenzelltumoren und ein Chondroblastom) und 2 maligne Patellatumoren (je ein Osteosarkom und malignes fibröses Histiozytom) unter insgesamt 587 Patienten. R. Casadei et al. [11] fanden unter 23.000 Knochentumoren aus 93 Jahren Kliniktätigkeit 30 benigne und 11 maligne (inkl. 3 Metastasen) Patellatumoren.

	Reihenfolge der Häufigkeit		
	1	2 3	
Benigne Tumoren	Riesenzelltumor	Osteoidosteom	Chondroblastom
Maligne Tumoren	Hämangio-endotheliom	Undiff. pleomorphes Sarkom	Primäres Knochenlymphom

Neben Schmerzen, Schwellung und Hinken können auch Bewegungseinschränkungen des Kniegelenkes, pathologische Frakturen sowie, bei Malignomen, eine sog. B-Symptomatik auftreten. Eine Labordiagnostik dient insbesondere zur Abgrenzung von Knochen- und Weichteiltumoren gegenüber Osteomyelitiden und Weichteilabszessen (Differential-Blutbild, CRP). Hinweise auf einen vermehrten Knochenstoffwechsel können Calcium und alkalische Phosphatase geben [12].

Tab. 7.2: Auflistung der häufigsten Entitäten für Kinder und Jugendliche (0–20 Jahre alt) [3].

		Reihenfolge der Häufigkeit		
		1	2	3
Knochen	Pseudotumor	Solitäre Knochen-zyste	Langerhanszell-Histiozytose	
	Benigne Tumoren	Nicht ossifizieren-des Fibrom	Aneurysmatische Knochenzyste	Kartilaginäre Exostose / Chondroblastom
	Maligne Tumoren	Osteosarkom	Ewing-Sarkom	
Weichteile	Benigne Tumoren	Hämangiom	Fibromatose	Lipom
	Maligne Tumoren	Synoviales Sarkom	Fibrosarkom	Rhabdomyosarkom

Unter Berücksichtigung des Patientenalters erlauben bereits konventionelle Röntgenuntersuchungen sowohl durch die charakteristische Darstellung einer Knochenstrukturveränderung als auch durch ihre anatomische Lokalisation in Relation zur Epiphyse häufig eine Diagnosestellung oder geben zumindest wichtige Hinweise auf die vorliegende Veränderung. Radiologisch eindeutige Diagnosen lassen sich regelmäßig bei einem „fallen fragment" (solitäre Knochenzyste), einem Nidus (Osteoidosteom) und bei einer klassischen Kortikalisausziehung (Osteochondrom) stellen [12]. Eine epiphysäre Lage ist typisch für das Chondroblastom, das Klarzellchondrosarkom und den knöchernen Riesenzelltumor (vor Epiphysenschluss metaphysär) [3].

Hilfreich bei der radiologischen Abgrenzung „gutartig versus bösartig" ist die Betrachtung von Sklerosierungszonen, die einen Hinweis auf ein relativ langsames (gutartiges) Wachstum darstellen.

Bei Schmerzen im Bereich des Kniegelenks ist grundsätzlich auch an eine Ausstrahlung von proximal – insbesondere aus dem Hüftbereich – zu denken, so dass bei unauffälliger Darstellung der Knieregion eine Bildgebung des Beckens erfolgen sollte: **„Schmerzen im Knie – vergiß die Hüfte nie".**

Die Ultraschalluntersuchung ermöglicht bei Weichteilprozessen bereits oft eine gute diagnostische Abgrenzbarkeit einer Schwellung. Dies gilt insbesondere für flüssigkeitsgefüllten Strukturen (Ganglion, Bursa, Hämatom) [4].

Zur weiteren Abklärung bieten sich einerseits schnittbildgebende Verfahren der betroffenen Region (Computertomographie (CT) bzw. Kernspintomographie (MRT)) und radioaktive Untersuchungen des Gesamtkörpers bzw. Körperstamms (eine Skelettszintigraphie bzw. Positronenemissionstomographie inkl. CT, sog. PET-CT) an.

Das Staging wird schließlich durch eine Probebiopsie komplettiert. Letztere kann durch eine Biopsie-Nadel (ggf. bildgesteuert) oder durch einen „offenen" Eingriff erfolgen. Wichtig ist es, einerseits einen operativen Zugang zu wählen (in aller Regel in Längsrichtung), dessen Erweiterung sich auch zur weiten Entfernung des Gesamttumors inkl. Biopsiezugang („en bloc") nach onkologischen Gesichtspunkten eignet (mit Abstand zu Gefäßen und Nerven und in der Regel transmuskulär), und andererseits eine ausreichende Gewebsmenge zu gewinnen.

Insbesondere beim Verdacht auf ein Malignom sollte die Behandlung in einem Tumorzentrum erfolgen, welches über ein interdisziplinäres Tumorboard sowie die notwendigen diagnostischen und therapeutischen Möglichkeiten und Erfahrungen verfügt.

Sowohl Prognose als auch Therapie sind abhängig von der pathohistologischen Typisierung des Tumors und seiner Graduierung, aber auch der Einordnung in das TNM-System (T – Tumor, N – Lymphknoten, M – Metastase).

Bei Osteosarkomen existiert der Tumorgrad 2 nicht, alle Ewingsarkome werden als G4 (undifferenziert) eingestuft [12].

7.4 Therapie

Das Therapiespektrum knienaher Tumoren reicht von „don't touch" bei einem nicht-ossifizierenden Fibrom bis hin zur Amputation bei nicht extremitätenerhaltend zu operierenden Tumoren.

Bestimmt wird der Umfang des operativen Vorgehens insbesondere von der Dignität und der Entität des Tumors. Bei Probebiopsien und bei der Destruktion eines Nidus beim Osteoidosteom handelt es sich um einen intraläsionalen Zugang, eine marginale Resektion erfolgt typischerweise bei einem Riesenzelltumor, bei Sarkomen ist häufig eine weite Resektion zielführend, gelegentlich aber auch eine radikale, unter Einbeziehung des gesamten Kompartiments in das Resektionspräparat.

Sowohl der Erfolg der chirurgischen Therapie (R-Klassifikation: R0 – kein Tumorrest an den Resektionsrändern; R1 – mikroskopischer Tumorrest; R2: makroskopischer Tumorrest) als auch der etwaigen Chemotherapie (6 Grade nach Salzer-Kuntschik; Grad 4 – 6: „Non-Responder") wird von den Pathologen gemessen.

Insbesondere beim Ewing-Sarkom spielt die Strahlentherapie eine bedeutende Rolle. Sie stellt einerseits eine Alternative zur Operation dar, andererseits wird sie ergänzend zur Operation eingesetzt, wenn letztere nicht weit bzw. radikal war. Neben der Tumordestruktion kommt es relativ kurzfristig zu einer Schmerzreduktion im bestrahlten Areal.

Bei der Therapiewahl sind altersabhängig einerseits die Kinder, andererseits aber auch die Eltern in die Entscheidungen einzubinden. Eine besondere Herausforderung besteht insbesondere bei malignen Tumoren darin, die weitere Lebensentwicklung der Kinder so gut wie möglich abzuschätzen. Prinzipiell wird in der Regel, falls medizinisch indiziert, der Extremitätenerhalt bevorzugt. Es können dabei über 90 %-ige Überlebensraten erreicht werden. Die Lebensqualität verbessert sich mit zunehmendem Fortschritt in den verschiedenen onkologischen Bereichen (Diagnostik, Biochemie, Chemotherapie, Medizintechnik etc.) zunehmend [13]. Essentiell ist eine regelmäßige Tumornachsorge.

7.5 Benigne primäre Knochentumoren

7.5.1 Osteochondrom

Osteochondrome sind die häufigsten Knochentumore und werden auch als cartilaginäre Exostosen bezeichnet. Im Gegensatz zur sporadisch auftretenden solitären Form ist die multiple Form autosomal-rezessiv vererbbar.

Das Krankheitsbild kann als Zufallsbefund im Röntgenbild entdeckt werden, es sind aber auch komplexe Verläufe mit Achsdeviationen bzw. Extremitätenverformungen und -verkürzungen sowie druckbedingte Nerven- und Gefäßaffektionen möglich (Abb. 7.1). Als Verschiebeschicht bildet sich über der prominenten Exostose regelmäßig eine Bursa aus. Die charakteristische Knorpelkappe bildet sich regelmäßig im fortschreitenden Erwachsenenalter zurück. In der Literatur werden bis zu 2-stellige Prozentraten für das Entarten eines Osteochondroms in ein Chondrosarkom beschrieben. Wahrscheinlich liegt die Rate jedoch aufgrund einer Vielzahl nicht behandelter, weitgehend asymptomatischer Exostosen nur im 1%-Bereich. Vor dem 20. Lebensjahr ist die maligne Transformation sehr unwahrscheinlich. Die Betroffenen und ihre Eltern sollten auf die Möglicheit einer malignen Entartung hingewiesen werden mit der Aufforderung, bei Veränderungen (insbesondere nach Abschluss des Wachstums) beim Arzt vorstellig zu werden.

Die Abtragung symptomatischer Osteochondrome sollte sehr basisnah unter Mitnahme des kompletten Knorpelanteils erfolgen, um das Rezidivrisiko so gering wie möglich zu halten. Je nach Lokalisation und Beschwerden ist neben einer Röntgendiagnostik nicht selten eine erweiterte Diagnostik mittels MRT sinnvoll.

Bei Sekundärkomplikationen (Fehlwachstum der Extremitäten, Nerven- oder Gefäßkompression) ist eine operative Revision empfehlenswert, um eine weitere Schädigung zu vermeiden.

7.5.2 Enchondrom

Das Enchondrom zeigt eine Prädilektionsstelle im Bereich des distalen Femur. Im Bereich der Hände und Füße stellt es den häufigsten Tumor dar [12]. Bei Picci et al. [3] betrug die Häufigkeit der Diagnose in den ersten beiden Lebensjahrzehnten etwa 18 % (etwa 3 bzw. 15 %).

Neben einzelnen kommen auch multiple Enchondrome (Enchondromatose, M. Ollier) vor. Ein beidseitiger Befall der Hände ist zwar nicht selten, ansonsten betrifft die Erkrankung aber in der Regel eine Körperhälfte. Liegen zusätzlich multiple Hämangiome vor, so spricht man von einem Maffucci-Syndrom. Während das Entartungsrisiko (v. a. zum Chondrosarkom) bei solitären Enchondromen sehr gering ist, werden für den M. Ollier Raten von über 20 % genannt, die beim Maffucci-Syndrom noch überboten werden (über 50 %) [3, 12].

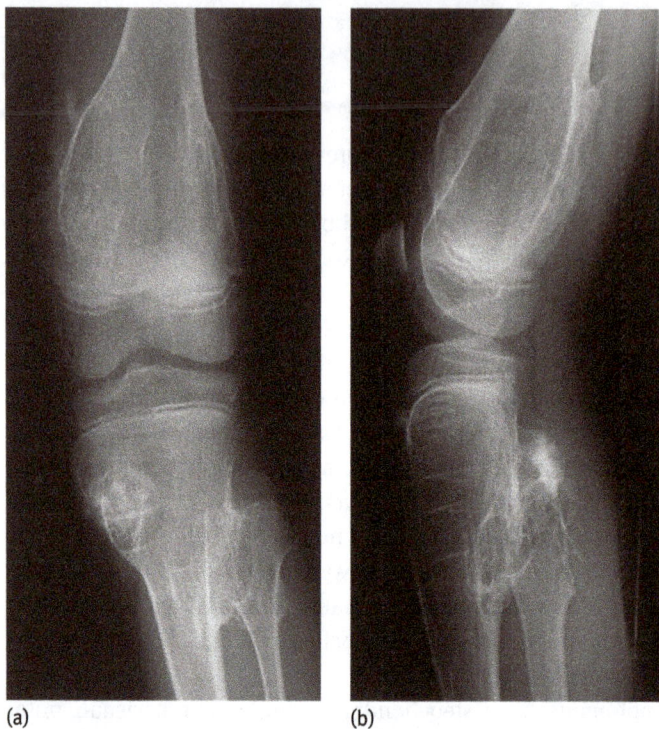

(a) (b)

Abb. 7.1: A.p. und seitliche Röntgenbilder des Kniegelenkes eines 12-jährigen Patienten mit multiplen kartilaginären Exostosen.

Daher ist bei Auffälligkeiten eine Schnittbilddiagnostik und ggf. eine Probebiopsie durchzuführen.

7.5.3 Chondroblastom

Chondroblastome betreffen in etwa 72% der Fälle männliche Patienten. Über 70% der Betroffenen sind unter 20 Jahre alt. Mittlere bis starke Schmerzen sind typisch, in etwa 40% liegt der Tumor knienah und tritt in gut einem Prozent der Fälle auch an der Kniescheibe auf (Abb. 7.2). Grundsätzlich empfohlen wird eine Currettage unter Vermeidung einer Gelenkkontamination, bei sehr aggressiven Formen oder Rezidiven (ca. 10%) eine en-bloc-Resektion. Die Arbeitsgruppe aus Bologna beschreibt in etwa 35% der pathohistologisch untersuchten Präparate eine sekundäre aneurysmatische Knochenzyste [3].

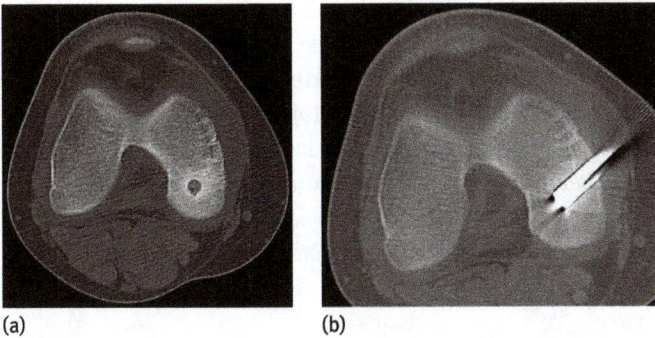

(a)   (b)

Abb. 7.2: (a) CT-Schicht mit leicht randsklerosierter, kreisrunder Läsion im medialen femoralen Epiphysenanteil des rechten Kniegelenkes eines 12-jährigen Jungen. (b) CT-gesteuerte Überbohrung des Befundes (Chondroblastom) mit einem K-Draht geführten Hohlbohrer.

7.5.4 Knöcherner Riesenzelltumor

Nach Picci et al. [3] in weniger als 0,5 % der Fälle multizentrisch, tritt der Riesenzelltumor in über 50 % knienah epimetaphysär auf. Im unteren einstelligen Prozentbereich treten pulmonale Filiae bzw. lokale maligne Entartungen auf.

Bei massiver Knochendestruktion bzw. dislozierten pathologischen Frakturen sollte eine en-bloc-Resektion ggf. mit Implantation einer Tumorendoprothese erfolgen, ansonsten stellt die Currettage, z. B. in Verbindung mit einer Palacosplombage, das Standardvorgehen dar. Vorteile der Palacosplombage bestehen in der lokalen Hitzeentwicklung in der Aushärtungsphase, der mechanischen Stabilität und der guten Abgrenzbarkeit eines Lokalrezidivs in der Bildgebung. Nach etwa 2 Jahren kann dann bei Rezidivfreiheit eine Entfernung des Palacos mit knöcherner Auffüllung des Defektes angestrebt werden.

7.5.5 Osteoblastom

Osteoidosteom und Osteoblastom ähneln sich, unterscheiden sich aber klassischerweise durch ihre Größe. Während das Osteoidosteom bis zu 2 cm groß ist, haben Osteoblastome eine Größe zwischen 2 und 10 cm, überwiegend von 3 bis 5 cm [3, 15].

Das Geschlechterverhältnis der Betroffenen liegt für beide Entitäten bei etwa 7:3 zugunsten des männlichen Geschlechts, und das Osteoidosteom ist in über 22 % der Fälle knienah lokalisiert, das Osteoblastom hingegen in nur gut 11 % [3].

Grundlagenwissenschaftliche Studien demonstrierten neben Cyclooxygenase-2 und erhöhten Prostaglandinspiegeln auch eine erhöhte Konzentration von S-100 und Neurofilament im Osteoidosteom [16–18]. So kann das gute Ansprechen des typischerweise nachts betonten, heftigen Schmerzes auf Acetylsalicylsäure erklärt werden.

Die klassische offene Resektion des kompletten Osteoidosteoms wurde in den letzten Jahren durch minimalinvasive Verfahren abgelöst, die eine mechanische und/ oder thermische Destruktion des zentralen und charakteristischen Nidus anstreben. Das Risiko eines lokalen Rezidivs liegt bei etwa 10 % [19].

Beim Osteoblastom steht bei geringer Aggressivität des Tumors eine intraläsionale Currettage im Vordergrund, bei aggressiven Verlaufsformen eine randständige oder weite Resektion. Bei einer Lokalisation an der Wirbelsäule kann eine aggressive Currettage durch eine Embolisation vorbereitet und postoperativ durch eine Radiatio ergänzt werden [3].

7.5.6 Fibröser Korticalisdefekt

Die Läsion, auch nichtossifizierendes Fibrom genannt, ist in der Regel asymptomatisch und tritt sehr häufig auf. Sie zählt zu den klassischen Vertretern der Gruppe der in aller Regel nicht zu behandelnden gutartigen Knochenläsionen und zeigt sich meistens im Metaphysenbereich langer Röhrenknochen. In 90 % der Fälle wird die Diagnose bei Kindern und Jugendlichen gestellt, etwa 2/3 sind knienah lokalisiert. Der radiologische Befund ist in der Regel eindeutig mit blasigem Aspekt und leicht sklerotischem Rand. Regelmäßig kommt es zu einer Ausheilung durch langsame Ossifikation.

Pathologische Frakturen können in sehr seltenen Fällen bevorzugt im distalen Unterschenkelbereich auftreten und können ggf. auch konservativ behandelt werden. Bei sehr großen Läsionen kann eine operative Therapie mit Currettage und Knochenauffüllung und ggf. auch Osteosynthese indiziert sein [3].

7.5.7 Aneurysmatische Knochenzyste

Aufgrund eines 70 %-igen Nachweises einer Gentranslokation, die verantwortlich ist für die Synthese der Proteine CDH11-USP6 und COL1 A1-USP6, wird die aneurysmatische Knochenzyste (AKZ) inzwischen nicht mehr als tumorähnliche Läsion, sondern als Tumor kategorisiert.

Typisch sind in der Kernspintomograpie gut erkennbare Flüssigkeitsspiegel im Bereich der Zyste, die besonders gut zur Darstellung kommen, wenn die Patienten vor der Durchführung der entsprechenden Squenzen möglichst einige Minuten gelegen haben (Reihenfolge der Sequenzen kann entsprechend festgelegt werden). Neben der primären AKZ kann eine sekundäre Form beobachtet werden, die als reaktive Veränderung (ohne genetische Basis) z. B. neben Riesenzelltumoren, Chondroblastomen oder fibröser Dysplasie auftreten kann. Die AKZ kann so aggressiv und destruktiv wachsen, dass sie sowohl in der Bildgebung als auch im pathologischen Präparat mit einem Malignom verwechselt werden kann [3].

In der Regel erfolgt eine Currettage der Läsion mit (temporärer) Implantation einer Palacosplombage (oder primärer biologischer Knochenrekonstruktion). Aufgrund eines 20%-igen Lokalrezidivrisikos nach intraläsionaler Resektion kommt eine adjuvante Radiatio in Betracht, die jedoch die Gefahr einer Sarkominduktion birgt. In „komplexen" Regionen (Wirbelsäule, Becken) stellt eine arterielle Embolisation (ggf. auch wiederholt) eine Behandlungsalternative dar.

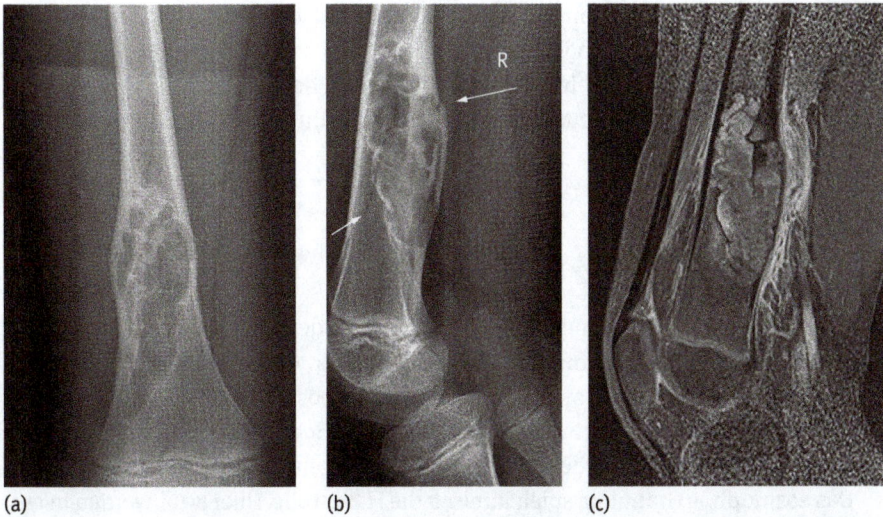

(a) (b) (c)

Abb. 7.3: Nativ radiologische (a, b) und sagittale MRT-Darstellung (c) einer großen aneurysmatischen Knochenzyste mit nicht dislozierter pathologischer Femurfraktur (s. Pfeile in b) bei einem 10-jährigen Mädchen (in a) und b) mit abgebildet: Oberschenkelliegegipsschiene).

7.6 Tumorähnliche Knochenläsionen

Diese Knochenveränderungen zeichnen sich dadurch aus, dass sie nicht infiltrativ oder destruktiv wachsen und nicht metastasieren. Die Zuordnung verschiedener Entitäten zu dieser Gruppe erfolgt in der Fachliteratur nicht einheitlich [15].

P. Picci et al. [3] zählen insbesondere die juvenile Knochenzyste inkl. Calcaneuszyste und die Langerhans' Zellhistiozytose dazu, die über 50% der Kategorie bilden. Diese zeigt ein Verhältnis männlich:weiblich von etwa 2:1, über 70% der Betroffenen sind 0–20 Jahre alt. Weitere Vertreter dieser Gruppe sind der M. Paget, die Nora-Läsion, der braune Tumor u. a..

Die Nora-Läsion repräsentiert eine scharf begrenzte und rundliche Knochenneubildung im Bereich der Metaphysen der kleinen Röhrenknochen an Hand oder Fuß, die meistens zwischen dem 20. und 40. Lebensjahr diagnostiziert wird. Therapie der Wahl ist eine chirurgische Abtragung, es besteht allerdings ein relativ großes Rezidivrisiko [20].

7.7 Juvenile Knochenzyste

Sie ist klassischerweise mit klarer Flüssigkeit gefüllt (Ausnahme: pathologische Fraktur). Das Verhältnis männlich:weiblich liegt bei 7:3, fast 90 % der Diagnosen werden in den ersten beiden Lebensdekaden gestellt. In nur etwa 5 % der Fälle findet sich der Befall in der Nähe des Kniegelenkes. Symptomatisch wird die Zyste in der Regel bei pathologischen Frakturen, ansonsten stellt sie gelegentlich einen Zufallsbefund dar [3]. Pathognomonisch ist im Röntgenbild das sog. „fallen fragment", welches häufig bei einer pathologischen Fraktur beobachtet werden kann. Bei fehlender Frakturgefahr kommt eine minimalinvasive Corticoidinstillation in Frage, bei (drohender) Fraktur eine Currettage und Knochenauffüllung (ggf. kombiniert mit einer Osteosynthese).

7.7.1 Langerhans Zellhistiozytose

Es handelt sich um eine granulomatöse Wucherung des Retikulumzellsystems unbekannter Ursache, die das Knochenmark, die inneren Organe und die Haut sowie Schleimhäute befallen kann. Man unterscheidet das eosinophile Granulom (skelettaler Befall solitär:multiple etwa 9:1) von der Hand-Schüller-Christian Erkrankung (chronisch disseminiert) und der Letterer-Siwe-Krankheit (akut-subakut) [15].

Das eosinophile Granulom spielt klinisch die Hauptrolle. Über 80 % werden in den ersten beiden Lebensdekaden diagnostiziert. In nur etwa 5 % der Fälle liegt ein knienaher Befund vor. Radiologisch zeigt sich eine osteolytisch anmutende Veränderung mit variabler Erscheinung. Im Bereich der Wirbelsäule findet sich in typischer Weise eine „Vertebra plana" (ggf. auch multi-etager).

Bei solitärem Befall ist eine Corticoidinstillation-Therapie der Wahl, bei multiplem Befall eine systemische Corticoidgabe in Kombination mit einer Chemotherapie (ggf. auch Radiatio) [3].

7.8 Maligne primäre Knochentumoren

Diese Tumorgruppe ist mit einer Inzidenz von etwa 0,8 – 1/100.000/a sehr selten. Durch die in den 1970-iger Jahren etablierte Chemotherapie konnte das 10-Jahres-Überleben der ossär auftretenden Sarkome wesentlich gebessert werden (von 10 – 15 % auf etwa 70 %) [3]. Internationale Studien (z. B. COSS-Protokoll) unterstützen einerseits eine standardisierte Anwendung der Chemotherapie und gewährleisten andererseits eine gute Dokumentation von Erkrankung, Therapie und Verlauf, so dass trotz der Seltenheit der Erkrankung valide Daten tausender Patienten vorliegen, die helfen, das Therapieregime auch zukünftig zu verbessern.

Die Erfolge der Chemotherapie waren eng verknüpft mit der wesentlich verbesserten (3-dimensionalen) Bildgebung (CT, MRT, PET-CT) und der zunehmenden Entstehung hochspezialisierter Tumorzentren mit enger interdisziplinärer Zusammenarbeit. Im Bereich der Pathologie haben sich zudem sog. Referenzzentren ausgebildet, die eine ganz besondere Expertise für eine spezielle Tumorentität aufweisen.

All dies hat in Kombination mit einer ebenfalls ständig verbesserten Tumorendoprothetik zu einer wesentlichen relativen Steigerung der Extremitäten-erhaltenden Operationen geführt.

7.8.1 Osteosarkom

Klassische Osteosarkome treten zu 80 – 90 % in den langen Röhrenknochen auf (männlich/weiblich = 1,5/1). Über 60 % werden knienah beobachtet, und fast 70 % treten in den ersten beiden Lebensdekaden auf.

Selten kann eine Ursache für ein Osteosarkom gefunden werden, gelegentlich handelt es sich allerdings um sekundäre Osteosarkome bei vorausgegangenen Knochenaffektionen wie einem M. Paget, einer chronischen Osteomyelitis, einer strahlenbedingten Knochenläsion oder primären Knochentumoren wie einem Riesenzelltumor.

Verschiedene Subtypen des Osteosarkoms können unterschieden werden: z. B. zentral, intracortical, juxtacortical, multizentrisch.

Anläßlich der Diagnosestellung werden im Rahmen des Stagings bereits bei 15 – 20 % Metastasen (v. a. in der Lunge) nachgewiesen. Zu achten ist insbesondere auch auf sog. Skip-Läsionen, d. h. zusätzliche Absiedelungen des Sarkoms am betroffenen Knochen an anderer Stelle. Wahrscheinlich liegen bei der überwiegenden Zahl der Osteosarkom-Patienten zur Zeit der Diagnosestellung bereits Mikrometastasen vor. Dies würde auch den guten Erfolg der Chemotherapie-Protokolle in den vergangenen Jahrzehnten mit erklären [3].

7.8.2 Ewing-Sarkom

Während das Becken die häufigste Lokalisation darstellt, sind etwa 16 % nahe des Kniegelenkes lokalisiert. Etwa 2/3 der Betroffenen sind unter 21 Jahre alt [3]. Schon bei der Erstdiagnose können in 20 – 25 % der Patienten Fernmetastasen nachgewiesen werden.

Das Ewing-Sarkom ist neben dem malignen peripheren neuroektodermalen Tumor (MPNT oder PNET) Teil der Familie der klein-rundzelligen Ewing-Tumoren. Diese sind durch spezifische Translokationen [21] charakterisiert und zeigen in 80 % der Fälle eine Veränderung am Chromosom 22.

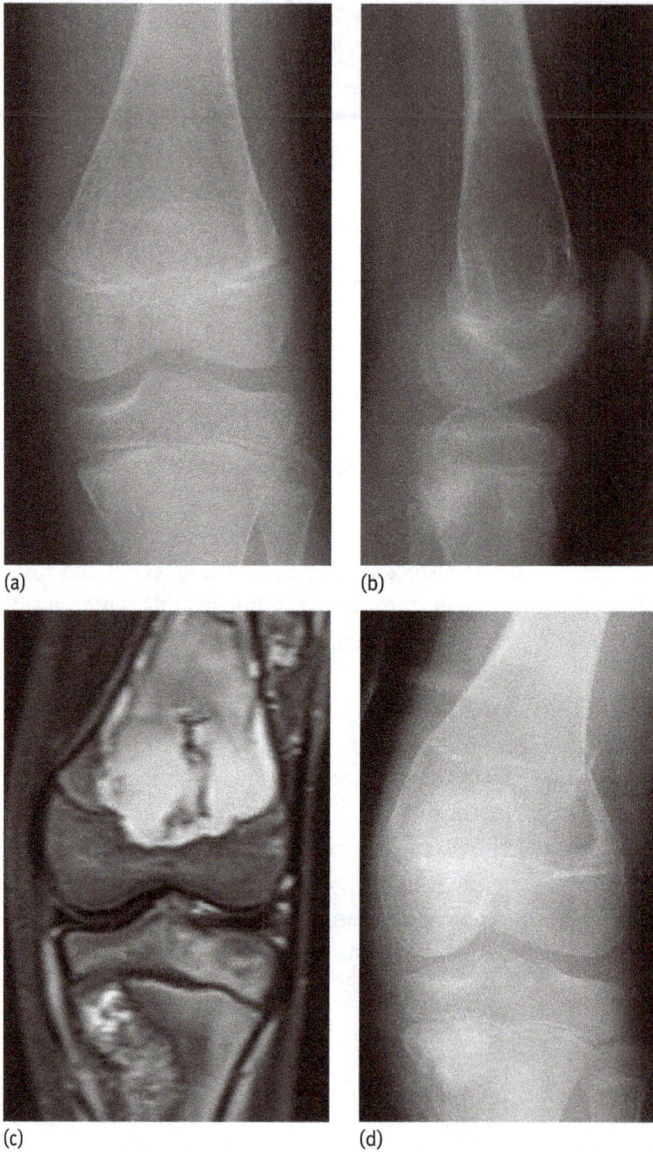

Abb. 7.4: Röntgenbilder (a, b) und MRT-Bild (c, frontal, TIRM) des Kniegelenkes eines 13-jährigen Jungen mit teleangiektatischem Osteosarkom an der proximalen medialen Tibia und aneurysmatscher Knochenzyste am distalen Femur. (d) zeigt radiologisch eine pathologische distale Femurfraktur, die während der präoperativen Chemotherapie auftrat.

Die Therapie dieser systemischen Erkrankung erfolgt multimodal unter Kombination einer Chemotherapie, einer weiten Resektion und einer Radiatio. Zur Randomisierung in Bezug auf die postoperative Chemotherapie werden drei Gruppen gebildet:

I) Tumorvolumen weniger als 200 ml und guter Erfolg der Chemotherapie,
II) Tumorvolumen mindestens 200 ml und schlechte Wirkung der Chemotherapie bzw. pulmonale Filialisierung,
III) Metastasen außerhalb der Lunge.

7.8.3 Chondrosarkom

In über 18 % der Fälle kann ein (zentrales) Chondrosarkom zwar knienah beobachtet werden, doch tritt dieses Malignom nur relativ selten in den ersten zwei Lebensjahrzehnten auf. Die Diagnose wird vielmehr überwiegend zwischen dem 40. und 70. Lebensjahr gestellt. Die häufigste Subform stellt das zentrale Chondrosarkom (57 % der Fälle), gefolgt vom peripheren (19 %) und dezentralisierten Typ (16 %). Weitere (seltenere) Typen umfassen das Klarzellchondrosarkom, periostal, mesenchymal und dedifferenziert zentral. Neben der primären Form werden auch sekundäre Varianten beobachtet (auf Basis eines Enchondroms oder Osteochondroms) [3].

Die exakte Graduierung eines Knorpeltumors gelingt nicht selten erst am Gesamtpräparat, da verschiedene Anteile des Tumors einen unterschiedlichen Grad aufweisen können. Histologisch können sich benigne Knorpeltumoren (z.B. multiple Enchodrome und synoviale Chondromatosen) relativ „aktiv" präsentieren, ohne dass eine maligne Entartung vorliegt (X3X). Überwiegend (in etwa 90 %) werden G1 und G2 Tumoren klassifiziert. Prinzipiell ist die Prognose der knienahen Chondrosarkome besser als die der stammnah (Becken) lokalisierten.

Die Strahlen- und Chemotherapiesensibilität ist bei Chondrosarkomen vergleichsweise gering.

7.8.4 Multiples Myelom (Plasmocytom)

Das multiple Myelom, eine maligne tumoröse Proliferation von Plasmazellen, die monoklonale Antikörper oder Leichtketten bilden, spielt in den ersten 2 Lebensjahrzehnten keine Rolle [3].

Skelettmetastasen

Skelettmetastasen stellen in den ersten zwei Lebensdekaden eine Rarität dar. Insgesamt ist die Knieregion auch relativ selten betroffen (5 %) [3].

Differentialdiagnosen

Exemplarisch seien die drei folgenden Entitäten genannt: Osteomyelitis (Abb. 7.5a-d), Osteonekrose (Abb. 7.5e;) und epiphysäre Dysplasie (Abb. 7.5f-g).

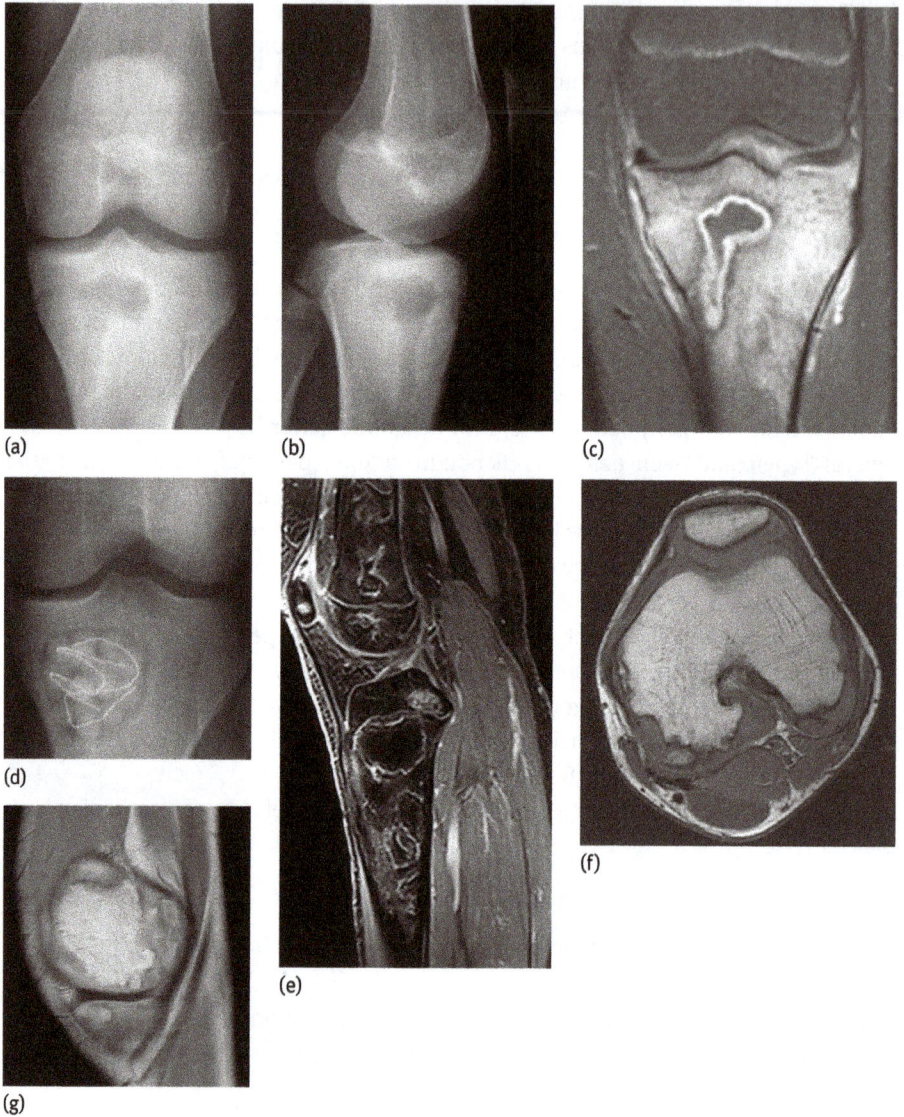

Abb. 7.5: Osteomyelitis bei einer 15-jährigen Patientin im Röntgen (a, b) und in der MRT (c) sowie postoperativ nach Currettage und Einlage einer Antibiotikakette (d). (e): Massive Osteonekrosen im Bereich des Femur, der Tibia, aber auch der Patella bei einer ebenfalls 15-jährigen Patientin nach Chemotherapie bei Akuter Lymphatischer Leukämie (ALL) in der MRT (s. a. 22). f–g: Hemimelische (medial führende) epiphysäre Dysplasie bei einem 13-jährigen Jungen mit linksseitigem Beschwerdebild am Knie und am oberen Sprunggelenk, eine sehr seltene Erkrankung (Inzidenz ca. 1:1.000.000), die in der Regel zur frühzeitigen Arthrose führt und in einer lokalisierten, einer klassischen und einer generalisierten Form auftreten werden kann [23].

7.9 Benigne Weichteiltumoren

7–10 % aller Tumoren der Kinder und Jugendlichen sind Weichteiltumoren (im Erwachsenenalter 4 %). Etwa 19 % der gutartigen Weichgewebstumoren treten bei Kindern und Jugendlichen auf. Ebenfalls etwa 19 % treten im Bereich der Kniegelenke auf [3].

7.9.1 Hämangiom

Etwa 43 % der Hämangion-Patienten befinden sich im ersten oder zweiten Lebensjahrzehnt. Über 23 % der Veränderungen werden knienah (v. a. intramuskulär) beobachtet. Typisch ist ein scharfer Schmerz, der sich bei Anspannung des Muskels verstärkt [3]. Somit handelt es sich um einen Weichgewebstumor, der überduchschnittlich häufig im Bereich der Kniegelenke junger Menschen auftritt.

Neben der kompletten Exzision des Hämangioms wurde in den letzten Jahren zunehmend eine (minimalinvasive) Embolisation des Tumors (ggf. mehrfach) etabliert [24, 25], um die zuführenden Gefäße zu veröden und das Hämangiom so zur Ausheilung zu bringen. Zur Indikationsstellung für eine Embolisation ist eine Bildgebung der lokalen Gefäßsituation erforderlich.

7.9.2 Fibromatose

Eine Fibromatose tritt in etwa 10 % der Fälle knienah auf. In etwa 20 % befinden sich die Betroffenen in den ersten zwei Lebensdekaden.

Der Tumor ist zwar gutartig, wächst aber lokal häufig aggressiv (intensive und diffuse Kontrastmittelaufnahme in CT oder MRT), so dass eine weite oder besser radikale Resektion angestrebt werden sollte. Wenn letztere nicht möglich ist, kann adjuvant einerseits eine Radiatio, andererseits eine niedrigdosierte Methotrexat-Therapie durchgeführt werden. Bei tumorbedingter Gefäßkomplikation oder Rezidiven kann eine Amputation erforderlich werden. In etwa 2 % der Fälle kann die Fibromatose durch direkte oder gefäßbedingte Affektion vital wichtiger Strukturen letal sein [3].

7.9.3 Lipom

Lipome treten in gut 8 % der Fälle im Bereich des Kniegelenkes auf, nur 8 % der Betroffenen sind unter 21 Jahre alt [3].

In der Regel zeigen subcutane Lipome einen typischen klinischen Tastbefund (glatt begrenzt und verschieblich), eine weiterführende Diagnostik kann durch Sonographie und MRT erfolgen.

Bei unklarer Dignität bzw. bei großen Tumoren ist eine Probebiopsie vorzuschalten, ansonsten besteht die Therapie in einer marginalen kompletten Resektion des Lipoms bei nur geringer Rezidivrate.

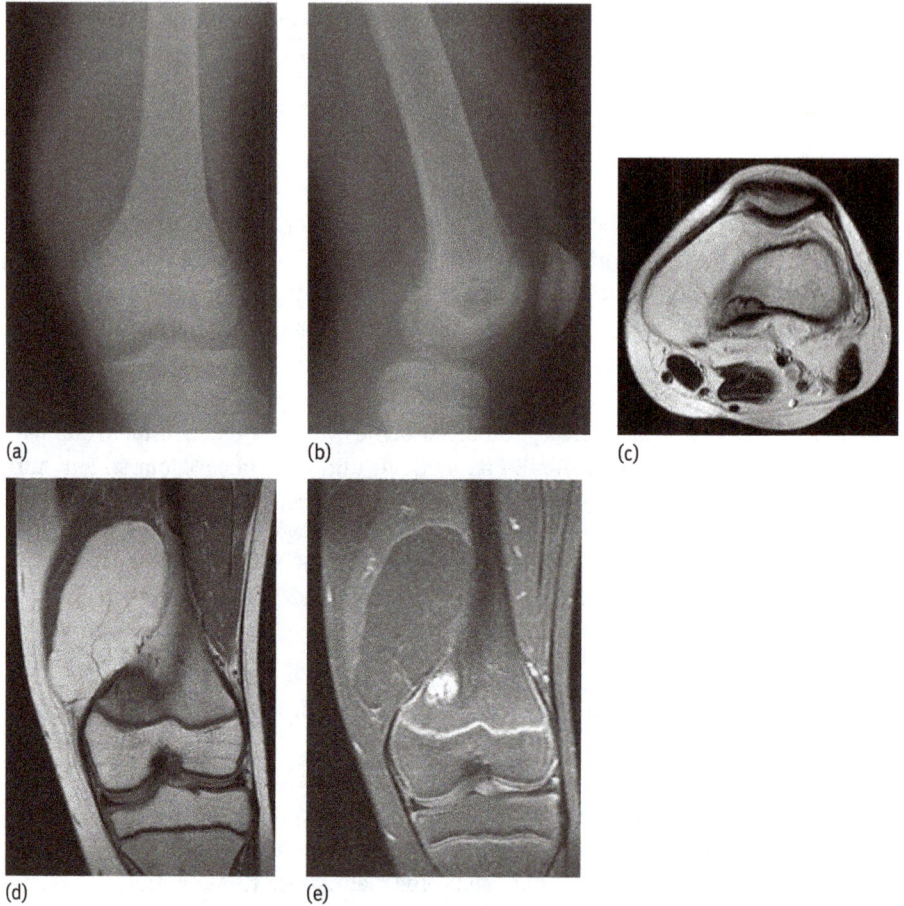

(a) (b) (c)

(d) (e)

Abb. 7.6: Großes Lipom im Bereich des distalen linken Oberschenkels mit Periostkontakt bei einem 10-jährigen Jungen. Die Röntgenbilder lassen in beiden Ebenen (a–b) einen großen Weichteilschatten erkennen und auf den Originalbildern einen fibrösen Corticalisdefekt vermuten, beides stellt sich in der MRT (c–e) deutlich besser dar.

7.9.4 Synoviale Chondromatose

Knapp 40 % der synovialen Chondromatosen werden in der Synovialis des Kniegelenkes beobachtet, allerdings sind nur etwa 7 % der Betroffenen im Kindes- oder Jugendalter.

Radiologisch sind häufig reiskornartige Verkalkungen, häufig mit einer Extension der Gelenkhöhle, zu erkennen, ansonsten führt eine MRT zur Diagnose. Sekundäre Arthrosen bzw. Knochenarrosionen sind möglich.

Therapie der Wahl ist eine weite Synovektomie, sehr selten kann es zur malignen Entartung in Form eines Chondrosarkoms kommen [3].

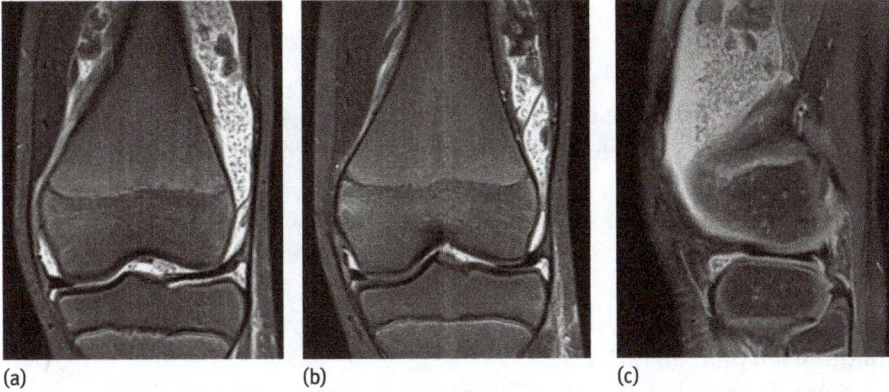

(a)   (b)   (c)

Abb. 7.7: Synoviale Chondromatose des linken Kniegelenkes mit ausgeprägter Ergussbildung bei einem 12-jährigen Mädchen (MRT: a–b) coronar, (c) sagittal).

7.9.5 Tenosynovialer Riesenzelltumor

Der tenosynoviale Riesenzelltumor, auch pigmentierte villonoduläre Synovialitis (PVNS) genannt, tritt in knapp 11 % der Fälle knienah auf, nur in 8,5 % der Fälle befinden sich die Patienten in den ersten zwei Lebensdekaden [3]. Lokalisationen stellen die Gelenke, Bursen und Sehnenscheiden dar.

Der Tumor wird insbesondere durch eine MRT diagnostiziert, charakteristisch sind Hämosiderin-bedingte Artefakte im Tumorgewebe. Ein solitärer Tumor kann von einer diffusen Form unterschieden werden.

Während die solitäre Form in der Regel komplett durch eine weite (lokale) Synovektomie bei geringem Lokalrezidivrisiko entfernt werden kann, ist die diffuse Form durch eine relativ hohe Rezidivrate gekennzeichnet. Daher kommen adjuvante Maßnahmen in Form einer Radiosynoviorthese (nach Bildung einer Ersatzsynovialis) oder einer postoperativen Radiatio in Betracht.

Bei sekundärer Arthrose durch tumorbedingte Knorpelarrosion und -destruktion kommt ein endoprothetischer Ersatz des betroffenen Gelenkes, ausnahmsweise auch eine Arthrodese, in Betracht [3].

7.10 Maligne Weichteiltumoren

Maligne Weichgewebstumoren treten etwa 4–5 mal häufiger als maligne Knochentumoren auf. Etwa 13 % werden knienah diagnostiziert, und etwa 9 % der Betroffenen sind unter 21 Jahre alt [3].

7.10.1 Synoviales Sarkom

Das synoviale Sarkom zählt insgesamt zu den drei häufigsten Weichgewebstumoren, zeigt sich bei knapp 23 % der Betroffenen knienah und tritt zu 15,5 % bei Kindern und Jugendlichen auf.

Es wächst in der Regel in Gelenknähe (direkter Gelenkbefall in nur 10 % der Fälle!), Verkalkungen oder Periostreaktionen können auftreten und radiologisch diagnostiziert werden. Ergänzend kommen CT und MRT mit Kontrastmittel zum Einsatz.

Im Rahmen der pathohistologischen Analyse zeigt sich in 95 % eine nachweisbare Translokation (t (X; 18) (p11; q11)).

Neben einer weiten Resektion, die nicht selten nur durch eine Amputation zu erreichen ist, kommen regelmäßig eine adjuvante Chemotherapie und Radiatio zum Einsatz. In etwa 50 % der Fälle treten Metastasen auf, abhängig von verschiedenen Faktoren (Tumorgröße, Alter, Geschlecht, Lokalisation) beträgt das 10-Jahres-Überleben 15–35 %. Folgende Konstellation hat sich als prognostisch günstig erwiesen: kleiner Tumor mit Verkalkungen an distaler Extremität bei junger Patientin [3].

7.10.2 Fibrosarkom

In 14 % der Fälle wird das Fibrosarkom knienah beobachtet, 17,5 % der Betroffenen sind jünger als 21 Jahre. Bei Kindern sind Hände und Füße bevorzugt betroffen. Charakteristisch ist eine kaum vorhandene oder diskrete Schmerzsymptomatik. Die MRT eignet sich gut zur Bildgebung der in der Regel gut Kontrastmittel-aufnehmenden Läsion.

Eine weite Resektion erfolgt insbesondere bei Kindern bzw. low-grade Tumoren, während bei Erwachsenen und high-grade Tumoren eine radikale Resektion indiziert sein kann. 60 % der Betroffenen zeigen Lungenmetastasen. Eine adjuvante Chemotherapie ergab in neueren Studien bessere Ergebnisse. Die 10-Jahres-Überlebensrate beträgt 60 % für low- und 30 % für high-grade Fibrosarkome [3].

7.10.3 Rhabdomyosarkom

Mit 44 % Betroffenen im Kinder- und Jugendalter gehört das Rhabdomyosarkom zu den „klassischen" Weichgewebstumoren dieses Alters. In knapp 11 % tritt es knienah auf.

Unterteilt werden embryonale, alveoläre und pleomorphe Subtypen. Die MRT eignet sich besonders zur Bildgebung des Rhabdomyosarkoms.

Die Therapie besteht in einer prä- und postoperativen Chemotherapie, einer weiten Tumorresektion inklusive Lymphknotendissektion und einer Radiatio bei nicht ausreichender Resektion. Je nach Tumorstadium (I-IV) beträgt die 5-Jahres-Überlebensrate zwischen 20 und 83 % [3]

7.10.4 Liposarkom

Das Liposarkom ist im Kindes- und Jugendalter sehr selten (2%), stellt aber über alle Altersgruppen gesehen den häufigsten Weichgewebstumor dar. In knapp 13 % findet sich das Liposarkom knienah.

Diagnostisch ist die MRT wegweisend. Immunhistochemie bzw. verschiedene molekulargenetische Analysen unterstützen die histopathologische Differenzierung der verschiedenen Unterformen des Liposarkoms (gut bzw. gering differenziert, rundzellig, myxoid).

Die Behandlung besteht in einer weiten, bei high grade Formen auch in einer radikalen Exzision ggf. in Kombination mit einer Radiatio oder Chemotherapie [3].

7.10.5 Malignes fibröses Histiocytom

Das maligne fibröse Histiocytom gehört zu den häufigsten Weichgewebstumoren, tritt allerdings im Kindes- und Jugendalter sehr selten auf (1%). Insgesamt manifestiert es sich in gut 12% knienah.

Nach einer präoperativen Radiatio erfolgt eine weite bis radikale Resektion. Eine adjuvante Chemotherapie verbessert die Überlebenszeit [3].

7.10.6 Extraskelettales Ewing-Sarkom

Dieser Tumor gehört zwar nicht zu den absolut häufigsten Weichgewebstumoren, doch tritt er mit 30% sehr häufig in den ersten zwei Lebensjahrzehnten auf. Allerdings ist der knienahe Bereich nur in etwa 10% der Erkrankten betroffen. Besonders häufig ist es paravertebral, retroperitoneal oder im Thoraxbereich anzutreffen.

Eine adäquate multimodale Therapie (Chirurgie, Chemotherapie, Radiatio) führt zu einem 10-Jahresüberleben von etwa 60% [3].

7.11 Zusammenfassung

Insbesondere bei den knöchernen tumorähnlichen Läsionen, den benignen und malignen Knochentumoren sind gute Kenntnisse zu deren typischer Lokalisation (s. a. Abb. 7.8) sowie dem charakteristischen Alterspektrum bei der diagnostischen Einordnung oft sehr hilfreich und können bei insgesamt klarer Gesamtsituation helfen, eine bioptische Sicherung zu vermeiden. Allerdings ist die Biopsie bei dem Verdacht auf eine maligne Tumorerkrankung unerläßlich. Dies gilt auch für die Weichteiltumoren.

Sekundäre Achsfehlstellungen und Beinlängendifferenzen sind bei höherem Grad zu korrigieren.

Bei knöchernen und weichteiligen Malignomen ist eine leitliniengerechte (häufig multimodale) Therapie nach entsprechender Diskussion im spezialisierten Tumorboard indiziert. Operativ ist in der Regel eine weite oder Kompartmentresektion anzustreben.

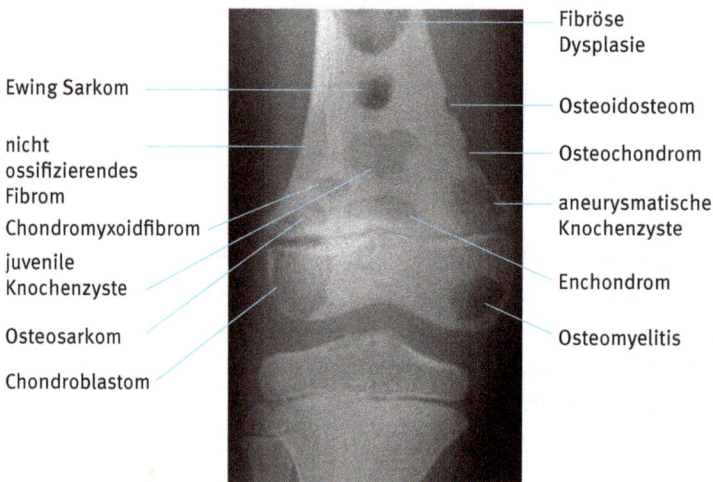

Abb. 7.8: Die Schemazeichnung zeigt typische Lokalisationen verschiedener knöcherner Entitäten im Bereich des distalen Femur (modifiziert nach: [26]).

7.12 Literatur

1. Statistisches Bundesamt (Todesursachen im Kindesalter 2014). https://www.destatis.de/DE/ ZahlenFakten/GesellschaftStaat/Gesundheit/Todesursachen/Tabellen/SterbefaelleKindern. html; aufgerufen am 19.01.2016.
2. Gebhardt MC, Ready JE, Mankin HJ. Tumors about the knee in children. Clin Orthop Relat Res 1990; 255:86–110.
3. Picci P, Manfrini M, Fabbri N, Gambarotti M, Vanel D (Hrg.). Atlas of muskuloskeletal tumors and tumorlike lesions. Springer Cham 2014.
4. Hefti F, Jundt G. Kapitel 13 – Tumoren. In Hefti F (Hrg.). Kinderorthopädie in der Praxis. Springer, Berlin, Heidelberg 2015 (3. Auflage), 681–759.
5. Hefti F. Kapitel 3 – Entwicklung des Bewegungsapparates. In Hefti F (Hrg.). Kinderorthopädie in der Praxis. Springer, Berlin Heidelberg 2015 (3. Auflage), 53–72.
6. Gadner H, Gaedicke G, Niemeyer C, Ritter, J (Hrsg). Pädiatrische Hämatologie und Onkologie. Springer-Verlag 2006.
7. Bleyer A, Viny A, Barr R. Cancer in 15- to 29-year-olds by primary site. Oncologist 2006; 11:590–601.
8. Pan KL, Chan WH, Chia YY. Initial symptoms and delayed diagnosis of osteosarcoma around the knee joint. J Orthop Surg (Hong Kong) 2010; 18:55–57.
9. Rivera-Saldívar G, Torres-González R, Fuentes-Figueroa S, Técualt-Gómez R, Amaya-Zepeda RA, Guevara-López U. Caracterización del dolor de la rodilla con patología oncológica. Cir Cir 2012; 80:536–542.
10. Ferguson PC, Griffin AM, Bell RS. Primary patellar tumors. Clin Orthop Relat Res 1997; 336:199–204.
11. Casadei R, Kreshak J, Rinaldi R, Rimondi E, Bianchi G, Alberghini M, Ruggieri P, Vanel D. Imaging tumors of the patella. Eur J Radiol 2013; 82:2140–2148.
12. Huch K, Reichel H. Primäre Knochentumoren – State of the art. Pharma Fokus Onkologie 2008; 5:2–7.
13. Wilkins RM, Camozzi AB, Gitelis SB. Reconstruction options for pediatric bone tumors about the knee. J Knee Surg 2005; 18:305–309.
14. Huch K, Röderer G, Ulmar B, Reichel H. CT-guided interventions in orthopedics. Arch Orthop Traum Surg 2007; 127:677–683.
15. Niethard FU, Carstens C, Döderlein L, Peschgens T. Kinderorthopädie. Georg Thieme, Stuttgart, New York 1997.
16. Greco F, Tamburrelli F, Ciabattoni G. Prostaglandins in osteoid osteoma. Int Orthop 1991; 15:35–37.
17. Mungo DV, Zhang X, O'Keefe RJ, Rosier RN, Puzas JE, Schwarz EM. COX-1 and COX-2 expression in osteoid osteomas. J Orthop Res 2002; 20:159–162.
18. O'Connell JX, Nanthakumar SS, Nielsen GP, Rosenberg AE. Osteoid osteoma: the uniquely innervated bone tumor. Mod Pathol 1998; 11. 175–180.
19. Röderer G, Nelitz M, Puhl W, Huch K. Minimal-invasive Therapie des Osteoidosteoms. Z Orthop 2004; 142:456–461.
20. Uhl M, Herger GW. Radiologische Diagnostik von Knochentumoren. Thieme, Stuttgart, New York 2008.
21. Delattre O, Zucman J, Melot T, Garau XS, Zucker JM, Lenoir GM, Ambros PF, Sheer D, Turc-Carel C, Triche TJ, Aurias A, Thomas G. The Ewing family of tumors–a subgroup of small-round-cell tumors defined by specific chimeric transcripts. N Engl J Med 1994; 331:294–299.
22. Karimova EJ, Kaste SC. MR imaging of osteonecrosis of the knee in children with acute lymphocytic leukemia. Pediatr Radiol 2007; 37:1140–1146.
23. Perl M, Brenner RE, Lippacher S, Nelitz M. Dysplasia epiphysealis hemimelica: a case report with novel pathophysiologic aspects. Clin Orthop Relat Res 2009; 467:2472–2478.

24. Cahill AM, Nijs EL. Pediatric vascular malformations: pathophysiology, diagnosis, and the role of interventional radiology. Cardiovasc Intervent Radiol 2011; 34:691–704.
25. Fayad LM, Hazirolan T, Bluemke D, Mitchell S. Vascular malformations in the extremities: emphasis on MR imaging features that guide treatment options. Skeletal Radiol 2006; 35:127–137.
26. Radiologia UFSM. http://www.radiologiaufsm.com/?p=915; aufgerufen am 19.01.2016.

Daniel Theisen, Christian Nührenbürger, Romain Seil

8 Sportverletzungen des Kniegelenkes im Kindesalter – Epidemiologie, Risikofaktoren und Prävention

8.1 Einleitung

Die positiven Effekte von regelmäßiger körperlicher Aktivität und Sport auf die Gesundheit sowie die Fitness, Motorik, schulisch-akademischen Leistungen, Sozialverhalten etc. sind allgemein bekannt. Ein aktiver Lebensstil scheint insbesondere auch für Kinder und Jugendliche von großer Bedeutung zu sein, um das Risiko für Übergewicht sowie spätere Stoffwechsel- und Herz-Kreislauferkrankungen zu verringern [1].

Nach der Weltgesundheitsorganisation sollen Kinder und Jugendliche täglich mindestens 60 Minuten Sport treiben. Tatsächlich nehmen in den Industriestaaten aber Inaktivität und Übergewicht unter Kindern und Jugendlichen zu [1]. Aus diesem Grund sollten sportliche Freizeitaktivitäten auf allen Ebenen unterstützt und gefördert werden.

Sport geht aber auch mit einem nicht zu vernachlässigenden Verletzungsrisiko einher und beinhaltet damit einen erheblichen Kostenfaktor für das öffentliche Gesundheitssystem [2]. Analysen von über 100.000 kindlichen Verletzungen zeigten, dass 26 % durch Sport- und Freizeitaktivitäten verursacht wurden und sich die Anzahl der Sportunfälle dabei über einen Zeitraum von 14 Jahren stetig vermehrt hat [3]. Des Weiteren scheinen der Umfang und die Intensität im organisierten Sport zu zunehmen, verbunden mit einer allgemeinen Tendenz zur frühen Spezialisierung und längeren Wettkampfphasen, die ebenso zu einem höheren Verletzungsrisiko führen [4, 5]. Das Kniegelenk ist dabei eine der am häufigsten betroffenen Körperregionen bei Verletzungen des Bewegungsapparates von Patienten im Kindes- und Jugendalter [6] mit teilweise erschreckenden Folgen wie beispielsweise nach der Ruptur des vorderen Kreuzbandes.

Aufgrund dieser Fakten überrascht es nicht, dass die Epidemiologie und Prävention von Sportverletzungen bei Kindern und Jugendlichen über die letzten 15 Jahre zunehmend mehr Aufmerksamkeit in der Medizin und Forschung erhalten haben [7]. In diesem Kapitel werden die verschiedenen epidemiologischen Daten zu typischen Sportverletzungen des Kniegelenkes dieser Altersgruppe sowie deren Risikofaktoren und Empfehlungen zur Verletzungsprävention dargestellt.

8.2 Epidemiologie der Knieverletzungen

Die wissenschaftliche Forschung der Prävention von Sportverletzungen des Kniegelenkes der letzten 15 Jahre umfasste mehrheitlich Studien mit jugendlichen und erwachsenen Athleten. Obwohl deren Ergebnisse nicht eindeutig auf das Kindesalter anzuwenden sind, ermöglicht ein Vergleich der epidemiologischen Daten der Sportverletzungen im Kindes-, Jugend- und Erwachsenenalter die vorsichtige Übertragung der Ursachen in die entsprechenden Altersgruppen. Dabei werden Knieverletzungen in Relation zum allgemeinen Verletzungsrisiko durch sportliche Aktivität gesetzt.

Die Gesamtinzidenz von nicht verkehrsbedingten Knieverletzungen mit Krankenhauskontakt betrug bei 67000 Kindern im Alter von 0 – 14 Jahren basierend auf den Daten von Unfallambulanzen in Griechenland 6,5 Knieverletzungen pro 1000 Kinderjahre [8]. Dabei stieg deren Inzidenz mit dem Lebensalter und war für Jungen höher als für Mädchen (Abb. 8.1). Bei 12 % handelte es sich um schwere Knieverletzungen wie Frakturen, Luxationen und Bandverletzungen, deren Anteil bei Mädchen (14 %) höher war als bei Jungen (12 %). Sportliche Aktivität hatte dabei im Vergleich zu anderen Spiel- und Freizeitbeschäftigungen ein 2-fach höheres Risiko für schwere Knieverletzungen. Diese Studie zeigt das allgemein höhere Risiko für Knieverletzungen bei Jungen, wobei sich dieses im sportartspezifischen Geschlechtsvergleich nicht widerspiegelt.

Eine andere Studie [9] mit über 23000 kindlichen und jugendlichen Patienten (1– 18 Jahre) an einem „Level I" Traumazentrum in Österreich zeigte Sportanlagen als einen der häufigsten Unfallorte, an denen sich ein Drittel aller Knieverletzungen ereignen. Auch in dieser Patientengruppe waren die Jungen häufiger betroffen, und die Schwere der Knieverletzungen nahm mit dem Alter zu.

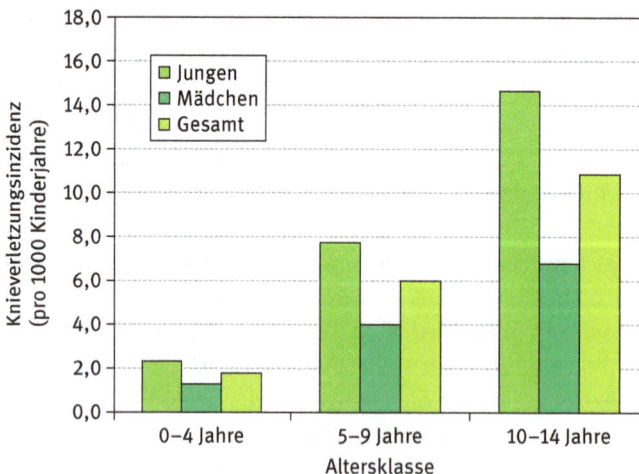

Abb. 8.1: Inzidenz pro 1000 Kinderjahre von nicht verkehrsbedingten Knieunfällen mit Krankenhauskontakt [8].

Eine epidemiologische Untersuchung in amerikanischen Unfallambulanzen von 1,6 Millionen fußballbedingten Verletzungen im Kindesalter zwischen 1990 und 2003 wies als am häufigsten betroffene Körperregion die unteren Extremitäten (77 %) auf, bei denen die Kniegelenke in 11 % der Fälle verletzt waren [10].

In einer Studie mit Jugendlichen in 12 verschiedenen Einzel-, Mannschafts- und Schlägersportarten ergaben sich 17 % Knieverletzungen [11]. Diese kamen unter jugendlichen Hochschulbasketballern als zweithäufigste nach Sprunggelenkverletzungen vor [12], und unter den gesamten Sportverletzungen in den Schulsportarten Basketball, Baseball, American Football, Fußball, Hockey und Volleyball fanden sich 10 – 16 % [13]. Bei Erwachsenen nehmen Knieverletzungen meist einen noch größeren Anteil von 20 % im Basketball [14] und Handball [15] ein.

In speziellen Sportarten wurden noch höhere Prävalenzen beschrieben. Steinberg fand bei 569 verletzten Tänzerinnen im Alter zwischen 8 und 16 Jahren mit 40 % Knieverletzungen den höchsten Anteil [16]. In der Studie von Barber Foss machten Knieverletzungen 74 % aller erlittenen Verletzungen bei 268 jungen Basketball-, Fußball- und Volleyballspielerinnen der Mittelschule aus [6].

Eine Untersuchung aus der Schweiz ergab bei der Auswertung aller Altersgruppen über 10 Jahre beim Fußball (35 %) und Skifahren (26 %) die meisten Knieverletzungen vor Handball (7 %), Tennis (4 %), Radfahren (3 %) und Volleyball (3 %). Zu berücksichtigen sind aber die ungleiche Verteilung der Sportarten und jeweilige Anzahl an Sportler/-innen [17].

Somit kann die Anzahl an Knieverletzungen in Abhängigkeit von bestimmten (Risiko-) Faktoren in den verschiedenen Sportarten sehr variabel sein.

8.3 Typische Verletzungsbilder

Bei den Sportverletzungen des Kniegelenkes im Kindes- und Jugendalter muss zwischen akuten Traumen und Überlastungsschäden, die durch repetitive Mikrotraumen bedingt sind, unterschieden werden [18]. Letztere haben durch die erwähnte Zunahme des Trainingsumfanges und der -intensitäten sowie durch die frühe Spezialisierung auf eine Sportart zugenommen [19]. Als Ursachen werden dabei Trainings- und Technikfehler, Muskeldysbalancen, Achsenfehlstellungen oder die Benutzung von inadäquater Schutzkleidung aufgeführt.

Der Einfluss des Wachstumsprozesses auf die Häufigkeit der Knieverletzungen ist schwer bestimmbar. Einige spezifische Verletzungen treten aber typischerweise im Rahmen der biologischen Reifung des Bewegungsapparates auf.

Je nach Altersstufe finden sich verschiedene Verletzungsbilder des Kniegelenkes. Im Kindesalter kommt es bei Valgus- oder Varusunfällen eher zu Verletzungen der Wachstumszonen als der Kollateralbänder, da die Epiphysenfuge in dieser Altersstufe die vulnerabelste Struktur ist [20]. Aus genau diesem Grund treten im Kindesalter auch eher knöcherne Ausrisse des vorderen Kreuzbandes auf als die rein interligamentären im Jugend- und Erwachsenenalter [21].

Verletzungen des Meniskus kommen bei Kindern relativ selten vor. Hier zeigen sich Beschwerden bei Hypermobilitäten oder Läsionen eines Scheibenmeniskus. Im Jugendalter kann es im Rahmen der erwähnten Verdrehtraumen zu den typischen Meniskusverletzungen mit radiären oder auch Korbhenkelrissen kommen. Diese treten dann auch als Begleitverletzung oder Folge der Kreuzbandrupturen auf (Abb. 8.2) [22].

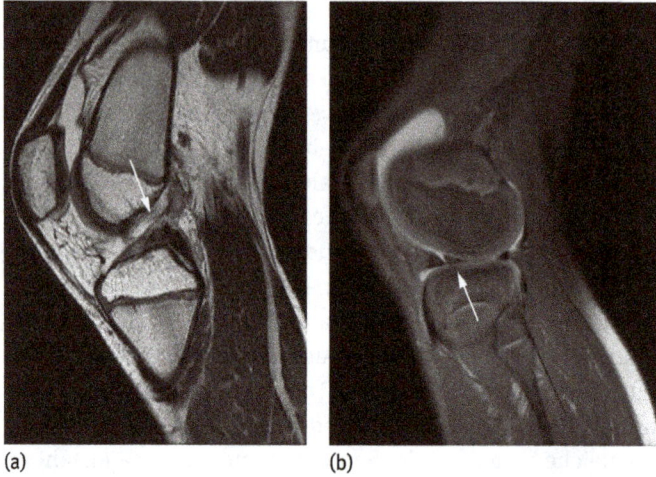

(a)   (b)

Abb. 8.2: VKB- und Außenmeniskusruptur bei 10-jährigem Fußballspieler.

Die bereits aufgeführte Studie von Barber Foss zeigte, dass das Kniegelenk das am meisten betroffene Körperteil (74 % aller Verletzungen) war, mit den höchsten Inzidenzen für die patellofemorale Dysfunktion (31,3 %), den Morbus Osgood Schlatter (10,4 %) und den Morbus Sinding-Larsen-Johansson/Tendinosis patellae (9 %) (Abb. 8.3) [6].

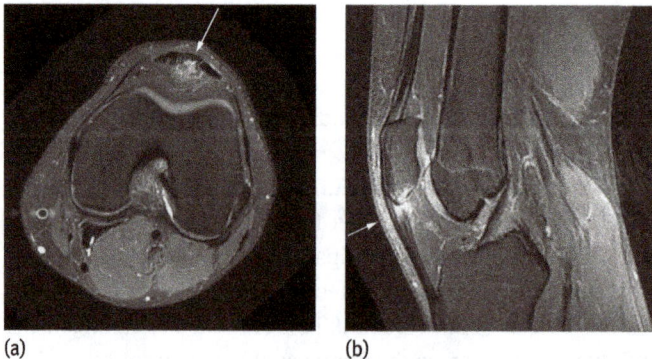

(a)   (b)

Abb. 8.3: Proximale Tendinosis patellae bei 17-jährigem Fußballspieler.

Das patellofemorale Schmerzsyndrom stellt die häufigste Problematik der Kniescheibe im Wachstumsalter insbesondere bei jungen sportlich aktiven Mädchen dar [23]. Bei bestehender patellofemoraler Dysplasie ist die Kniescheibe durch direkte und indirekte Verletzungsmechanismen anfällig für Luxationen mit osteochondralen Läsionen [24].

Die Ansatzapophysitiden, Morbus Osgood Schlatter und Morbus Sinding-Larsen-Johansson (Abb. 8.4 und 8.5) treten vermehrt bei sprungbelastenden Sportarten wie Fußball, Basketball, Volleyball und Turnen auf und kommen typischerweise im Alter des größten Wachstums zwischen 10 und 15 Jahren vor. Selten zeigen sich Avulsionsverletzungen am unteren Patellapol (*Sleeve fracture*) oder an der Tuberositas tibiae (Abb. 8.6) [22].

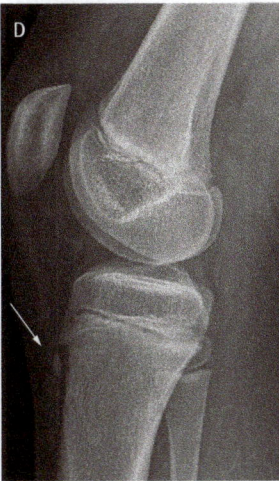

Abb. 8.4: Morbus Osgood Schlatter bei 13-jährigem Volleyballspieler mit erkennbarer Ossifikationsstörung am tibialen Ansatz der Patellasehne.

Eine andere Überlastungsreaktion des wachsenden Skeletts ist die Osteochondrosis dissecans, die meist die femoralen Kondylen betrifft, aber auch durch zu hohe sportliche Belastung an der Gelenkfläche der Patella zu finden ist (Abb. 8.7 und 8.8).

8.4 Risikofaktoren

Nur wenige wissenschaftliche Studien befassen sich mit den Risikofaktoren für Sportverletzungen im Kindesalter. Aus diesem Grund wird überwiegend von den Risikofaktoren im Jugendalter berichtet, die in potentiell beeinflussbare und unbeeinflussbare Faktoren eingeteilt werden [25]. Außerdem wird zwischen intrinsischen und extrinsischen Risikofaktoren unterschieden. Erstere beziehen sich auf körperliche Gegebenheiten, während letztere im sportspezifischen Kontext stehen.

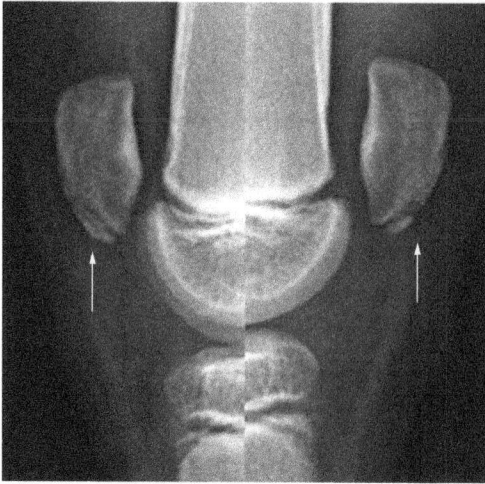

Abb. 8.5: Morbus Sinding-Larsen-Johansson beidseits bei 10-jährigem Fußballspieler.

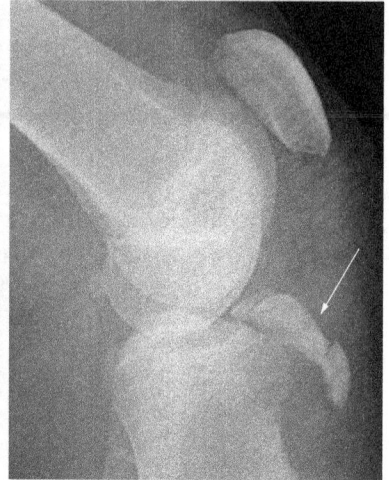

Abb. 8.6: Avulsionsverletzung der Tuberositas tibiae (Watson-Jones Typ III) bei 15-jährigem Handballspieler.

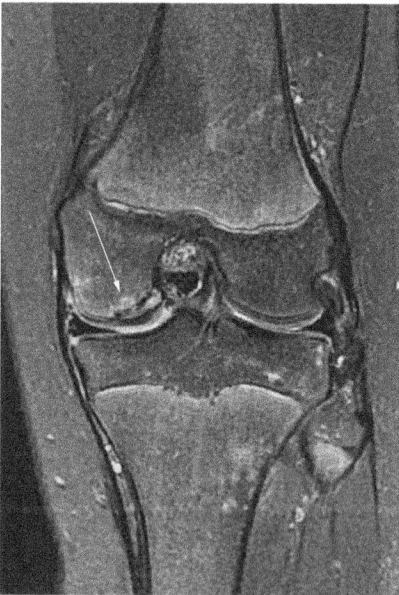

Abb. 8.7: Osteochondrosis dissecans der medialen Femurkondyle bei 12-jährigem Fußballspieler.

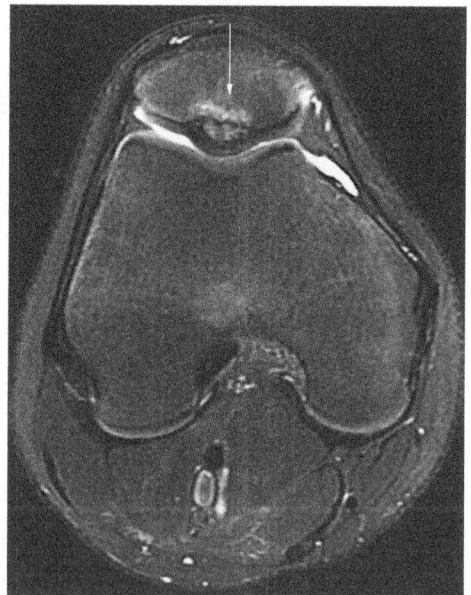

Abb. 8.8: retropatellare Osteochondrosis dissecans bei 14-jährigem Basketballspieler.

In Tabelle 8.1 wird ein Überblick über die am häufigsten genannten allgemeinen Risikofaktoren für Sportverletzungen dargestellt, wobei nicht alle systematisch erforscht und übereinstimmend als relevant eingestuft wurden [18, 25, 26].

Tab. 8.1: Häufigste Risikofaktoren für Sportverletzungen.

Potentielle Risikofaktoren für Sportverletzungen im Jugendalter	Extrinsisch	Intrinsisch
unbeeinflussbar	Sportart Sportkontext Wetterbedingungen Wettkampfniveau Saisonphase Spielposition	Wachstumsfuge Wachstumsschübe Vorverletzung Geschlecht Alter und körperliche Entwicklung Gelenklaxität
beeinflussbar	Trainerausbildung unsachgemäßes Training Druck durch Eltern/ Mannschaft Regelwerk Wettkampfdauer Untergrund Ausrüstung	Trainingszustand Muskuläre Kraft/Gleich- gewicht Flexibilität Neuromuskuläres Gleichgewicht und Kontrolle Psycho-soziale Faktoren

Der Einfluss der verschiedenen Sportarten sowie der höheren Trainingsumfänge auf die mit dem Alter zunehmende Anzahl an Knieverletzungen scheinen ebenso wie das höhere Risiko für schwere Knieverletzungen bei den Sportlerinnen in allen Altersgruppen eine wichtige Rolle zu spielen.

Das Risiko war in einer Untersuchung von Fußballspielern und -spielerinnen im Kindesalter bei den Mädchen um 25 % höher als bei den Jungen [10]. Zu ähnlichen Ergebnissen kam die 5-Jahres-Studie einer Versicherungsgesellschaft für Fußballverletzungen im Kindes- und Jugendalter, in der Knieverletzungen in 30 % bei den Mädchen und in nur 16 % bei den Jungen vorkamen [27]. Gerade vordere Kreuzbandläsionen erleiden die weiblichen Jugendlichen mit 11 % aller Verletzungen häufiger als die Jungen mit nur 4 %.

Vergleichbare Ergebnisse mit 20 % vorderen Kreuzbandverletzungen unter den Knieverletzungen der Mädchen im Gegensatz zu 10 % bei den Jungen zeigte eine Kohortenstudie mit ca. 1800 jugendlichen Sportlerinnen und Sportlern im Basketball [12]. Das Risiko einer vorderen Kreuzbandverletzung war hier bei den Mädchen 3,8-fach höher als bei den Jungen.

In weiteren Untersuchungen von 15 Collegesportarten [28] sowie erwachsenen Basketballerinnen [14] wurde diese Prädominanz der vorderen Kreuzbandrupturen bei Mädchen und jungen Frauen bestätigt. Folglich scheint das weibliche Geschlecht ein Risikofaktor für schwere Knieverletzungen und insbesondere für vordere Kreuzbandrupturen zu sein. Ursächlich werden dafür eine Hyperlaxität der Gelenke [23, 29, 30], eine vergrößerte dynamische Valgusbewegung mit hohen Knieabduktionskräften beim Laufen und Springen [31], eine geringere Muskelkraft [25] sowie verringerte koordinative und propriozeptive Fähigkeiten [31] gemacht.

In den oben angeführten Studien bezüglich fußballbedingter Verletzungen im Kindesalter [10] sowie den Auswertungen der Versicherungsunternehmen [27] wurde bereits dargestellt, dass Knieverletzungen mit dem Alter häufiger vorkommen. Gleiches zeigte sich in einer weiteren Studie zum Fußball im Kindesalter [32]. Hier traten mit höherem Alter weniger Frakturen und mehr Bandverletzungen auf, was auf den biologischen Reifungsprozess des Skelettsystems zurückzuführen ist [33].

Bei Tänzerinnen im Alter von 8 bis 16 Jahren wurde bei gleichzeitiger Zunahme des Trainingsvolumens auch ein Anstieg der Knieverletzungen mit dem Alter nachgewiesen [16].

Als weiterer Risikofaktor gelten vorherige Verletzungen, wobei es sich meistens um Verletzungen aus dem Vorjahr handelt [18]. Dies könnte auf eine zu frühe Sportrückkehr nach einer nicht vollständig ausgeheilten Verletzung und/oder auf eine höhere Verletzungsanfälligkeit einiger junger Sportler/innen hinweisen. In einer Studie von 1483 U12- bis U18-Fußballern/-innen wurde beispielsweise herausgefunden, dass Spieler/-innen mit einer einzigen Vorverletzung ein 2,6-fach erhöhtes Risiko für eine neue Verletzung hatten, wohingegen diejenigen mit zwei und mehr Vorverletzungen ein 3-fach erhöhtes Risiko hatten [34].

Das Verletzungsrisiko ist bei Wettkampfsport mehr als 2-fach höher als im Training, und auch Mannschaftssportarten sind anfälliger als Individual- und Schlägersportarten [18]. Ein detaillierter Vergleich zwischen Mannschafts- und Individualsportarten fand sowohl für die akuten als auch für die Überlastungsschäden ein doppelt so hohes Verletzungsrisiko für Mannschaftssportarten [35].

Die Gründe dafür liegen in den unterschiedlichen Eigenschaften der Sportarten ebenso wie in der höheren Anzahl an Wettkämpfen im Mannschaftssport. Interessanterweise korrelierte die Anzahl an Wettkämpfen pro 100 Tage negativ (=protektiv) zum Verletzungsrisiko bei den Individualsportarten, während sich das Gegenteil bei Mannschaftssportarten zeigte, welche weniger Möglichkeiten zur eigenen Steuerung mit individualisiertem Training bieten.

8.5 Prävention

Trotz eines erhöhten Risikos für Knieverletzungen durch sportliche Aktivitäten im Kindes- und Jugendalter überwiegen die positiven Effekte des Sports auf deren Gesundheit gegenüber den negativen Folgen von Sportverletzungen [36].

Um die potentiell gravierenden Langzeitfolgen von schweren Knieverletzungen zu verhindern, ist die primäre Prävention wichtig. Beispielsweise kann sich mit einer Prävalenz von bis zu 50 % 10 bis 20 Jahre nach einer vorderen Kreuzband- und Meniskusruptur eine Gonarthrose mit entsprechenden funktionellen Einschränkungen ausbilden. Man spricht dann auch von: „The young patient with an old knee" [37].

Aufgrund der Diversität des Risikoprofils müssen Präventionsmaßnahmen immer verschiedene Aspekte umfassen, um das Verletzungsrisiko zu minimieren.

Die intrinsischen Faktoren wie allgemeines Fitnessniveau, Flexibilität, Muskelkraft, Gelenkstabilität, Koordination und psycho-soziale Faktoren sind potentiell modifizierbar und wurden in mehreren Interventionsstudien erforscht.

Die Traktionsapophysitiden am wachsenden Skelett scheinen durch eine eingeschränkte Flexibilität der Muskulatur mitverursacht zu sein und könnten durch präventive Dehnungsprogramme positiv beeinflusst werden [38].

Mit psychologischen Interventionsmaßnahmen werden psycho-sozialen Risikofaktoren wie allgemein belastende Lebensumstände und Stresserlebnisse, die ebenfalls eine erhöhte Verletzungsinzidenz aufweisen, präventiv entgegengewirkt [39].

Sportlerinnen mit einem größeren Knieabduktionswinkel und -drehmoment sowie größeren Bodenreaktionskräften während der Landung nach einem standardisierten Sprung zeigten in einer prospektiven Studie mit 205 Sportlerinnen mehr vordere Kreuzbandrupturen [31].

Bei jungen Fußballerinnen konnte durch ein spezielles Konditionsprogramm über 7 Wochen vor der Saison eine geringere Inzidenz an Verletzungen der unteren Extremitäten, insbesondere der vorderen Kreuzbandverletzungen erzielt werden [40]. Durch ein anderes neuromuskuläres Programm vor der Saison mit Übungen zur Plyometrie, Flexibilität und Kraft war es ebenfalls möglich, die Anzahl von schwerwiegenden Knieverletzungen effektiv zu verringern [41].

Ein systematisches Review mit Metaanalyse basierend auf 25 Interventionsstudien lieferte deutliche Evidenz für eine Verringerung des Verletzungsrisikos der unteren Extremitäten durch präventionsorientiertes neuromuskuläres Training um 35 % [42]. Speziell für Knieverletzungen fanden die Autoren eine Reduktion des Verletzungsrisikos um 25 %, wobei die Grenze zur statistischen Signifikanz nicht erreicht wurde.

In einigen Untersuchungen erscheint die Effektivität der Präventionsprogramme überzeugender als in anderen. Wie in einer weiteren Literaturübersicht vorgeschlagen, müssen für die Umsetzung dieser Programme verschiedene Bedingungen erfüllt sein [18]. Ein erster kritischer Aspekt betrifft die Inhalte. Die erfolgreichen Interventionsprogramme haben den Fokus auf die neuromuskuläre Kontrolle gelegt, aber auch auf Plyometrie, Muskelkraft, Rumpfstabilität, Flexibilität, Balance und physische Fitness. In den effektivsten Studien wurden mehrere Inhalte gleichzeitig trainiert, was erwartungsgemäß bessere Erfolgschancen liefert.

Ein anderer wichtiger Punkt ist die Überwachung und Leitung der Präventionsübungen durch speziell ausgebildete Instruktoren, um eine saubere Technik und regelrechte Ausführung zu gewährleisten. Ganz offensichtlich scheint ein Heimübungsprogramm ohne Anleitung weniger effektiv zu sein [18]. Für den Erfolg ist daher eine systematische Anwendung und entsprechende Compliance dieser Übungsprogramme entscheidend.

In dieser Hinsicht ist es ausgesprochen wichtig, Trainer und Übungsleiter von Präventionsübungen beim regulären Aufwärmen oder in der Saisonvorbereitung zu überzeugen, da deren Nutzen auf die Gesundheit und Leistungsfähigkeit der Sportler/ -innen erwiesen sind.

Einige der genannten beeinflussbaren extrinsischen Risikofaktoren sind ebenfalls in der Prävention der kindlichen Knieverletzungen zu berücksichtigen [9]. So sollte die medizinische Vorsorgeuntersuchung körperliche Auffälligkeiten und Kontraindikationen für bestimmte Sportarten aufdecken und auch eine medizinische Betreuung bei Sportereignissen gewährleistet werden. Weitere Präventionsmöglichkeiten bestehen in der Benutzung von Schutzausrüstungen, adäquaten Spielfeldbelägen und entsprechenden Regeländerungen im Sport [20].

8.6 Zusammenfassung

Regelmäßige körperliche Aktivität und Sport sind für Kinder und Jugendliche von großer Bedeutung, um das Risiko für Übergewicht sowie spätere Stoffwechsel- und Herz-Kreislauferkrankungen zu verringern. Allerdings ist in den letzten Jahren die Anzahl von Sportverletzungen gestiegen, mit dem Kniegelenk als eine der am häufigsten betroffenen Körperregionen. Die Inzidenz der Knieverletzungen steigt mit dem Lebensalter und ist bei Jungen allgemein höher als bei Mädchen, wobei sich dieses im sportartspezifischen Geschlechtsvergleich nicht widerspiegelt.

Man unterscheidet generell zwischen akuten Traumen und Überlastungsschäden. Im Rahmen der biologischen Reifung des Bewegungsapparates treten dabei spezifische Verletzungen auf. Valgus- oder Varusunfälle führen im Kindesalter eher zu Verletzungen der Wachstumszonen als der Kollateralbänder, respektiv zu knöchernen Ausrissen des vorderen Kreuzbandes als zu rein interligamentären Traumen, wie man sie meist im Jugend- und Erwachsenenalter findet. Typische Überlastungsläsionen des wachsenden Skeletts, welche vor allem bei sprungbelastenden Sportarten wie Fußball, Basketball, Volleyball und Turnen auftreten, sind die Ansatzapophysitiden Morbus Osgood Schlatter und Morbus Sinding-Larsen-Johansson sowie die Osteochondrosis dissecans.

Bei den Risikofaktoren unterscheidet man zwischen potentiell beeinflußbaren und unbeeinflußbaren, sowie zwischen intrinsischen und extrinsischen Faktoren. Vorherige Verletzungen, Wettkampfsport (im Vergleich zum Training) und Mannschaftssportarten (im Vergleich zu Einzelsportarten) gehen mit einem erhöhten Verletzungsrisiko einher. Das weibliche Geschlecht ist ein Risikofaktor für schwere Knieverletzungen, insbesondere für vordere Kreuzbandrupturen.

Präventionsorientiertes Training soll auf intrinsische Risikofaktoren wie z. B. neuromuskuläre Koordination, Gelenkstabilität, Muskelkraft, Fitness und Flexibilität ausgerichtet sein. Wichtig ist hierbei die fachkompetente Leitung und Überwachung der Präventionsübungen sowie deren systematische Anwendung. Des Weiteren sollten medizinische Vorsorgeuntersuchungen zur Erkennung von körperlichen Auffälligkeiten und Kontraindikationen für bestimmte Sportarten sowie eine medizinische Betreuung bei Sportereignissen erfolgen.

8.7 Literatur

1. Tremblay MS, Willms JD. Is the Canadian childhood obesity epidemic related to physical inactivity? Int J Obes Relat Metab Disord 2003,27,1100 – 5.
2. Collard DC, Verhagen EA, van Mechelen W, Heymans MW, Chinapaw MJ. Economic burden of physical activity-related injuries in Dutch children aged 10 – 12. Br J Sports Med 2011,45,1058 – 63.
3. Pakzad-Vaezi K, Singhal A. Trends in paediatric sport- and recreation-related injuries: An injury surveillance study at the British Columbia Children's Hospital (Vancouver, British Columbia) from 1992 to 2005. Paediatr Child Health 2011,16,217 – 21.
4. Brenner JS. Overuse injuries, overtraining, and burnout in child and adolescent athletes. Pediatrics 2007,119,1242 – 5.
5. Malisoux L, Frisch A, Urhausen A, Seil R, Theisen D. Monitoring of sport participation and injury risk in young athletes. J Sci Med Sport 2013,16,504 – 8.
6. Barber Foss KD, Myer GD, Hewett TE. Epidemiology of basketball, soccer, and volleyball injuries in middle-school female athletes. Phys Sportsmed 2014,42,146 – 53.
7. Malisoux L, Frisch A, Urhausen A, Seil R, Theisen D. Injury incidence in a sports school during a 3-year follow-up. Knee Surg Sports Traumatol Arthrosc 2013,21,2895 – 900.
8. Moustaki M, Pitsos N, Dalamaga M, Dessypris N, Petridou E. Home and leisure activities and childhood knee injuries. Injury 2005,36,644 – 50.
9. Kraus T, Svehlik M, Singer G, Schalamon J, Zwick E, Linhart W. The epidemiology of knee injuries in children and adolescents. Arch Orthop Trauma Surg 2012,132,773 – 9.
10. Leininger RE, Knox CL, Comstock RD. Epidemiology of 1.6 million pediatric soccer-related injuries presenting to US emergency departments from 1990 to 2003. Am J Sports Med 2007,35,288 – 93.
11. Frisch A, Seil R, Urhausen A, Croisier JL, Lair ML, Theisen D. Analysis of sex-specific injury patterns and risk factors in young high-level athletes. Scand J Med Sci Sports 2009,19,834 – 41.
12. Messina DF, Farney WC, DeLee JC. The incidence of injury in Texas high school basketball. A prospective study among male and female athletes. Am J Sports Med 1999,27,294 – 9.
13. Powell JW, Barber-Foss KD. Injury Patterns in Selected High School Sports: A Review of the 1995 – 1997 Seasons. J Athl Train 1999,34,277 – 84.
14. Deitch JR, Starkey C, Walters SL, Moseley JB. Injury risk in professional basketball players: a comparison of Women's National Basketball Association and National Basketball Association athletes. Am J Sports Med 2006,34,1077 – 83.
15. Seil R, Rupp S, Tempelhof S, Kohn D. Sports injuries in team handball. A one-year prospective study of sixteen men's senior teams of a superior nonprofessional level. Am J Sports Med 1998,26,681 – 7.
16. Steinberg N, Siev-Ner I, Peleg S, Dar G, Masharawi Y, Zeev A, et al. Injuries in female dancers aged 8 to 16 years. J Athl Train 2013,48,118 – 23.

17. Majewski M, Susanne H, Klaus S. Epidemiology of athletic knee injuries: A 10-year study. Knee 2006,13,184–8.
18. Frisch A, Croisier JL, Urhausen A, Seil R, Theisen D. Injuries, risk factors and prevention initiatives in youth sport. Br Med Bull 2009,92,95–121.
19. Cassas KJ, Cassettari-Wayhs A. Childhood and adolescent sports-related overuse injuries. Am Fam Physician 2006,73,1014–22.
20. Kerssemakers SP, Fotiadou AN, de Jonge MC, Karantanas AH, Maas M. Sport injuries in the paediatric and adolescent patient: a growing problem. Pediatr Radiol 2009,39,471–84.
21. Utukuri MM, Somayaji HS, Khanduja V, Dowd GS, Hunt DM. Update on paediatric ACL injuries. Knee 2006,13,345–52.
22. Yen YM. Assessment and treatment of knee pain in the child and adolescent athlete. Pediatr Clin North Am 2014,61,1155–73.
23. Myer GD, Ford KR, Di Stasi SL, Foss KD, Micheli LJ, Hewett TE. High knee abduction moments are common risk factors for patellofemoral pain (PFP) and anterior cruciate ligament (ACL) injury in girls: is PFP itself a predictor for subsequent ACL injury? Br J Sports Med 2015,49,118–22.
24. Grogan DP, Carey TP, Leffers D, Ogden JA. Avulsion fractures of the patella. J Pediatr Orthop 1990,10,721–30.
25. Emery CA. Risk factors for injury in child and adolescent sport: a systematic review of the literature. Clin J Sport Med 2003,13,256–68.
26. Frisch A, Urhausen A, Seil R, Croisier JL, Windal T, Theisen D. Association between preseason functional tests and injuries in youth football: a prospective follow-up. Scand J Med Sci Sports 2011,21,e468–76.
27. Shea KG, Pfeiffer R, Wang JH, Curtin M, Apel PJ. Anterior cruciate ligament injury in pediatric and adolescent soccer players: an analysis of insurance data. J Pediatr Orthop 2004,24,623–8.
28. Hootman JM, Dick R, Agel J. Epidemiology of collegiate injuries for 15 sports: summary and recommendations for injury prevention initiatives. J Athl Train 2007,42,311–9.
29. Myer GD, Ford KR, Paterno MV, Nick TG, Hewett TE. The effects of generalized joint laxity on risk of anterior cruciate ligament injury in young female athletes. Am J Sports Med 2008,36,1073–80.
30. Mouton C, Seil R, Agostinis H, Maas S, Theisen D. Influence of individual characteristics on static rotational knee laxity using the Rotameter. Knee Surg Sports Traumatol Arthrosc 2012,20,645–51.
31. Hewett TE, Myer GD, Ford KR, Heidt RS, Jr., Colosimo AJ, McLean SG, et al. Biomechanical measures of neuromuscular control and valgus loading of the knee predict anterior cruciate ligament injury risk in female athletes: a prospective study. Am J Sports Med 2005,33,492–501.
32. Adams AL, Schiff MA. Childhood soccer injuries treated in U.S. emergency departments. Acad Emerg Med 2006,13,571–4.
33. Adirim TA, Cheng TL. Overview of injuries in the young athlete. Sports Med 2003,33,75–81.
34. Kucera KL, Marshall SW, Kirkendall DT, Marchak PM, Garrett WE, Jr. Injury history as a risk factor for incident injury in youth soccer. Br J Sports Med 2005,39,462.
35. Theisen D, Frisch A, Malisoux L, Urhausen A, Croisier JL, Seil R. Injury risk is different in team and individual youth sport. J Sci Med Sport 2013,16,200–4.
36. Handschin C, Spiegelman BM. The role of exercise and PGC1alpha in inflammation and chronic disease. Nature 2008,454,463–9.
37. Lohmander LS, Englund PM, Dahl LL, Roos EM. The long-term consequence of anterior cruciate ligament and meniscus injuries: osteoarthritis. Am J Sports Med 2007,35,1756–69.
38. Krivickas LS. Anatomical factors associated with overuse sports injuries. Sports Med 1997,24,132–46.

39. Steffen K, Pensgaard AM, Bahr R. Self-reported psychological characteristics as risk factors for injuries in female youth football. Scand J Med Sci Sports 2008,Apr 23. [Epub ahead of print].
40. Heidt RS, Jr., Sweeterman LM, Carlonas RL, Traub JA, Tekulve FX. Avoidance of soccer injuries with preseason conditioning. Am J Sports Med 2000,28,659 – 62.
41. Hewett TE, Lindenfeld TN, Riccobene JV, Noyes FR. The effect of neuromuscular training on the incidence of knee injury in female athletes. A prospective study. Am J Sports Med 1999,27,699 – 706.
42. Emery CA, Roy TO, Whittaker JL, Nettel-Aguirre A, van Mechelen W. Neuromuscular training injury prevention strategies in youth sport: a systematic review and meta-analysis. Br J Sports Med 2015,49,865 – 70.

Julia Wölfle-Roos

9 Osteochondrosis dissecans

9.1 Begriffsdefinition und Epidemiologie

Die Osteochondrosis dissecans (OD) ist eine fokale, idiopathische Erkrankung des subchondralen Knochens, die sekundär auf den Gelenkknorpel übergreifen und zur Herauslösung eines osteochondralen Fragmentes führen kann [1–3]. Die Osteochondrosis dissecans wird den aseptischen Knochennekrosen zugerechnet, wenn sich auch histologisch nur selten eine Nekrose nachweisen lässt. Eine Abgrenzung zu anderen osteochondralen Läsionen ist nicht immer einfach, insbesondere zu osteochondralen Frakturen [4] oder Osteonekrosen anderer Ursache mit sekundärer Zerstörung der Gelenkfläche [2, 5].

Die Inzidenz der Osteochondrosis dissecans wird auf 15 – 30 / 100.000 geschätzt [2, 6], männliche Patienten sind fast doppelt so häufig betroffen wie weibliche. Eine bilaterale Läsion kann in bis zu 30 % der Fälle auftreten. Typischerweise ist die Läsion an der medialen Femurkondyle lokalisiert (65 – 80 %), seltener an der lateralen Femurkondyle (15 – 20 %). Die Patella (3 – 10 %), Trochlea (< 1 %) oder Tibia (< 1 %) sind nur selten betroffen [7].

Die Erkrankung tritt gehäuft in der zweiten und dritten Lebensdekade auf. Als juvenile Osteochondrosis dissecans wird das Auftreten der Erkrankung vor Schluss der Wachstumsfugen bezeichnet, zuweilen wird der Begriff aber auch für Patienten vor Vollendung des fünfzehnten oder achtzehnten Lebensjahres verwendet [7]. Im Gegensatz dazu sind bei der adulten Osteochondrosis dissecans erwachsene Patienten betroffen. Die Heilungsrate der adulten Form ist sowohl unter konservativer als auch unter operativer Therapie wesentlich niedriger [7] und die Rate sekundärer Arthrosen höher [8]. Nach Möglichkeit sollte dementsprechend eine juvenile Osteochondrosis dissecans noch vor Schluss der Wachstumsfugen zur Ausheilung gebracht werden.

9.2 Pathogenese

Die Osteochondrosis dissecans durchläuft einen phasenartigen Verlauf (Abb. 9.1) mit möglicher spontaner Remission insbesondere in den Frühstadien. Zunächst stellt sie sich als Ödem dar und ist auf den subchondralen Knochen beschränkt, dann bildet sich ein sklerotischer Randsaum aus. Mit zunehmender Abgrenzung zum umgebenden Knochen kommt es zunächst zu einer Demarkierung, dann auch zu einem Durchbrechen des intraartikulären Knorpels. Schließlich löst sich ein instabiles osteochondrales Dissekat heraus. Diese sogenannte Gelenkmaus verbleibt zunächst noch in situ – im sogenannten Mausbett –, disloziert jedoch schließlich vollständig und wird zum freien Gelenkkörper[1].

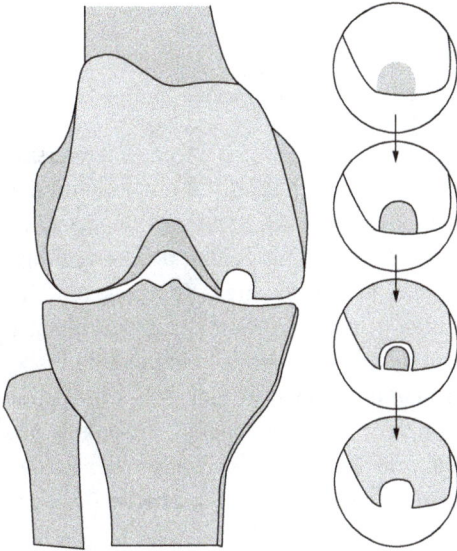

Abb. 9.1: Darstellung des phasenartigen Verlaufs der Osteochondrosis dissecans.

9.3 Ätiologie

Es gibt verschiedene Theorien über die Ursache der initialen subchondralen Schädigung. Die überzeugendste Theorie geht von repetitiven Mikrotraumata aus, die ähnlich wie bei einer Stressfraktur zu einer Schädigung des subchondralen Knochens führen. Hierfür spricht die häufige Lage der Läsion an der lateralen Begrenzung der medialen Femurkondyle, wo vermehrt Scherkräfte auftreten und ein Anschlagen der Eminentia intercondylaris möglich ist [2]. Zudem legt die Koinzidenz von Scheibenmeniskus und Osteochondrosis dissecans sowie von Genu varum und medialer Läsion bzw. Genu valgum und lateraler Läsion eine Verursachung der Erkrankung durch unphysiologische Belastung nahe.

Für eine genetische Komponente der Osteochondrosis dissecans spricht die erhöhte Wahrscheinlichkeit der Patienten für bilaterale oder multiple Läsionen und andere aseptische Knochennekrosen [6]. Ein spezifischer Gendefekt konnte bisher jedoch nicht nachgewiesen werden. Auch eine vaskulär bedingte subchondrale Nekrose kommt aufgrund der verringerten Gefäßdichte am loco typico, der lateralen Begrenzung des medialen Femurkondylus, für die Entstehung der Osteochondrosis dissecans in Betracht.

9.4 Diagnostik

9.4.1 Klinische Untersuchung

Die klinische Erscheinung der Osteochondrosis dissecans ist wenig wegweisend. Schmerzen treten lokalisiert über der Läsion, häufig aber auch diffus auf, es kann sich auch um einen Zufallsbefund ohne klinische Symptomatik handeln. Kniegelenkerguss, intermittierendes Giving-way-Phänomen oder Einschränkung des Bewegungsumfanges weisen auf eine Mitbeteiligung des intraartikulären Knorpels hin. Bei Vorliegen eines freien Gelenkkörpers kommen je nach Position zusätzlich Blockierungserscheinungen hinzu. Zudem sollte die Beinachse überprüft werden, da insbesondere bei Kombination aus medialer Läsion und Genu varum eine Achskorrektur in Erwägung gezogen wird. Da bei Innenrotation der Tibia die Eminentia intercondylaris an der medialen Femurkondyle anschlägt und je nach Lokalisation der Läsion Schmerzen verursachen kann, sollte zudem auf ein vermehrt außenrotiertes Gangbild geachtet werden [9].

Wilson-Zeichen: allenfalls zur Verlaufskontrolle geeignet!
Das Anschlagen der Eminentia intercondylaris an der medialen Femurkondyle wird auch durch das von Wilson 1967 beschriebene klinische Zeichen provoziert. Durch graduelle Streckung des Kniegelenkes in Innenrotation wird in ca. 60 ± 30° Flexion ein charakteristischer Schmerz erzeugt, der durch Außenrotation verschwindet. Zwar ist die Sensitivität dieses Zeichens sehr niedrig, ist bei einem Patienten jedoch das Wilson-Zeichen initial positiv und kann im Verlauf nicht mehr nachgewiesen werden, kann dies als Zeichen einer zunehmenden Heilung gedeutet werden [9].

9.4.2 Röntgenuntersuchung

Grundlage der bildgebenden Diagnostik ist die Röntgenaufnahme des Kniegelenkes a.p. (Abb. 3a) und lateral. Bei weit dorsaler oder femoropatellarer Lage kann eine Rosenberg-Aufnahme bzw. Patellatangentialaufnahme hilfreich sein. Bei klinischem Hinweis auf Achsabweichung sollte eine Ganzbeinstandaufnahme durchgeführt werden. In der frühen Phase ist die Osteochondrosis dissecans auf dem Röntgenbild zumeist nicht zu erkennen, erst die sklerotische Abgrenzung des subchondralen Herdes kann nativradiologisch dargestellt werden. Zwischen einer stabilen subchondralen Läsion und einem instabilen, aber undislozierten osteochondralen Dissekat kann zudem nur unsicher unterschieden werden. Erst die vollständige Dislokation des Dissekates ist aufgrund des resultierenden freien Gelenkkörpers und des leeren „Mausbetts" eindeutig zu erkennen. Für die Therapieentscheidung kommt aus diesem Grund den zahlreichen radiologischen Klassifikationen nur eine untergeordnete Bedeutung zu. Exemplarisch wird hier nur die historisch erste Klassifikation nach

Berndt / Harty aus dem Jahr 1959 dargestellt, die als Grundlage vieler anderer Klassifikationen gilt (Tab. 9.1).

Tab. 9.1: Radiologische Klassifikation nach Berndt / Harty [10].

1	Kompression des subchondralen Knochens
2	Partielle Ablösung eines osteochondralen Fragmentes
3	Vollständige Ablösung, keine Dislokation
4	Dislokation

Klassifikation nach Harding: Lage in der Hauptbelastungszone

Zur Beschreibung der Lokalisation der Läsion sind die Klassifikationen nach Harding und Cahill hilfreich. Auf der a.p. Röntgenaufnahme wird nach Cahill die Fossa intercondylaris als Zone 3 definiert, die Zonen 4 und 5 bzw. 1 und 2 ergeben sich durch Halbieren der lateralen bzw. medialen Femurkondyle (Abb. 9.2 a). Mit der Klassifikation der Lokalisation nach Harding anhand der lateralen Aufnahme kann zudem angegeben werden, ob die Läsion in der Hauptbelastungszone der Femurkondyle liegt. Dies ist der Fall bei einer Lage zwischen Linie A entlang des posterioren Cortex des Femurs und Linie B durch das Dach der Fossa intercondylaris (Abb. 9.2b).

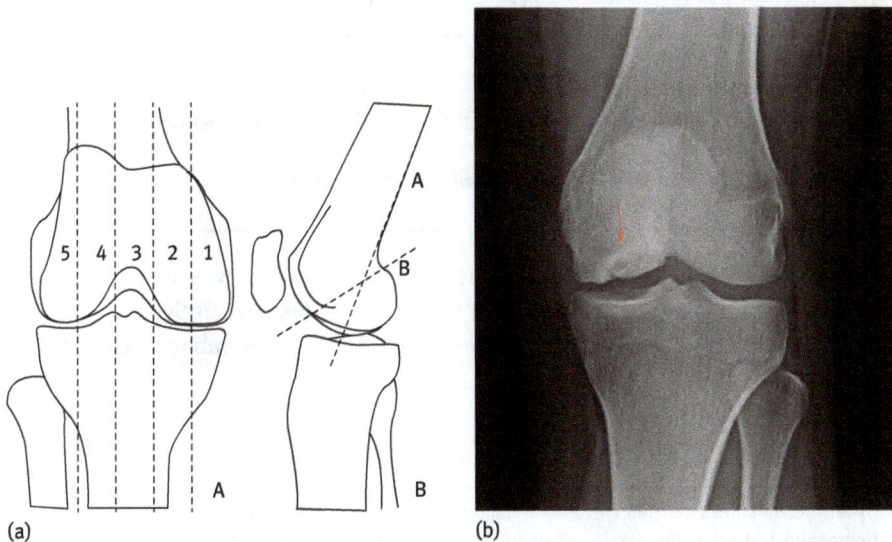

(a) (b)

Abb. 9.2: Klassifikation der Lokalisation nach Cahill [11] (a, A) und Harding [12] (a, B). Abbildung (b) zeigt eine radiologisch erkennbare Osteochondrosis dissecans (roter Pfeil) an der medialen Femurkondyle bei einem 15-jährigen Mädchen mit belastungsabhängigen Beschwerden Stadium 2–3 nach Berndt / Harty.

Cave: Normvarianten unregelmäßiger Verknöcherung der posterioren Kondyle
Bei Kindern und Jugendlichen im Wachstum kann die Verknöcherung der posterioren Kondylen unregelmäßig sein und einzelne Knocheninseln im Röntgenbild einer Osteochondrosis dissecans ähneln. MR-tomographisch kann eine weitere Differenzierung zwischen Osteochondrosis dissecans und Normvariante vorgenommen werden (s.u.) [13].

9.4.3 MRT

Die Kernspintomographie (Abb. 9.3 b) hat sich mittlerweile als Goldstandard zur Evaluation der Osteochondrosis dissecans etabliert. Die Läsion kann in der MRT schon vor Ausbildung einer Sklerosezone anhand des Ödems als hyperintenses Signal in der T2-Wichtung dargestellt werden. Die Unterscheidung zwischen stabiler subchondraler Läsion und instabilem osteochondralen Dissekat gelingt MR-tomographisch zwar mit höherer Sicherheit als nativradiologisch, stellt jedoch nach wie vor eine Herausforderung dar. Die Beurteilung der Stabilität ist auch Kernpunkt der zahlreichen MR-tomographischen Klassifikationssysteme, von denen hier nur exemplarisch die Klassifikation von *Dipaola* dargestellt ist (Tab. 9.2).

Tab. 9.2: MR-tomographische Klassifikation nach Dipaola [14].

1	Knorpel intakt, verdickt.
2	Knorpel durchbrochen, stabiles Dissekat.
	Dissekatrand in T2 hypointens als Zeichen der fibrösen Verbindung zum Mausbett
3	Knorpel durchbrochen, instabiles Dissekat
	Dissekatrand in T2 hyperintens durch Hinterspülung mit Synovia
4	Freier Gelenkkörper. Defekt der Gelenkfläche.

Die in dieser Klassifikation beschriebene hyperintense Linie zwischen Läsion und umgebendem Knochen wird als Hinterspülung des Dissekates mit Synovia gewertet und ist gleichzeitig auch das wichtigste der von *De Smet* formulierten vier Stabilitätskriterien (Tab. 9.3).

Tab. 9.3: Stabilitätskriterien nach De Smet [15]. * Kriterium mit dem höchsten prädiktiven Wert.

– hyperintense Linie zwischen Läsion und umgebendem Knochen (Länge > 5 mm)*
– homogene zystische Flüssigkeitsansammlung > 5 mm unterhalb der Läsion
– fokaler Knorpeldefekt > 5 mm auf der Oberfläche der Läsion
– hyperintense Linie, die Knorpel und subchondralen Knochen durchbricht

Ein Grund für die vergleichsweise geringe Spezifität des Kriteriums „hyperintenser Dissekatrand" ist, dass dieser nicht nur als Hinterspülung mit Synovia – und damit Instabilität –, sondern auch als Granulationsgewebe gewertet werden kann und damit als Zeichen fortschreitender Heilung. Zur Differenzierung wird von manchen Autoren die Kernspintomographie mit intravenöser Kontrastmittelapplikation oder die MR-Arthrographie empfohlen. Eine Kontrastmittelanreicherung um die Läsion wird bei intravenöser Kontrastmittelgabe als Granulationsgewebe interpretiert, bei intraartikulärer Kontrastmittelgabe als Synovialflüssigkeit [9]. Aufgrund der höheren Invasivität konnte sich jedoch insbesondere die MR-Arthrographie bisher nicht als Standardverfahren durchsetzen.

Cave: Frühstadien sind möglicherweise Normvarianten der Ossifikation
Eine Verwechslung von unregelmäßigen Verknöcherungsvorgängen der Femurkondylen mit frühen Stadien der Osteochondrosis dissecans kann bei sehr jungen Patienten mit weit dorsaler Lage der Läsion, fehlendem Ödem und intaktem Knorpel vorliegen [13]. Im Zweifel ist hier eine konservative Therapie, auf jeden Fall aber eine Verlaufskontrolle empfehlenswert (s. u.).

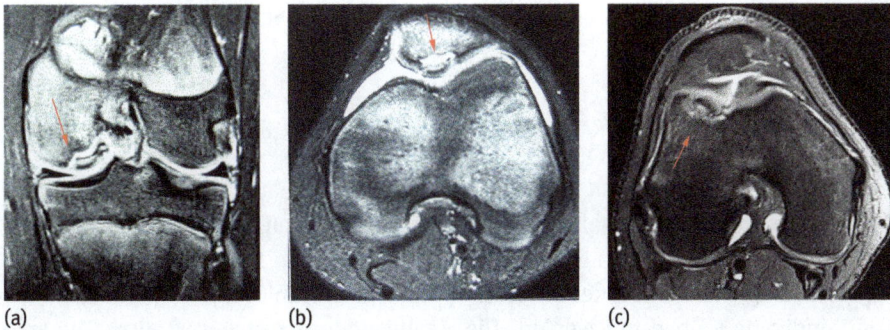

(a) (b) (c)

Abb. 9.3: Im der MRT erkennbare Osteochondrosis dissecans (roter Pfeil) am medialen Femurkondylus (a), retropatellar (b) und an der lateralen Trochlea (c).

9.4.4 CT, Skelettszintigraphie

Aufgrund der im Vergleich zur Kernspintomographie höheren Strahlenbelastung und geringeren Verlässlichkeit wurde die Szintigraphie in den letzten beiden Jahrzehnten verlassen. Zur Abgrenzung einer osteochondralen Fraktur kann die Computertomographie hilfreich sein.

9.4.5 Arthroskopie

Erst arthroskopisch ist eine endgültige Aussage bzgl. der Stabilität des Dissekates sowie des Zustandes des Gelenkknorpels möglich. Von den zahlreichen arthroskopischen Klassifikationssystemen wird hier exemplarisch die Klassifikation der ICRS

(International Cartilage Repair Society) nach *Brittberg* et al. dargestellt (Tab. 9.4), die mit anderen gängigen Klassifikation weitgehend deckungsgleich ist. Die Übereinstimmung der MR-tomographischen und arthroskopischen Klassifikationen variiert stark und liegt ja nach Definition des Kriteriums „Stabilität" bei 30–85 % [13].

Tab. 9.4: Arthroskopische Klassifikation nach Brittberg [16]. ICRS = International Cartilage Repair Society.

ICRS 1: Gelenkknorpel intakt aber erweicht. Fragment stabil.
ICRS 2: Gelenkknorpel partiell durchbrochen. Fragment stabil.
ICRS 3: Gelenkknorpel vollständig durchbrochen. Fragment noch nicht disloziert.
ICRS 4: Freier Gelenkkörper. Leerer Gelenkflächendefekt.

9.5 Therapie

Aufgrund der Vielzahl bestehender Klassifikationen werden bewusst nur die für die Therapieentscheidung wegweisenden Befunde und nicht Stadien beschrieben.

9.5.1 Konservative Therapie

Indikation: bei jeder stabilen Läsion

Aufgrund der hohen Selbstheilungsrate ist bei jeder stabilen Läsion ein konservativer Behandlungsversuch gerechtfertigt. Da bei Instabilität die Heilungsrate bei konservativer Therapie deutlich unter der einer operativen Therapie liegt [6], sollte diese als Kontraindikation eingestuft werden. Die Heilungsrate unter konservativer Therapie liegt zwischen 50 % und 95 % [3]. Unter Kenntnis der folgenden Prognosefaktoren kann die Erwartungshaltung der Patienten gesteuert und bei fehlendem Ansprechen auf konservative Therapie rechtzeitig eine operative Therapie initiiert werden.

Prognosefaktoren

- **Größe der Läsion:** Die Heilungsrate sinkt mit zunehmender Größe der Läsion. (Grenzwerte: Fläche > 160 bis 200 mm^2 bzw. Durchmesser > 20 mm [6])
- **Skelettalter:** Mit fortschreitendem Schluss der Wachstumsfugen wird die Prognose ungünstiger [6].
- **Erguss, Blockierungserscheinungen:** Das Vorliegen ausgeprägter klinischer Symptome erhöht einerseits die Wahrscheinlichkeit einer Instabilität, ist jedoch andererseits auch unabhängiger Prädiktor eines ungünstigen Verlaufes [3].
- **atypische Lokalisation:** Bei femoropatellarer Lage oder Lage außerhalb der Hauptbelastungszone der Femurkondylen liegt mit höherer Wahrscheinlichkeit eine Instabilität des Fragmentes und damit eine ungünstigere Prognose vor [3].

– **Sklerose:** Die bisherige Lehrmeinung geht davon aus, dass bei Vorliegen eines sklerotischen Randsaums nur durch Anbohrung des Herdes die Durchblutung verbessert und eine Heilung erzielt werden kann. Jedoch fand sich in einer großen europäischen Mulit-Center-Studie kein signifikanter Unterschied der Heilungsrate bei Patienten mit Sklerose zwischen konservativer Therapie und Anbohrung [6], sodass ein konservativer Therapieversuch dennoch gerechtfertigt erscheint.

Therapiekonzept: Belastungsanpassung

Bezüglich der Art der konservativen Therapie bestehen derzeit keinerlei einheitlichen Empfehlungen. Bewährt hat sich eine Belastungsanpassung mit Sportkarenz (insbesondere bzgl. Sportarten mit Stoß- und Sprungbelastung) und ggf. Entlastung an zwei Unterarmgehstützen für wenige Wochen, so dass darunter weitgehende Beschwerdefreiheit des Patienten besteht. Von einer medikamentösen Therapie (üblicherweise NSAR oder Paracetamol) ist nur die Linderung der Schmerzen, nicht jedoch die Verbesserung der Heilungsrate zu erwarten. Bedenken bzgl. einer negativen Beeinflussung der knöchernen Heilung durch NSAR sind bisher nur theoretischer Natur [3].

Dauer einer konservativen Therapie: mindestens 3 bis 6 Monate

Ein konservativer Therapieversuch sollte eine Dauer von mindestens drei bis sechs Monaten haben, da erste Anzeichen einer zunehmenden Heilung nach sechs oder sogar erst 12 Monaten auftreten können. Bei Progress oder fehlender Besserung insbesondere bei Vorliegen von negativen Prognosefaktoren sollte nach diesem Zeitraum eine operative Strategie erwogen werden. Bei erfolgreicher konservativer Therapie tritt die vollständige Ausheilung nach 4 Wochen bis zwei Jahren ein. Bewährt haben sich klinische und nativradiologische Verlaufskontrollen im Abstand von 6 bis 12 Wochen und MR-tomographische Verlaufskontrollen im Abstand von 3 bis 6 Monaten bis zur Ausheilung. Die zunehmende Ausheilung stellt sich in der MRT als Rückgang der typischen Befunde (z.B. Ödem, zystische Läsionen, hyperintenser Randsaum, Randsklerose) und zunehmende knöcherne Durchbauung des subchondralen Herds dar. Sportarten ohne Stoß- und Sprungbelastung können bei zunehmender Besserung wieder begonnen werden, solange darunter weiter Beschwerdefreiheit besteht. Vor Wiederaufnahme von Wettkampfsport oder Sportarten mit Sprung- oder Stoßbelastung wird von manchen Autoren die vollständige MR-tomographische Heilung gefordert.

Konservative Therapie auch bei asymptomatischer Läsion?

Die aktuelle Datenlage lässt keinen Schluss zu, ob eine konservative Therapie auch beim asymptomatischen Zufallsbefund einer Osteochondrosis dissecans indiziert ist. Ein Vorgehen bestehend aus Sportverbot und MR-tomographischer Verlaufskontrolle erscheint gerechtfertigt, sollte jedoch im Einzelfall vom Ausmaß der sportlichen Betätigung des Patienten abhängig gemacht werden.

9.5.2 Anbohrung

Indikation: nach gescheiterter konservativer Therapie bei stabiler Läsion

Bei einer rein subchondralen Läsion oder einem stabilen osteochondralen Fragment besteht nach erfolglosem konservativem Therapieversuch (s.o.) die Indikation zur Anbohrung des subchondralen Herdes. Bei Instabilität oder Dislokation des Fragmentes sollte eine alleinige Anbohrung ohne weitere Maßnahmen nicht durchgeführt werden. Zur Verbesserung der Knochenheilung wird durch fächerförmiges Durchbrechen der Sklerosezone lokal eine Entzündungsreaktion induziert und die Gefäßversorgung verbessert. Die Heilungsrate liegt zwischen 80 % und 100 % [5].

Prognosefaktoren

- **Größe der Läsion:** Mit zunehmender Größe dauert die vollständige Ausheilung signifikant länger, die Heilungsrate ist nur minimal beeinträchtigt [5].
- **Skelettalter:** Die Heilungsrate sinkt mit zunehmendem Alter und insbesondere mit dem Schluss der Wachstumsfuge [17].
- **Beteiligung des intraartikulären Knorpel:** Ist die Läsion auf den subchondralen Knochen beschränkt, liegt die Heilungsrate deutlich höher als beim stabilen osteochondralen Fragment.
- **Sklerose:** Da sich bei Vorliegen einer Sklerose die Heilungsrate bei Anbohrung nicht signifikant von der eines konservativen Procedere unterscheidet (s.o.), wird von manchen Autoren gefordert, dass in diesem Fall eine alleinige Anbohrung nicht ausreichend ist [6].

Operatives Vorgehen: retrograd vs. antegrad

Grundsätzlich wird zwischen einer antegraden (oder auch: anterograden, transartikulären) Anbohrung und einer retrograden (oder auch retroartikulären) Anbohrung unterschieden. In der aktuellen Literatur stellen sich beide Verfahren gleichwertig dar, es fehlen jedoch Langzeitstudien zu den Auswirkungen der iatrogenen Knorpelschädigung durch die antegrade Anbohrung.

Die antegrade Anbohrung erfolgt arthroskopisch assistiert direkt durch den Knorpel der Läsion. Bei völlig intaktem Knorpel kann das Auffinden des Herdes schwierig sein und den intraoperativen Einsatz eines Bildwandlers erfordern. Zudem bestehen Bedenken bzgl. möglicher Spätfolgen des so gesetzten Knorpelschadens. Zur Minimierung dieses Knorpelschadens sollte insbesondere bei völlig intaktem Knorpel versucht werden, die fächerförmige Anbohrung über nur ein Bohrloch oder von der interkondylären Notch aus durchzuführen, oder es sollte der retrograden Anbohrung der Vorzug gegeben werden.

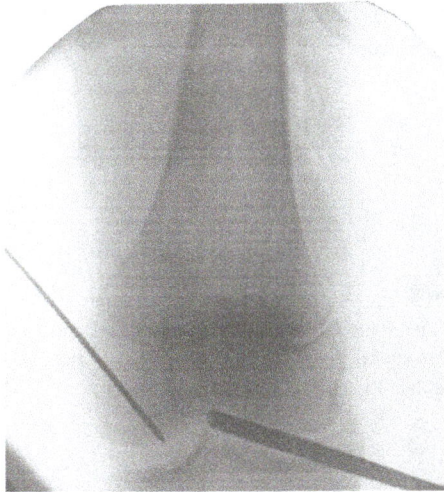

Abb. 9.4: Intraoperative Bildwandleraufnahme: Arthroskopisch und radiologisch kontrollierte retrograde Anbohrung des OD Herdes.

Die retrograde Anbohrung wird bildwandlergestützt von der Femurkondyle aus durchgeführt. Im Vergleich zur antegraden Anbohrung stellt das sichere Treffen des subchondralen Herdes insbesondere bei frühen, nativradiologisch nur schwer sichtbaren Läsionen eine größere Herausforderung dar und kann nur durch sorgfältige Darstellung im Bildwandler in zwei Ebenen gewährleistet werden. Arthroskopisch platzierte Zielgeräte können hier hilfreich sein, erhöhen jedoch die Zugangsmorbidität. Bei offener Wachstumsfuge sollte eine Anbohrung außerhalb der Wachstumsfugen angestrebt werden (Abb. 9.4). Die fächerförmige Anbohrung kann frei Hand mit K-Drähten über eine Stichinzision durchgeführt werden. Für ein kontrollierteres fächerförmiges Anbohren kann eine Parallelbuchse mit mehreren Löchern verwendet werden, was jedoch wiederum die Zugangsmorbidität erhöht.

Eine Ausheilung ist nach 4 Monaten bis 2 Jahren zu erwarten [4]. Bei fehlender Besserung innerhalb von 3 bis 6 Monaten insbesondere bei Vorliegen negativer Prognosefaktoren muss ein operativer Verfahrenswechsel erwogen werden.

9.5.3 Retrograde Spongiosaplastik

Indikation: nach erfolgloser Anbohrung bei intaktem Knorpel

Tritt nach Anbohrung des subchondralen Herdes keine Besserung ein und liegen intakte Knorpelverhältnisse vor, so kann eine retrograde Spongiosaplastik in Erwägung gezogen werden. Ähnlich wie bei der Anbohrung wird dabei die subchondrale Nekrose von retrograd überbohrt, allerdings mit einem größeren Bohrer. Ein Spongiosazylinder der entsprechenden Größe wird mit Hilfe einer Biopsienadel oder einer

Bohrhülse im Bereich des Beckenkamms entnommen und im Defekt platziert. Auch eine Überbohrung des subchondralen Herdes mittels Hohlbohrer und die anschließende Verwendung des um 180° gedrehten Spongiosazylinders („Umkehrplastik") ist beschrieben [1]. Die wenigen Daten zu diesem Verfahren im juvenilen Kollektiv zeigen gute klinische Ergebnisse auch im Langzeitverlauf.

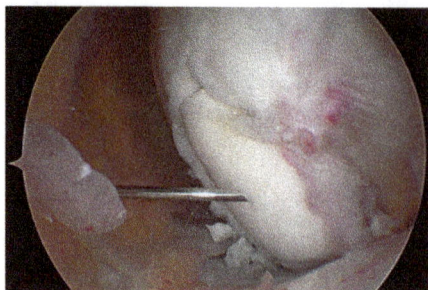

Abb. 9.5: Arthroskopischer Befund eines 15-jährigen Patienten mit disloziertem osteochondralen Fragment. Intraoperativ wird das Dissekat mit einem Kirschner-Draht temporär fixiert.

9.5.4 Refixation

Indikation: bei instabilem Fragment immer anstreben

Bei Vorliegen eines instabilen oder vollständig dislozierten Fragmentes sollte eine Refixation angestrebt werden. Voraussetzung hierfür ist jedoch ein nicht in sich frakturiertes osteochondrales Fragment, welches über eine ausreichende Knochenschicht (> 2 mm) verfügt, um eine Einheilung zu ermöglichen. Die Heilungsrate wird mit 69 % bis 100 % angegeben, auch bei einer Nachuntersuchung nach fast zehn Jahren zeigte die Mehrzahl der Patienten eine fast normale Kniefunktion. Auch bei vollständiger Dislokation des osteochondralen Fragmentes konnte keine schlechtere Heilungsrate im Vergleich zum in-situ verbliebenen Dissekat gezeigt werden, weshalb auch in diesen Fällen eine Refixation immer versucht werden sollte. Eine Grenzindikation für die Refixation des Fragmentes stellen Patienten mit stabilem osteochondralen Fragment dar, bei denen die operative Therapie mittels Anbohrung gescheitert ist.

Operatives Vorgehen

Die Refixation des osteochondralen Fragmentes wird in der Regel arthroskopisch durchgeführt. Nach sorgfältiger Kürettage sollte die umgebende Sklerose zur Verbesserung der Gefäßversorgung mehrfach durch Anbohrung durchbrochen werden. Bei Substanzdefekt des subchondralen Knochens ist gegebenenfalls eine Augmentation mit autologer Spongiosa z. B. aus dem Beckenkamm notwendig. Das osteochondrale Fragment wird vorläufig mit einem Kirschner-Draht fixiert (Abb. 9.5), zur endgültigen Fixierung des Fragmentes können prinzipiell Metallimplantate oder bioresorbierbare Implantate aus unterschiedlichen Polymeren verwendet werden.

Über die optimale Fixationsmethode des osteochondralen Fragmentes lässt die aktuelle Datenlage keinen Schluss zu [18].

Refixation mit Schrauben: hohe Stabilität aber Metallentfernung nötig

Für die Schraubenosteosynthese werden zumeist versenkbare Kompressionsschrauben (zumeist Herbert-Schrauben), aber auch Standardschrauben verwendet. Zum Schutz der gegenüberliegenden Gelenkfläche müssen die Schraubenköpfe sorgfältig unter die Knorpeloberfläche versenkt werden, es sollte auf eine Lage außerhalb der Wachstumsfuge geachtet werden. Von den Befürwortern der Schraubenosteosynthese wird vor allem die kontrollierte Kompression auf das osteochondrale Fragment geschätzt Die Heilungsrate bei Schraubenosteosynthese liegt bei 88% bis 100%, die Einheilung tritt im Mittel nach 2 bis 6 Monaten ein. Die Entfernung des einliegenden Schraubenmaterials wird nach 6 bis 12 Wochen empfohlen [4, 9, 17]. Zwar ist bis zur Metallentfernung eine MR-tomographische Darstellung des Heilungsprozesses nicht möglich, jedoch bietet sich im Rahmen der Metallentfernung die Möglichkeit einer Second-look-Arthroskopie zur direkten Stabilitätsüberprüfung.

Refixation mit bioresorbierbaren Implantaten: Bedenken bzgl. der Stabilität

Bioresorbierbare Implantate hingegen müssen nicht entfernt werden und gehen nur mit minimaler Artefaktüberlagerung im MRT einher. Verschiedenste Formen bioresorbierbarer Implantate sind erhältlich, z.B. glatte Pins, Schrauben und Nägel mit Widerhaken. Zwar lässt sich dadurch insgesamt eine hohe Heilungsrate von 67% bis 97% erzielen, es bestehen jedoch Bedenken, dass insbesondere bei glatten Pins zu wenig Kompression auf das osteochondrale Fragment ausgeübt wird, wodurch die Heilungsrate deutlich reduziert sein kann und die Pins auswandern und die gegenüberliegenden Gelenkfläche schädigen können. In Einzelfällen wurde eine vorübergehende aseptische Synovialitis als Reaktion auf Abbauprodukte bioresorbierbarer Implantate beschrieben [2].

Die biologischen Fixationsmethoden nehmen eine Sonderposition ein. Dabei wird das osteoochondrale Fragment nicht mit Fremdmaterial, sondern mit Knochenstiften oder osteochondralen Stiften mit einem Durchmesser von mehreren Millimetern befestigt. In kleinen Kollektiven konnten so Heilungsraten bis 100% erzielt werden. Nicht zuletzt aufgrund der Entnahmemorbidität dieser Verfahren konnten sich diese bisher jedoch noch nicht flächendeckend etablieren.

9.5.5 Knorpelersatz

Indikation: bei nicht refixierbarem Fragment

Kann das instabile Fragment nicht refixiert werden, da es in sich frakturiert ist, keine Kongruenz zum Dissekatbett mehr aufweist oder eine zu geringe knöcherne Komponente für ein erfolgreiches Einheilen vorliegt, so wird nach Dissekatentfernung eine Knorpelersatztherapie angestrebt. Eine alleinige Dissekatentfernung kann zwar kurzfristig eine Beschwerdeerleichterung erbringen, führt jedoch langfristig zu einem schlechten klinischen Ergebnis [4, 6, 7]. Eine Grenzindikation für die Knorpelersatztherapie stellen Patienten mit stabilem osteochondralen Fragment dar, bei denen eine operative Therapie mittels Anbohrung gescheitert ist.

Für die Knorpelersatztherapie zur Defektauffüllung kommen grundsätzlich die osteochondrale autologe Transplantation, die Mikrofrakturierung und die autologe Chondrozytentransplantation in Frage. Die aktuelle Datenlage hierzu stützt sich auf Studien mit überwiegend erwachsenen Kollektiven und Knorpeldefekten unterschiedlicher Genese.

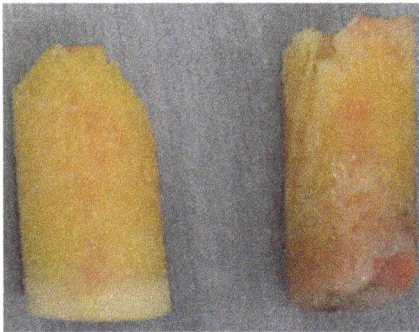

Abb. 9.6: Intraoperativer Vergleich eines gesundem Donorzylinder (links) mit dem aus der Läsion entnommenen Zylinder (rechts). Der Zylinder aus der Läsion weist eine zerstörte Gelenkfläche sowie nekrotisch-fibrotische Veränderungen des subchondralen Knochen auf.

9.5.5.1 Osteochondrale autologe Transplantation (OAT)

Die osteochondrale autologe Transplantation ist aufgrund der Entnahmemorbidität für kleinere Defekte geeignet. Die optimale Größe des Defektes liegt bei weniger als 2 cm^2 [9], die maximale Größe bei unter 4 cm^2 [19]. Je nach Körpergröße sind diese Werte beim juvenilen Patienten ggf. nach unten zu korrigieren. Mittelfristig ist in 80 % – 90 % mit einem guten bis sehr guten Ergebnis zu rechnen [9], in einer randomisierten Studie war die OAT der Mikrofrakturierung überlegen [19].

Arthroskopisch oder über Mini-Arthrotomie wird ein osteochondraler Zylinder (Abb. 9.6) aus einem wenig belasteten Bereich des Kniegelenkes entnommen und pressfit in das Transplantatbett eingesetzt. Die Entnahme erfolgt üblicherweise aus dem lateralen Femurkondylus proximal der Linea terminalis, der medialen oder lateralen Facette der Trochlea oder aus der interkondylären Notch. Wird mehr als ein Zylinder verwendet, um den Defekt zu füllen, spricht man von einer Mosaikplastik. Durch den großen knöchernen Anteil des osteochondralen Transplantates, der weit unter der subchondralen Läsion im gesunden Knochen verankert wird, ist eine problemlose Einheilung zu erwarten.

Radiologisch und MR-tomographisch kann die knöcherne Integration dargestellt werden, ein Spalt zwischen dem transplantierten Knorpel und dem umgebendem Knorpel kann persistieren. Ein perifokales Ödem ist MR-tomographisch noch z.T. jahrelang nachweisbar, sollte jedoch in seiner Ausprägung abnehmen. Bei persistierendem Ödem, einem umgebenden Flüssigkeitssaum sowie der Auflösung des Tranplantates kann eine fehlende Osteointegration bzw. Nekrose des Transplantates vorliegen [13].

Eine Variante der OAT ist die Refixierung des osteochondralen Fragmentes mit osteochondralen Stiften (s.o.). Diese Variante kann insbesondere bei Patienten mit stabilem osteochondralen Fragment und gescheiterter operativer Therapie mittels Anbohrung in Erwägung gezogen werden, da so Refixation und Knorpelersatztherapie miteinander kombiniert werden können.

9.5.5.2 Mikrofrakturierung

Ähnlich wie die OAT ist die Mikrofrakturierung den kleinen osteochondralen Defekten vorbehalten. Bei der Auswahl zwischen beiden Therapieoptionen muss die im Vergleich zur OAT minderwertigere Qualität des Knorpelersatzes gegen die fehlende Entnahmemorbidität aufgewogen werden. Die Mikrofrakturierung sollte bei Defekten von weniger als 2 bis 2,5 cm^2 [2, 9] sowie bei geringem knöchernen Substanzverlust eingesetzt werden. Mittelfristig wurden gute bis sehr gute Ergebnisse bei 63% beobachtet und liegen damit signifikant unter den Ergebnissen der OAT [19]. Es kann bis zu 2 Jahre dauern, bis der Defekt in der MRT vollständig aufgefüllt erscheint und das umgebende Ödem verschwunden ist [13].

9.5.5.3 Autologe Chondrozytentransplantation (ACT)

Für größere osteochondrale Defekte steht die autologe Chondrozytentransplantation (ACT) zur Verfügung. Ab einer Defektgröße von 2,5 cm^2 bis 4 cm^2 ist die ACT beim Erwachsenen anderen knorpelrekonstruktiven Maßnahmen überlegen. Gute und sehr gute Ergebnisse sind in 86 bis 96% zu erwarten.

Bei der ACT wird in einem ersten arthroskopischen Eingriff eine kleine Knorpelbiopsie außerhalb der Hauptbelastungszone in der interkondylären Notch entnommen und die Knorpelzellen über mehrere Wochen kultiviert. In einem zweiten arthroskopischen oder offenen Eingriff werden die Knorpelzellen dann in den Defekt eingebracht. Bei der ACT der ersten und zweiten Generation wird ein Periostlappen bzw. eine Kollagenmembran in den Defekt eingenäht oder mit Fibrin-Kleber eingeklebt und die kultivierten Zellen dahinter injiziert. Bei der ACT der dritten Generation werden die Knorpelzellen direkt auf der Kollegenmembran ausgesät, wodurch die Prozedur deutlich vereinfacht wird. Die aktuelle Datenlage zeigt vergleichbare Ergebnisse der ACT der ersten bis dritten Generation. Bei tiefer gehenden knöchernen Defekten (> 8 mm) sollte der Defekt zuvor mit autologer Spongiosa aufgefüllt werden, dieses Verfahren wird auch als „Sandwich-Technik" bezeichnet.

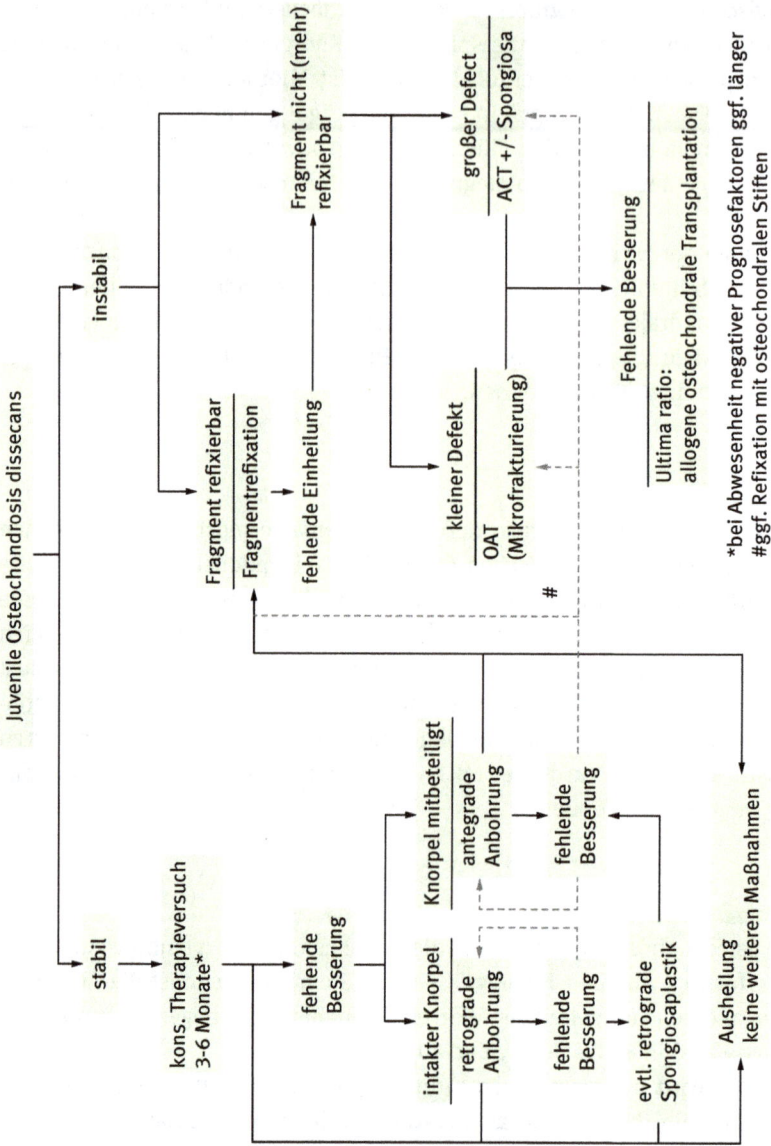

Abb. 9.7: Therapiealgorithmus bei juveniler Osteochondrosis dissecans des Kniegelenkes. ACT=autologe Chondrozytentransplantation; OAT=osteochondrale autologe Transplanataion.

In der Kernspintomographie kann in den ersten 6 Monaten nach ACT das Auffüllen des Defektes durch Reparaturknorpel mit T2-hyperintensem Signal beobachtet werden. Die darauf folgende Abnahme des T2-hyperintensen Signals zeigt dann die Umwandlung in hyalinen Knorpel an. Ein Spalt zwischen dem transplantierten Knorpel und dem umgebendem Knorpel kann persistieren, eine mögliche Ablösung des Knorpeltransplantates kann anhand des Flüssigkeitssaums zwischen Knochen und Transplantat erkannt werden [13].

9.5.5.4 Allogene osteochondrale Transplantation

Bei Vorliegen von großen irreparablen Defekten, bei denen bereits eine OAT oder ACT gescheitert ist, bleibt als ultima ratio die allogene osteochondrale Transplantation. Dabei muss anhand von Alter, Geschlecht, Größe und Gewicht ein passender Spender gefunden und ein osteochondrales Transplantat der passenden Größe und Lokalisation entnommen werden. Aufgrund der begrenzten Lebensdauer der Chondrozyten stellt die Planung und Durchführung der Transplantation eines frischen Allograft einschließlich Screening-Untersuchungen des Spenders eine organisatorische Herausforderung dar. Je nach Größe wird das Allograft *pressfit* oder mit (bioresorbierbaren) Schrauben befestigt. Die Einheilungsrate liegt beim juvenilen Patienten bei 94 % bis 100 %. Allerdings sind osteochondrale Allografts derzeit in Deutschland und großen Teilen der EU nicht weit verbreitet und zumeist auch nicht erhältlich.

9.5.6 Achskorrektur

Zusätzlich zu den erwähnten operativen Maßnahmen sollte auch immer eine Fehlstellungsanalyse durchgeführt werden, da eine mediale Läsion häufig mit einem Genu varum, eine laterale Läsion häufig mit einem Genu valgum assoziiert ist. Bei Patienten mit geschlossenen Wachstumsfugen wird in diesem Fall die zeitgleiche Korrekturosteotomie empfohlen, insbesondere bei gleichzeitigen knorpelrekonstruktiven Eingriffen. Bei offenen Wachstumsfugen sollte je nach zu erwartendem Restwachstum eine temporäre oder permanente Hemiepiphyseodese in Erwägung gezogen werden.

Nachbehandlung bei operativer Therapie

Die Nachbehandlung nach operativer Therapie besteht in einer Entlastung oder Teilbelastung mit Sohlenkontakt über einen Zeitraum von 6 Wochen. Bei Refixation mit bioresorbierbaren Implantaten wird eine Entlastung über 6 Wochen, bei Schrauben bis zur Metallentfernung nach 6 bis 12 Wochen empfohlen [4, 9, 17]. Bei Lokalisation der Läsion im Bereich der Femurkondylen wird eine Einschränkung des Bewegungsumfanges nicht vorgenommen, vielmehr werden intensive Bewegungsübungen an der Motorschiene empfohlen, um trophischen Störungen des Knorpels vorzubeugen. Bei Lokalisation retropatellar oder in der Trochlea sollte hingegen in den ersten 6 Wochen eine Einschränkung des Bewegungsumfanges erfolgen. Empfehlenswert ist eine Ruhigstellung in der Knierahmenorthese mit Limitation der Flexion auf 30° in den ersten zwei Wochen und dann die schrittweise Freigabe des Bewegungsumfanges. Ähnlich wie bei der konservativen Therapie haben sich klinische und nativradiologische Verlaufskontrollen im Abstand von 6 bis 12 Wochen und MR-tomographische Verlaufskontrollen im Abstand von 3 bis 6 Monaten bis zur Ausheilung bewährt.

9.6 Zusammenfassung

Die juvenile Osteochondrosis dissecans des Kniegelenkes ist eine idiopathische, zumeist an der medialen Femurkondyle lokalisierte Erkrankung, die vermutlich durch Mikrotraumata ausgelöst wird und stadienartig verläuft. Die Läsion ist zunächst auf den subchondralen Knochen beschränkt, grenzt sich jedoch zunehmend sklerotisch ab. Schließlich löst sich ein instabiles osteochondrales Fragment heraus, das zunächst in-situ verbleibt und dann vollständig disloziert. **Die klinische Untersuchung ist unspezifisch, Goldstandard der Diagnostik ist die native Kernspintomographie.** Dabei ist die Beurteilung der Stabilität der Läsion anhand der Kriterien nach *De Smet* von besonderer Bedeutung. Bei stabilen Läsionen ist zunächst ein konservativer Therapieversuch bestehend aus Belastungsanpassung bis zur Beschwerdefreiheit und Sportkarenz indiziert. Tritt nach 3–6 Monaten keine Besserung ein, wird eine Anbohrung des Herdes durchgeführt. Bei intaktem Knorpel erfolgt dies retrograd bildwandlergestützt, bei betroffenem Knorpel antegrad arthroskopisch assistiert. Bei instabiler Läsion sollte immer eine Refixation des Fragmentes versucht werden. Ist dies nicht möglich, stehen je nach Größe die osteochondrale autologe Transplantation oder die autologe Chondrozytentransplantation zur Verfügung. Aufgrund der Koinzidenz von Genu varum und medialer Läsion sollte auch immer eine Analyse der Beinachse erfolgen und eine Achskorrektur erwogen werden.

9.7 Literatur

1. Lutzner J, Mettelsiefen J, Gunther KP, Thielemann F. [Treatment of osteochondritis dissecans of the knee joint]. Orthopade. 2007;36:871–9; quiz 80.
2. Schulz JF, Chambers HG. Juvenile osteochondritis dissecans of the knee: current concepts in diagnosis and management. Instr Course Lect. 2013;62:455–67.
3. Yang JS, Bogunovic L, Wright RW. Nonoperative treatment of osteochondritis dissecans of the knee. Clin Sports Med. 2014;33:295–304.
4. Polousky JD. Juvenile osteochondritis dissecans. Sports Med Arthrosc. 2011;19:56–63.
5. Kocher MS, Tucker R, Ganley TJ, Flynn JM. Management of osteochondritis dissecans of the knee: current concepts review. Am J Sports Med. 2006;34:1181–91.
6. Hefti F, Beguiristain J, Krauspe R, Moller-Madsen B, Riccio V, Tschauner C, et al. Osteochondritis dissecans: a multicenter study of the European Pediatric Orthopedic Society. J Pediatr Orthop B. 1999;8:231–45.

7. Trinh TQ, Harris JD, Flanigan DC. Surgical management of juvenile osteochondritis dissecans of the knee. Knee Surg Sports Traumatol Arthrosc. 2012;20:2419–29.
8. Zanon G, G DIV, Marullo M. Osteochondritis dissecans of the knee. Joints. 2014;2:29–36.
9. Erickson BJ, Chalmers PN, Yanke AB, Cole BJ. Surgical management of osteochondritis dissecans of the knee. Curr Rev Musculoskelet Med. 2013;6:102–14.
10. Berndt AL, Harty M. Transchondral fractures (osteochondritis dissecans) of the talus. J Bone Joint Surg Am. 1959;41-A:988–1020.
11. Cahill BR, Phillips MR, Navarro R. The results of conservative management of juvenile osteochondritis dissecans using joint scintigraphy. A prospective study. Am J Sports Med. 1989;17:601–5; discussion 5–6.
12. Harding WG, 3rd. Diagnosis of ostechondritis dissecans of the femoral condyles: the value of the lateral x-ray view. Clin Orthop Relat Res. 1977:25–6.
13. Zbojniewicz AM, Laor T. Imaging of osteochondritis dissecans. Clin Sports Med. 2014;33:221–50.
14. Dipaola JD, Nelson DW, Colville MR. Characterizing osteochondral lesions by magnetic resonance imaging. Arthroscopy. 1991;7:101–4.
15. De Smet AA, Ilahi OA, Graf BK. Reassessment of the MR criteria for stability of osteochondritis dissecans in the knee and ankle. Skeletal radiology. 1996;25:159–63.
16. Brittberg M, Winalski CS. Evaluation of cartilage injuries and repair. J Bone Joint Surg Am. 2003;85-A Suppl 2:58–69.
17. Pascual-Garrido C, Moran CJ, Green DW, Cole BJ. Osteochondritis dissecans of the knee in children and adolescents. Current opinion in pediatrics. 2013;25:46–51.
18. Kocher MS, Czarnecki JJ, Andersen JS, Micheli LJ. Internal fixation of juvenile osteochondritis dissecans lesions of the knee. Am J Sports Med. 2007;35:712–8.
19. Gudas R, Simonaityte R, Cekanauskas E, Tamosiunas R. A prospective, randomized clinical study of osteochondral autologous transplantation versus microfracture for the treatment of osteochondritis dissecans in the knee joint in children. Journal of pediatric orthopedics. 2009;29:741–8.

Romain Seil, Alexander Hoffmann, Dietrich Pape

10 Kindliche Meniskusverletzungen

Die Mehrzahl der Meniskusläsionen bei Kindern sind traumatischen Ursprungs, wie z. B. im Zusammenhang mit einer Ruptur des vorderen Kreuzbandes, oder treten als Fehlformen auf, wie dies am häufigsten bei Scheibenmenisken beobachtet wird. Klinisch machen sie sich am ehesten in Form von Gelenkblockaden, durch Hinken oder eine Schwellneigung bemerkbar. Die Möglichkeiten der operativen Behandlung sind zum einen die partielle oder die totale Meniskektomie, zum anderen die Meniskusnaht. Letztere sollte bei Kindern, wenn immer möglich, angestrebt werden. Im Falle eines resezierenden Eingriffs gilt das Prinzip, so viel wie möglich Gewebe des betroffenen Meniskus zu erhalten, um zukünftigen degenerativen Gelenkschäden vorzubeugen. Für die partielle Meniskektomie wurden in der Literatur gute Ergebnisse beschrieben; Langzeitergebnisse sind jedoch charakterisiert mit frühen degenerativen Gelenkveränderungen. **Die Meniskusnaht zeigt bei geeigneter Indikation in der überwiegenden Mehrzahl der Fälle zufrieden stellende Resultate, selbst bei nur unvollständig verheilter Läsion.** Genähte Menisken können bei Kindern auch im mittelfristigen Verlauf in bis zu 80 % der Fälle erhalten bleiben. Der Bandstatus hat einen wichtigen Einfluss auf das Resultat der Meniskusnaht. Von isolierten Meniskusnähten ohne begleitende stabilisierende Maßnahme des Bandapparates sollte abgesehen werden, da die Rezidivrate in diesen Fällen zu hoch ist. Demgegenüber werden besonders hohe Heilungsraten bei Meniskusnähten mit kombiniertem vorderem Kreuzbandersatz beschrieben.

Einigen spezifischen Meniskusläsionen, die sowohl bei Kindern als auch bei Erwachsenen auftreten können, wurden bis vor kurzem in der orthopädischen Literatur nur wenig Beachtung geschenkt. Hierzu gehören Instabilitäten des Außenmeniskushinterhornes, Läsionen der Meniskuswurzel, isolierte Radiärrisse des Außenmeniskus sowie meniskokapsuläre Risse, die bei der präoperativen Bildgebung und bei der Standardarthroskopie leicht zu übersehen sind. Im vorliegenden Kapitel werden diese Läsionstypen eingehend vorgestellt und ihre Reparaturtechniken – seien es klassische oder innovative – beschrieben.

10.1 Einleitung

Die Bedeutung des Meniskus zur Arthroseprävention und insbesondere die Notwendigkeit des Erhalts dieser wertvollen anatomischen Struktur ist derzeit anerkanntes Allgemeinwissen. Es ist auch bekannt, dass das Heilungspotential bei Kindern höher ist als bei Erwachsenen, weswegen die Indikation zur Reparation von Meniskusläsionen bei Kindern und Jugendlichen sehr großzügig gestellt werden sollte. Eine totale Meniskektomie muss im Kindes- und Jugendalter die absolute Ausnahme bleiben. Das

Hauptprinzip der operativen Behandlung des Meniskus ist, so viel wie möglich Meniskusgewebe zu erhalten, um die daraus folgende Mehrbelastung des Gelenkknorpels zu minimieren, da eine totale Meniskektomie zwangsläufig die Arthrosebildung im tibiofemoralen Kompartiment begünstigt [1; 21; 23; 38].

Dennoch können immer wieder Meniskusläsionen bei Kindern beobachtet werden, bei denen entweder die Läsion nicht den Reparaturkriterien der Erwachsenen entspricht oder der Arthroskopeur an die Grenzen der technischen Möglichkeiten der Meniskusrekonstruktion gelangt. Ziel des vorliegenden Kapitels soll es auch sein, einige diese spezifischen Läsionen und Grenzindikationen zur Reparatur genauer zu beschreiben und auf neuere Reparaturtechniken einzugehen.

10.2 Pathomorphologie und Diagnostik

Pathomorphologisch entsprechen die Meniskusläsionen bei Kindern häufig einem eingerissenen Scheibenmeniskus oder einem peripherer Riss (66). Meist treten sie erst nach dem 12. Lebensjahr auf. Während im Adoleszentenalter häufiger traumatische Läsionen vorliegen, überwiegen im jüngeren Alter die kongenitalen Pathologien.

Die klinische Diagnose einer Meniskusläsion kann sich bei Kindern schwierig gestalten, da diese häufig die Schwere ihrer Verletzung nicht adäquat beschreiben können [66]. Unter Umständen werden unspezifische Beschwerden wie Druckschmerzen im Bereich der Gelenklinie, Schnappphänomene oder Einklemmungserscheinungen gefunden. Jeder dritte posttraumische Hämarthros ist mit einer Meniskusläsion assoziiert. Findet sich ein Streckdefizit bei Kindern ohne vorausgegangenes Trauma, liegt oft ein Scheibenmeniskus als zu Grunde liegende Pathologie vor.

Differentialdiagnostisch sollte bei Kniebeschwerden im Kindesalter – je nach Altersabschnitt – an mögliche Hüftpathologien wie der Morbus Perthes oder eine Epiphysiolysis capitis femoris gedacht werden. Patellofemorale Beschwerden sind ebenfalls nicht untypisch und müssen klinisch ausgeschlossen werden.

Röntgenbefunde sind typischerweise unauffällig, sie sind jedoch unerlässlich, um knöcherne Verletzungen wie beispielsweise osteochondrale Läsionen oder eine Osteochondrosis dissecans auszuschließen. Des Weiteren können sie Hinweise auf patellofemorale Beschwerden geben, wenn sich beispielsweise radiologische Hinweise auf eine Trochleadysplasie zeigen. Die Kernspintomographie ist die Methode der Wahl zur nicht invasiven Verifikation der Diagnose der Meniskusläsion. Allerdings müssen dem behandelnden Arzt die häufigen Signalveränderungen im Bereich des Hinterhornes bekannt sein, welche durch eine Hypervaskularisation zu Stande kommen können [21; 64]. Bei asymptomatischen Kindern unter 10 Jahren konnten in über 80 % der Fälle 2. und 3. gradige Signalveränderungen im Hinterhorn gefunden werden [64] (Abb. 10.1). Mit zunehmendem Alter sank diese Prävalenz auf ca. 30 % bei 15-jährigen Probanden. Dies führt dazu, dass solche Bilder als falsch positiv bewertet werden können. Auch wenn die Kernspintomographie wichtige Hinweise bezüglich der Rissform und des restlichen Kniestatus ermöglicht, kann die definitive therapeutische Entscheidung erst intraoperativ nach der Stabilitätsprüfung des Meniskus mit dem Tasthaken erfolgen.

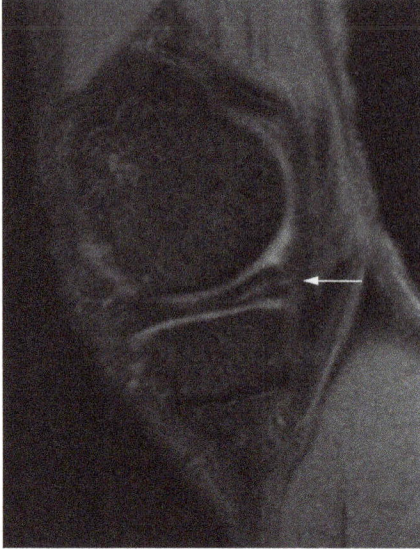

Abb. 10.1: Hypervaskularisierter Meniskus im Bereich des Innenmeniskushinterhornes, welcher nicht mit einer Innenmeniskushinterhornläsion verwechselt werden darf.

10.3 Allgemeine Behandlungsmöglichkeiten und Kriterien für den Meniskuserhalt

Wie bei erwachsenen Patienten gibt es auch bei Kindern 4 Optionen zur Behandlung einer nachgewiesenen Meniskusläsion: Die partielle und die totale Meniskektomie, die Meniskusnaht und das Belassen der Läsion [22].

Nicht alle Meniskusläsionen verursachen klinische Symptome. Partialläsionen und kleine (<5 mm) komplette vertikale Läsionen können daher unversorgt bleiben, wenn die innere Portion des Meniskus unter Zug mit dem Tasthaken stabil ist. Bei traumatischen, longitudinalen Schäden (<10 mm) im vaskularisierten Bereich des Meniskus kann erwogen werden, sie in einer Orthese ruhig zu stellen, um eine spontane Heilung des Meniskus zu ermöglichen. In der Regel werden longitudinale Läsionen jedoch mit einer Meniskusnaht oder einer partiellen Meniskektomie behandelt, insbesondere dann, wenn sie sich bei der Arthroskopie als instabil erweisen. Dies trifft meistens bei Läsionen von mehr als 7 mm zu [66]. Longitudinale Meniskusrisse in der vaskulären Zone ohne einen größeren degenerativen Schaden sollten rekonstruiert werden.

Horizontale und Korbhenkelläsionen sollten wenn möglich ebenfalls mit einer Meniskusnaht versorgt werden [3]. Relative Indikationen für ein reparatives Vorgehen beinhalten zentrale Läsionen mit einer unklaren Durchblutung und Läsionen mit einem sichtbaren degenerativen Schaden der Meniskussubstanz.

Bei Kindern sollte die Indikation zur Meniskusnaht möglichst großzügig gestellt werden mit dem Ziel, frühzeitigen degenerativen Gelenkschäden vorzubeugen. Anhand der guten Resultate, die mit einer Naht von Läsionen der avaskulären Zone beschrieben wurden ist es nahe liegend, dass Kinder möglicherweise ein größeres Heilungspotential besitzen. Noyes und Barber-Westin [50] veröffentlichten Ergebnisse von 71 arthroskopisch durchgeführten Meniskusnähten bei Kindern und Jugendlichen mit einem Alter von 9–19 Jahren. Sie fanden in 75% gute klinische Resultate ohne Beschwerden. In der Untergruppe mit gleichzeitiger vorderer Kreuzbandersatzplastik zeigten sich sogar 87% gute Resultate nach 58 Monaten Nachuntersuchungszeit. Untersuchungen aus Frankreich zeigten anhand von Kaplan-Meier Kurven, dass bei nicht-resezierenden Maßnahmen nach 5 Jahren von einer Erfolgsrate von 79,5% ausgegangen werden kann [2].

Eine partielle Meniskektomie ist in der Regel bei irreparablen Meniskusschäden wie einem Lappenriss, einem radiären Riss oder einem komplexen Riss erforderlich. In diesen Fällen müssen die instabilen Anteile des Meniskus entfernt werden, um einen stabilen Restmeniskus zu belassen, welcher noch eine möglichst gute Funktion aufweisen sollte. Reicht der Radiärriss bis an die Meniskusbasis, kann man von einem funktionellen Meniskusverlust ausgehen. Insbesondere bei jungen Kindern mit hohem Heilungspotential kann bei dieser seltenen Läsion ein Reparaturversuch unternommen werden. Eine totale Meniskektomie muss im Kindes- und Jugendalter die absolute Ausnahme bleiben. Sie kann dann erforderlich werden, wenn die Meniskussubstanz aufgrund einer chronischen Läsion derart verändert ist, dass sie nicht mehr repariert werden kann.

Das fundamentale Prinzip der operativen Behandlung des Meniskus ist, so viel wie möglich Gewebe zu erhalten, um die daraus folgende Mehrbelastung des Gelenkknorpels zu minimieren, da eine totale Meniskektomie zwangsläufig die Arthrosebildung im tibiofemoralen Kompartiment begünstigt [45]. Eine weitere Rolle spielt neben dem Knorpelstatus und der Beinachse auch die Präsenz von Begleitverletzungen. In Kniegelenken mit einer begleitenden vorderen Kreuzbandinsuffizienz ist eine verzögerte Versorgung mit einer erhöhten Rate an sekundären Meniskusläsionen assoziiert, insbesondere im medialen Kompartiment [8; 33; 47]. Die Erfolgschance einer Meniskusnaht in einem kreuzbandinsuffizienten Kniegelenk ist denkbar ungünstig. Deswegen sollte eine Meniskusreparation wenn immer möglich gleichzeitig mit einer vorderen Kreuzbandplastik erfolgen [10; 27].

10.4 Allgemeine Prinzipien der Operationstechnik

Die Arthroskopie kindlicher Kniegelenke ist anspruchsvoller als beim Erwachsenen und sollte deswegen erfahrenen Operateuren vorbehalten sein. Vor jedem Eingriff sollte zunächst eine Narkoseuntersuchung zur Stabilitätstestung erfolgen. Die Positionierung des Patienten entspricht der einer Arthroskopie eines Erwachsenen bis auf die Ausnahme, dass bei geringerem Beinumfang eine besondere Aufmerksamkeit auf die adäquate Anlage bei der Verwendung eines Beinhalters bzw. einer Blutsperre gelegt werden sollte. Standardmäßig wird ein 4,5 mm Arthroskop mit einer 30° Optik eingesetzt. Gerade in sehr kleinen Kniegelenken kann aber ein 2,7 mm Arthroskop vorteilhaft sein [15]. Zur Evaluation der posterioren Anteile des Kniegelenkes kann es gelegentlich sinnvoll sein, auf eine 70° Optik zu wechseln, insbesondere dann, wenn eine meniskokapsuläre Refixation erfolgen soll. Besonders in kindlichen Kniegelenken ist es essentiell, alle Standard-Arthroskopie-Instrumente inklusive Stanzen mit verschiedenen Biegungen und kleiner Shaver (3,5 mm) zur Verfügung zu haben, um die Gefahr möglicher Knorpelläsionen zu minimieren. Bei der Portalanlage muss beachtet werden, dass das Gelenkvolumen deutlich geringer ist als bei einem Erwachsenen. Nach Anlage des anterolateralen Kameraportals werden die Arbeitsportale wie im Erwachsenenknie unter arthroskopischer Sicht mit einer „Außen-Innen"-Nadeltechnik angelegt. Beim routinemäßigen „Rundgang" im Kniegelenk sollte auf eine gute Dokumentation der Befunde geachtet werden.

10.5 Lateraler Scheibenmeniskus

Symptomatische Scheibenmenisken sind nicht selten. Erstmalig beschrieben wurden sie von Young [73]. Sie sind häufiger in der asiatischen Bevölkerung [19; 59]. In etwa 25 % der Fälle sind sie bilateral aufzufinden. Mediale Scheibenmenisken [18; 26] und ringförmige Menisken [12; 49] sind andere anekdotisch beschriebene Fehlformen. Ein lateraler Scheibenmeniskus ist die erste Hypothese, die bei einem Streckdefizit oder einem Schnappphänomen in einem kindlichen Kniegelenk ohne vorangegangenes Trauma in Erwägung gezogen werden sollte (Abb. 10.2).

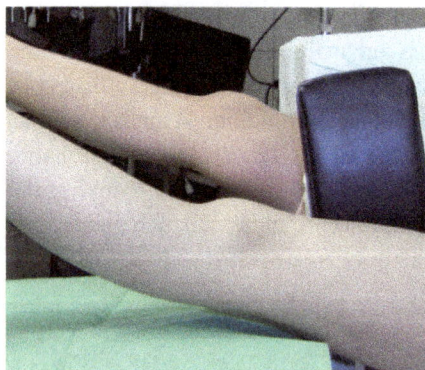

Abb. 10.2: Passives Streckdefizit des zu operierenden rechten Beines bei symptomatischem Scheibenmeniskus. Das 6-jährige Kind wurde aufgrund eines seit 6 Monaten bestehenden spontanen Streckdefizits von 20° überwiesen.

Nicht selten findet sich bei der Untersuchung ein Extensionsdefizit auch ohne ein vorausgegangenes Trauma. Das Schnappen stammt vom Einklemmen des etwas dickeren und härteren zentralen Teils des Meniskus oder von der Instabilität des Vorder- oder Hinterhorns. Röntgenbilder sind häufig unauffällig, können aber eine Erweiterung des lateralen Gelenkspaltes, eine Abflachung des lateralen Femurkondylus, eine Hypoplasie der Eminentia intercondylaris lateralis oder eine Konkavität und ein Abfallen des lateralen Tibiaplateaus zeigen [20]. Das MRT ist das diagnostische Verfahren der Wahl. Asymptomatische Scheibenmenisken sind häufig Zufallsbefunde im Rahmen einer MRT-Untersuchung. Sie sollten belassen und der Patient sollte über den Befund informiert werden. Die derzeit gängigsten Klassifikationssysteme stammen von Watanabe [67] und Ahn [6], welcher auf einige neuartige und klinisch relevante Faktoren hinwies. Er beschrieb eine neue MRT-Klassifikation mit 4 Typen von lateralen Scheibenmenisken: normale sowie anterozentral, posterozentral und zentral dislozierte Scheibenmenisken. Bei letzteren mussten in über 50 % der Fälle subtotale Meniskektomien durchgeführt werden, während in den anderen Fälle eine höhere Rate an Meniskuserhalt erzielt werden konnte mit häufigen posterioren oder anterioren Kapselrefixationen. Dies war im Einklang mit neueren Arbeiten von Good und Klingele [32; 38], die auf die peripheren Instabilitäten bei Scheibenmenisken hingewiesen haben. In der Arbeit von Good [32] ließ sie sich in 47 % der Fälle im Vorderhorn, in 11 % der Fälle im mittleren Segment und in 39 % der operierten Scheibenmenisken im Hinterhornbereich nachweisen. Nach der Partialresektion des Scheibenmeniskus wird demnach häufig eine zusätzliche Refixation an die periphere Kapsel empfohlen. Wie bereits erwähnt sollten Scheibenmenisken heute nicht mehr systematisch komplett meniskektomiert werden [28]. Die Präservierung des Meniskus mit partieller Meniskektomie, Meniskoplastie oder Rekonturierung und peripherer meniskokapsulärer Stabilisierung durch Nähte ist das Verfahren der Wahl [13; 32; 38; 54; 72]. Der Scheibenmeniskus weist im Vergleich zum normalen Meniskus einige Besonderheiten auf. Er ist in der Regel dicker und von härterer Konsistenz und weist eine schlechtere Durchblutung auf [37]. In einem hohen Prozentsatz findet sich ein begleitender Meniskusriss [4] oder eine anormale periphere Verankerung. Nach Stabilitätsprüfung ist das Ziel, durch eine sparsame partielle Resektion eine möglichst anatomische Meniskusform zu erreichen (engl.: *saucerization procedure*). Die Resektion erfolgt dann mittels Stanzen und Synovial-Shaver. Durch die Enge der kleinen Kniegelenke und dem Volumen des Scheibenmeniskus wird das Erreichen von optimalen Sichtverhältnissen erschwert. Ist die festere Oberschicht des Meniskus reseziert, geht die weitere Geweberesektion durch die inhomogene Organisation der Kollagenbündel leichter vonstatten [53]. Risse im Scheibenmeniskus werden häufig erst nach der initialen zentralen Resektion sichtbar [4]. Insbesondere muss darauf geachtet werden, die Resektion nicht in den Popliteusschlitz zu verlängern, was einer kompletten funktionellen Meniskektomie gleichkäme. Auch sollte eine Randleiste von 8–10 mm belassen werden. Wenn möglich erfolgt die Refixation des Meniskus an die periphere Kapsel beispielsweise über „Außen-Innen-Nähte" oder über intraartikuläre Refixationsverfahren. Vor Beendigung der Arthroskopie erfolgt eine erneute Stabilitätsprüfung mit dem Tasthaken. Eine Restinstabilität der peripheren Randleiste kann Schnappphänomene und Schmerzen produzieren. Im Langzeitverlauf wurde die Assoziation mit einer sekundären Osteochondritis dissecans des lateralen Femurkondylus beschrieben [24; 34; 47; 48]. Erste längerfristigen Ergebnisse nach Meniskuspräservation zeigen aber weiterhin degenerative Veränderungen in bis zu 40% der Fälle nach 10 Jahren, auch wenn die klinischen Ergebnisse gut sind [7; 71].

10.6 Meniskusläsionen in stabilen Kniegelenken

Die Behandlung von Meniskusläsionen in Kniegelenken ohne begleitende Bandläsion erfolgt analog zu der im Erwachsenenknie. Als Besonderheit sind Poplitealzysten zu erwähnen, welche sich typischerweise in Kindern vor dem 12. Lebensjahr als meist schmerzlose Masse präsentieren. In der Regel sind diese nicht mit einer intraartikulären Pathologie vergesellschaftet und verschwinden häufig spontan. Daher sollten diese zunächst nur beobachtet werden [39, 57]. Dennoch sollte beim Vorliegen einer Poplitealzyste eine Kernspintomographie erfolgen, um eine intraartikuläre Pathologie auszuschließen.

Auch wenn nur verhältnismäßig wenige Arbeiten in der Literatur die Ergebnisse von Meniskusresektionen bei Kindern untersuchten, scheinen die Resultate zumindest mit denen im Erwachsenenalter vergleichbar zu sein. Die meisten Autoren beschreiben initial gute Resultate in über 90% der Patienten bei einer Meniskektomie, diese ist jedoch assoziiert mit dem vermehrten Auftreten von degenerativen Veränderungen und der Reduktion der Aktivität, insbesondere dann, wenn der laterale Meniskus involviert ist. Mit der Länge des Nachuntersuchungszeitpunktes nehmen die Schäden an Schwere zu [45].

Manzione et al. [43] untersuchten die Ergebnisse der Meniskektomie in Kindern mit einem durchschnittlichen Alter bei Operation von 15 Jahren. In 17 von 20 Fällen wurde eine totale Meniskektomie durchgeführt. Nach einem durchschnittlichen Nachuntersuchungszeitpunkt von 5.5 Jahren (3 – 14) zeigten nur 40% exzellente oder gute Resultate. 80% wiesen im Röntgenbild degenerative Veränderungen auf. Diese Resultate wurden von Räber [55] und Okazaki [51] bestätigt, die ebenfalls erhöhte degenerative Veränderungen nach Meniskektomie bei Kindern beschrieben. McNicholas et al. [45] berichteten in einer prospektiven 30-Jahres-Nachuntersuchungs-Studie die Ergebnisse von 63 Patienten mit einem durchschnittlichen Alter von 16 Jahren zum Zeitpunkt der Meniskektomie. Trotz einer hohen Arthroseprävalenz waren 71% der Patienten mit dem Ergebnis der Operation nach 30 Jahren zufrieden. Allerdings zeigten sich nach 17 Jahren bereits doppelt so viele degenerative Veränderungen wie in der nicht operierten Gegenseite des Patienten, nach 30 Jahren waren es dreimal so viele. Die schlechtesten Resultate zeigten die Kniegelenke mit bilateraler Meniskektomie, gefolgt von den Gelenken mit lateraler Meniskektomie mit nur noch 47% guten oder exzellenten Resultaten. Auch wenn diese frühen Arbeiten zur resezierenden Meniskuschirurgie initial zum Teil gute funktionelle Ergebnisse zeigten, sind die langfristigen Resultate insbesondere in Bezug auf die Arthroserate inakzeptabel. Die Konsequenz daraus ist das fundamentale Prinzip in der Behandlung der kindlichen Meniskusläsionen, so viel Meniskusgewebe wie möglich zu erhalten, um die daraus resultierenden degenerativen Schäden möglichst zu minimieren.

Die Reparatur des Meniskus kann diese Veränderungen im Gelenk möglicherweise verhindern. Die Langzeitergebnisse sowohl von offenen als auch von arthroskopischen Meniskusnähten am stabilen Knie berichten von einer Heilungsrate von 65–92% bei reparierbaren Meniskusläsionen [42]. Accadbled et al. [2] untersuchten die Ergebnisse von arthroskopisch-assistierten Meniskusrekonstruktionen bei Kindern. Nach einer durchschnittlichen Nachuntersuchungszeit von 3 Jahren waren 7 von 9 Patienten komplett beschwerdefrei. 8 Patienten zeigten ein normales Knie im IKDC Score (A). Der Lysholm Score verbesserte sich von 65 auf 96 Punkte. 8 Patienten konnten entweder mit einem Arthro-CT (3) oder einem Kernspintomogramm (5) nachuntersucht werden. Die 3 Menisken, welche mit dem Arthro-CT nachuntersucht wurden, zeigten eine komplette Heilung, die mit dem MRT nachuntersuchten Menisken zeigten nur bei 2 Patienten Abnormalitäten.

10.7 Meniskusläsionen in VKB-insuffizienten Kniegelenken

Während die Art der operativen Behandlung der Meniskuspathologie im Wesentlichen der eines adulten Kniegelenkes entspricht, ist die Technik der vorderen Kreuzbandersatzplastik dem Alter des Patienten anzupassen, um die Wachstumsfugen möglichst zu schonen. Des Weiteren sollte eine genaue arthroskopische Inspektion des Kniegelenkes erfolgen, um mögliche Begleitpathologien nicht zu übersehen.

Wie bei Erwachsenen auch, betreffen VKB-assoziierte Meniskusläsionen sowohl den medialen als auch den lateralen Meniskus, und hier insbesondere den Hinterhornbereich. Bei gleichzeitig durchgeführten VKB-Ersatzplastiken konnte in mehreren Arbeiten ein Zusammenhang mit dem Zeitintervall zwischen Unfall und Operationszeitpunkt gefunden werden [29; 36; 41; 69]. Je länger diese Dauer war, umso häufiger fanden sich Läsionen des Innenmeniskushinterhornes, dem Sekundärstabilisator des Kniegelenkes in Abwesenheit des VKB's. Noch nicht geklärt werden konnte, ob es sich hierbei um einen kausativen Zusammenhang handelt, oder ob es sich bei den sekundären Meniskusläsionen lediglich um eine Negativauslese von vorgeschädigten, initial asymptomatischen medialen Menisken handelte. In der Tat konnte bei dem bislang einzigen prospektiv erhobenen Patientenkollektiv mit VKB-Ruptur gezeigt werden, dass nach zwei Jahren lediglich 17% der jungen Patienten eine sekundäre Meniskusläsion entwickelten. Es ist unklar, ob diese sekundären Meniskusläsionen durch eine frühzeitige VKB-Plastik hätten verhindert werden können. Dies ist insbesondere deswegen der Fall, da die Rerupturrate bei Meniskusreparationen, welche mit einer VKB-Plastik assoziiert waren, in einigen Studien vergleichbar hoch ist [40; 56; 60]. Bei dislozierten Korbhenkelläsionen lag sie sogar noch höher [40]. Schmitt et al. zeigten, dass sich mehr als 80% der Rerupturen inerhalb des ersten Jahres nach

Meniskusreparatur und VKB-Plastik ereigneten [56]. Dies lässt schlussfolgern, dass die Wiederaufnahme von sportlichen Aktivitäten bei Kindern und Jugendlichen noch vorsichtiger gehandhabt werden sollte als bei Erwachsenen. Die generell gute Qualität der Menisken in diesem Alter führt dazu, dass auch bei Rezidivrupturen ein erneuter Reparationsversuch empfohlen werden kann [60].

Basierend auf frühen Studien, die alle hohe Rerupturraten beschrieben, kann eine isolierte Meniskusreparatur ohne gleichzeitige VKB-Plastik heute nicht mehr empfohlen werden [17; 35].

10.8 Spezifische Läsionen und Behandlungsmöglichkeiten

10.8.1 Wurzelläsionen

Läsionen der Meniskuswurzel, d. h. der meniskotibialen Insertionszone, wurden zu Beginn der 1990er Jahre durch Berg [14] und Pagnani [52] beschrieben. Danach sind sie etwas vergessen worden, und seit wenigen Jahren wurde ihnen wieder eine grössere Beachtung geschenkt. Es handelt sich hierbei um einen ligamentären oder knöchernen Ausriss der meniskotibialen Insertion der Hinterhörner beider Menisken. Letztere scheinen mit den damals beschriebenen Meniskusossikeln identisch zu sein. Durch ihren posterioren Ausriss verlieren diese Menisken ihre kompletten biomechanischen Fähigkeiten, und es kommt zum sogenannten Phantommeniskus. Bei Belastung kommt es zu einer bedeutenden Zunahme der Druckkräfte auf den Knorpel und zu einer Abnahme der tibiofemoralen Auflagefläche, ähnlich wie dies bei einer kompletten Meniskektomie beobachtet wird [9; 44]. Bei jungen Patienten handelt es sich am ehesten um traumatische Läsionen, die medial häufig isoliert und lateral am ehesten in Begleitung einer Kreuzbandläsion auftreten [10]. Darüber hinaus wurden mediale Wurzelläsionen auch im Zusammenhang mit multiligamentären Kniegelenkverletzungen beschrieben [25]. Frische Wurzelläsionen des Innenmeniskushinterhornes sind häufig durch eine anteromediale Extrusion des Meniskus zu erkennen. Bei gestrecktem Kniegelenk steht der Meniskus in diesem Bereich um zirka 3 – 4 mm über den Rand des Tibiaplateaus über. In manchen Fällen kann diese Extrusion klinisch ertastet werden, indem der Untersucher einen Varusstress bei gestrecktem Kniegelenk ausübt [58]. Eine partielle Meniskektomie bei diesen Läsionen durchzuführen, so wie es zu Beginn von Pagnani [52] beschrieben wurde, kann schnell zu einem rapiden Knorpelverschleiss führen. Dies kann heute nicht mehr empfohlen werden. Erste ermutigende Berichte von erfolgreichen Wurzelrefixationen lassen uns diese Vorgehensweise systematisch empfehlen. Dies kann entweder direkt mit Hilfe eines Knochenankers oder über transtibiale Tunnel und einer extrakortikalen Fixation erfolgen. In unserem eigenen Krankengut ziehen wir letztere Option bei Typ I Läsionen vor. Wir armieren zuerst das Hinterhorn mit Zugfäden, über die der Meniskus extrakortikal fixiert wird. Danach wird ein Zieldraht an die ehemalige Insertionsstelle über ein VKB-Zielgerät eingeführt und mit dem gewünschten Durchmesser (4 – 5 mm) überbohrt. Anschließend werden die Armierungsfäden durch den Tunnel nach außen gelegt und extrakortikal über einen Nahtknopf (z. B. Suture disc, Aesculap, Tuttlingen oder Endobutton, Smith & Nephew) geknüpft.

Laterale Wurzelläsionen treten, wie bereits angemerkt, meist im Rahmen einer Kniedistorsion mit begleitender – meist vorderer – Kreuzbandverletzung auf. Ihre Häufigkeit wird auf za. 7% aller VKB-Läsionen geschätzt. Auch hier gibt es verschiedene Schadensmuster, die in derzeit 2 Klassifikationen beschrieben wurden. West et al. [68] haben 3 Läsionstypen vorgeschlagen: beim Typ I handelt es sich um Avulsionsverletzungen der Wurzel, Typ II Läsionen sind Radiärrisse, die weniger als 1 cm von der Wurzel entfernt liegen, und die Läsionen vom Typ III sind komplex mit radiärer und vertikaler Komponente. Ahn et al. [5] unterteilten die Läsionen ebenfalls in 3 Typen: ein der Läsion Typ III nach West ähnlicher Komplexriss, ein Längsriss, der sich von der Wurzel zum Popliteusschlitz hinzieht, sowie einer Radiärläsion, die die Wurzel in 2 Teile spaltet (ähnlich dem Typ II nach West). Nach unser eigenen Erfahrung findet man letztere häufig mit der Präsenz eines meniskofemoralen Ligamentes – meist dem anterioren nach Humphrey – assoziiert. Letzteres ist dann das einzig verbleibende stabilisierende Element des Außenmeniskushinterhornes. Durch diese Längsspaltung des Meniskusgewebes kommt es dementsprechend zu einer Hinterhornaufhängung wie beim Scheibenmeniskus nach Wrisberg – allein über die meniskofemorale Aufhängung. Nach Brody et al. [16] sei die Präsenz dieses Ligamentes mit einer geringeren Meniskusextrusion korreliert, was darauf hindeutet, dass die Stossdämpferfunktion des Meniskus weiterhin Bestand hätte. Dennoch haben Ahn et al. [5, 6] begonnen, diese Läsionen wenn immer möglich in Akutfällen zu reparieren.

Wir konnten diese Läsionsart regelmäßig auch bei Kindern beobachten und reparieren sie, wenn immer möglich, mit. Auch wenn ihre Häufigkeit, ihre biomechanischen Konsequenzen auf die langfristige Meniskusfunktion und die Ergebnisse der Reparation noch nicht definitiv geklärt werden konnten, verdienen diese Läsionen in Zukunft eine größere Aufmerksamkeit.

10.8.2 Radiärrisse des lateralen Meniskus

Seit der Erstbeschreibung der Naht eines Radiärrisses durch van Trommel [65] kam es nur zu Einzelfallbeschreibungen dieser typischen Art der Läsion [65; 70]. Es handelt sich hierbei um einen isolierten, traumatischen Radiärriss des lateralen Meniskus, der meist im Bereich der Pars intermedia lokalisiert ist und sich bis in den Popliteusschlitz verlängern kann. Bei 3 von 5 Patienten konnten van Trommel et al. eine gute Einheilung feststellen, und dies trotz biologisch ungünstigen Voraussetzungen aufgrund einer schlechten Durchblutung in diesem Areal. Die Patienten aus der zitierten Arbeit waren zwischen 18 und 22 Jahren alt. Wiederholt konnten wir diese Rissform aber auch bei jüngeren, adoleszenten Sportlern oder Kindern anlässlich eines verhältnismäßig geringen Verdreh- oder Stauchungstraumas feststellen. Reicht der Riss bis zur Randleiste, ist der Meniskus biomechanisch nicht mehr funktionell. Ziel ist es demnach, eine stabile Randleiste wiederherzustellen. Es ist anzunehmen, dass dies eine genügende biomechanische Funktion erlaubt, auch wenn der Operateur dabei riskiert, dass der Meniskus zumindest in der zentralen, avaskulären Zone nicht komplett einheilt.

10.8.3 Instabilität des Außenmeniskushinterhornes

Diese Läsionen sind zwar selten, finden sich aber dennoch regelmäßig bei Kindern und Jugendlichen – wie auch bei Erwachsenen – wieder. Ihnen wurde bislang nur wenig Aufmerksamkeit in der Literatur geschenkt, was wahrscheinlich auf die Abwesenheit offensichtlicher struktureller Schäden zurückzuführen ist und das Problem häufig nur durch die arthroskopische Überprüfung der Stabilität des Außenmeniskushinterhornes mit dem Tasthäkchen verifiziert und erkannt werden kann. Eine Verschiebbarkeit des Hinterhornes über den Äquator des lateralen Femurkondylus sollte deshalb als pathologisch angesehen werden. Diese Instabilitäten können entweder isoliert oder mit VKB-Läsionen assoziiert sein. Simonian et al. [61] haben die spezifische Anatomie der Aufhängung des Außenmeniskushinterhornes mit den popliteomeniskalen Fasern und ihrer Darstellung im MRT beschrieben. George und Wall [31] berichteten über ein 9-jähriges Kind mit einer symptomatischen Instabilität, welche sie mit einer Außen-Innen-Naht stabilisierten. Über einen ähnlichen Fall wurde von Garofalo bei einem 19-jährigen Fussballer berichtet [30]. Klinisch finden sich in diesen Fällen rezidivierende Blockierungen, die manchmal auch als Patellaluxationen oder -subluxationen fehlgedeutet werden können [11]. In manchen Fällen sind diese Instabilitäten mit Lappenrissen im Vorder- oder Hinterhorn assoziiert, die riskieren, die Instabilität zu übersehen. In unserem Krankengut führen wir bei solchen Fällen eine spezifische Reparationstechnik durch, in Form von einer Assoziation einer Außen-Innen-Naht mit einer rein intraartikulären Naht mit dem Meniscal Viper (Fa. Arthrex, Karlsfeld, D) oder Hybridimplantaten wie z. B. dem FasTFix (Smith & Nephew, Andover, USA). Wir haben diese Technik seit 2008 entwickelt und mittlerweile bei za. 15 Patienten angewandt, der Jüngste davon war 11 Jahre alt. Komplikationen wurden keine beobachtet. Bei den Fällen mit einer isolierten Instabilität wurden, ähnlich wie in der Serie von Arendt et al. [11], über keine weiteren Schnappphänomene berichtet.

10.8.4 Meniskosynoviale Läsionen

Wie die Wurzelläsionen, die Radiärrisse und die Instabilitäten des Außenmeniskushinterhornes wurde den meniskosynovialen oder meniskokapsulären Läsionen bislang nur wenig Beachtung geschenkt. Dies liegt daran, dass sie arthroskopisch nur schwer zu erkennen und nur dann zu finden sind, wenn man sie durch eine spezifische Inspektion des posterioren Kompartiments aufsucht. Auch die Kernspintomographie ist nicht ausreichend für die Diagnosestellung. Hierzu muss man das Arthroskop am

90° gebeugten Kniegelenk – unter dem hinteren Kreuzband für den medialen posterioren Rezessus und unter dem vorderen Kreuzband für den lateralen Rezessus – nach
dorsal führen, um eine ausreichende Sicht auf die kapsuläre Aufhängung des jeweiligen Hinterhornes zu erhalten. In manchen Fällen muss man das Arthroskop über ein
posteromediales Portal einführen, um die Läsion komplett einsehen zu können
(Abb. 10.3). Im deutschsprachigen Raum wurden sie von Strobel beschrieben [63], der
sie als sogenannte Rampenläsionen bezeichnete. Er beschrieb komplette und inkomplette Läsionen, die meist im Rahmen von Kniedistorsionen mit begleitenden
Kreuzbandrupturen vorgefunden wurden. Spezifische Reparationstechniken wurden
u. E. nach bislang nicht beschrieben. In unserem eigenen Krankengut kommen sie in
ca. 10 – 20 % der Operationen am vorderen Kreuzband vor. In etwa 90 % der Fälle ist der
mediale Meniskus betroffen.

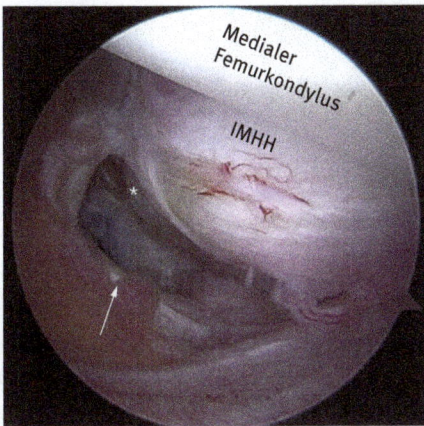

Abb. 10.3: Meniskosynoviale oder meniskokapsuläre Läsion (Pfeil) bei chronischer Instabilität nach nicht diagnostizierter VKB-Läsion (Sicht
durch ein posteromediales Portal in ein linkes
Kniegelenk am 90° gebeugten Kniegelenk eines
12-jährigen Jungen). *=mediales Tibiaplateau;
IMHH = Hinterhorn des Innenmeniskus.

Im MRT sind meniskosynoviale Läsionen – wenn überhaupt – nur sehr schlecht
einsehbar, was darauf zurückzuführen ist, dass die MRT Untersuchungen am ge-
streckten Kniegelenk durchgeführt werden, wenn der posteriore Rezessus geschlossen
ist. Bei zunehmender Kniebeugestellung öffnet sich das hintere Kompartiment, was
dazu führt, dass der Spalt zwischen Meniskus und posteriorer Gelenkkapsel progressiv
grösser wird. In vielen Fällen konnte so arthroskopisch beobachtet werden, dass die
hintere Kapsel auch bei zunehmender Streckung des Kniegelenks derart vom Meniskus
losgelöst war, dass ein vom ventralen Kompartiment ausgehender Refixationsversuch
mit Implantaten keine Aussicht auf Erfolg gehabt hätte. Demnach ist es unseres Er-
achtens nach sinnvoll, diese Läsionen direkt von dorsal anzugehen und über ein
posteromediales Portal zu fixieren. Hierzu führen wir am 90° gebeugten Kniegelenk
und unter ventraler Sicht mit dem 30° Arthroskop eine Nadel ein, um dann mit dem
15er oder 11er Hautmesser mit einer Stichinzision Haut, Subkutangewebe und Gelenkkapsel einzukerben. Mit einer Schere wird der Zugang stumpf erweitert, um das
Meniskushinterhorn problemlos mit dem Tasthäkchen erreichen zu können. Zu Beginn kann es hilfreich sein, das Portal mit einer Kanüle zu besetzen. Nach Anfrischen

der Läsion mit der Motorfräse in diesem gut durchbluteten Areal wird danach ein mit 60° nach jeweils rechts oder links gebogenes Nahtinstrument (z. B. Spectrum, Conmed-Linvatec) eingeführt und Gelenkkapsel mit Hinterhorn aufgefädelt und mit der gewünschten Naht versehen (Abb. 10.4). Letztere wird aus dem Portal ausgeleitet und von außen mit Hilfe eines arthroskopischen Knotenschiebers verknüpft. Wir haben diese Technik in den vergangenen Jahren in mehr als 60 Fällen angewandt, davon auch bei etlichen Kindern und Jugendlichen. Operationsspezifische Komplikationen konnten nicht beobachtet werden. Die ersten Ergebnisse sind ermutigend.

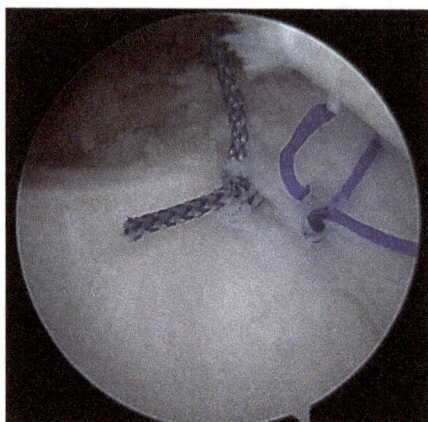

Abb. 10.4: Gleiche Sicht wie vorherige Abbildung nach Naht der Kapsel an die Meniskusbasis mit einem resorbierbaren und einem nichtresorbierbaren Faden.

Es handelt sich hierbei – genauso wie bei den vorangegangenen Reparationstechniken – um relativ anspruchsvolle Verfahren, die eine große Erfahrung in der arthroskopischen Chirurgie, u. a. dem Beherrschen der arthroskopischen Knotentechniken, voraussetzen. Auch wenn die klinische Relevanz dieser Läsionen noch nicht eindeutig geklärt werden konnte, so kann angenommen werden, dass sie einen nicht zu unterschätzenden Einfluss auf die Stabilität des betroffenen Meniskus beziehungsweise auf das Entstehen einer späteren Korbhenkelläsion haben. Unter der Voraussetzung, dass beim operativen Eingriff die unfallbedingten, strukturellen Schäden soweit wie möglich behoben werden sollten, muss es die Aufgabe des Arthroskopeurs sein, auch diese Läsionen systematisch zu behandeln. Die beschriebene Technik ermöglicht dies routinemäßig und ohne zusätzliche Morbidität durchzuführen.

10.9 Nachbehandlung

Noch existiert kein einheitliches Nachbehandlungsschema von Meniskusreparationen [42]. Bei dessen Erarbeitung basieren wir uns weiterhin auf klinische Erfahrungswerte, aber auch auf biomechanische Grundlagenarbeiten und Grundprinzipien. Die beiden wichtigsten Parameter in der Nachbehandlung sind Belastung und Beweglichkeit des

Kniegelenks. Es ist bekannt, dass bei zunehmender Beugung die Kompression auf die meist von der Reparatur betroffenen Hinterhörner zunimmt. Weil das laterale Kompartiment eine größere Beweglichkeit als das mediale besitzt, subluxiert das Aussenmeniskushinterhorn bei einer Flexion von über 90° hinter das laterale Tibiaplateau. Dieses Ausweichen ist dem Hinterhorn des medialen Meniskus nicht möglich. Es muss bei einer Flexion von über 90° zunehmend Druck aufnehmen, wobei die Reparation prinzipiell gefährdet werden kann. Aus diesem Grunde limitieren wir die Beugung auf 90° in den ersten 6 Wochen der Nachbehandlungsphase, unterscheiden aber nicht zwischen einer medialen und einer lateralen Reparation.

In Bezug auf die Frage der Belastung unterscheiden wir zwischen Läsionen, bei denen die Belastung zu einer Dehiszenz der Naht oder Reparatur führen kann und solchen, bei denen die Reparaturstelle durch die Druckkräfte komprimiert wird. Zu Ersteren zählen wir die Radiärrisse und Läsionen der Meniskuswurzel, wie kürzlich von Stärke [62] beschrieben. Diese Patienten lassen wir für 6 Wochen komplett entlasten. Alle anderen Rissformen können für uns in Belastung komprimiert werden. Um auf die Nahtstelle einwirkende Scherkräfte zu vermeiden, erlauben wir die Belastung in den ersten 6 Wochen allerdings nur in Streckstellung. Deswegen bekommen die Patienten in dieser Zeit eine Streckschiene verordnet.

10.10 Zusammenfassung

Meniskusläsionen bei Kindern sind keine Seltenheit. Grundsätzlich muss zwischen angeborenen Fehlformen (insbesondere dem Scheibenmeniskus) und traumatischen Läsionen unterschieden werden. Letztere treten etwa zur Hälfte isoliert oder in Kombination mit Rupturen des vorderen Kreuzbandes auf. Ihre klinische Diagnose kann sich manchmal als schwierig erweisen, da Kinder ihre Beschwerden oft nicht so adäquat beschreiben können. Die Kernspintomographie gehört mittlerweile zur Standarduntersuchung. Sie sollte aber weiterhin als komplementär zur konventionellen Röntgendiagnostik angesehen werden. Die Entscheidung, ob eine operative Versorgung einer Meniskusläsion notwendig ist und ob ein Riss reparierbar ist, erfolgt während der Operation nach Stabilitätsprüfung mit dem Tasthaken. Meniskusläsionen bei Kindern sollten, wenn immer möglich repariert oder sparsam reseziert werden, um das Risiko von degenerativen Schäden in der Folge bestmöglich zu minimieren. Oberste Ziele der Meniskuschirurgie bei Kindern sind Erhalt und Reparation von so viel wie möglich Meniskusgewebe. Deswegen ist es erforderlich, auch seltenere Läsionen zu erkennen und zu behandeln. Hierzu gehören Instabilitäten des Außenmeniskushinterhornes, Läsionen der Meniskuswurzel, Radiärrisse des Außenmeniskus sowie meniskokapsuläre Risse, die bei der Standardarthroskopie leicht übersehen werden können. Bis vor wenigen Jahren wurde ihnen nur eine geringe Beachtung geschenkt. Meniskusresektionen oder Teilresektionen sollten bei Kindern und Jugendlichen die Ausnahme sein. Die allgemeine Erfolgsrate von Meniskusreparationen liegt bei etwa 80%. Bei gleichzeitigem Ersatz des vorderen Kreuzbandes heilen sie in der Regel

besser als bei isolierten Rupturen. Rupturen von schwerwiegenden Läsionen wie etwa
dislozierte Korbhenkelrisse und Komplexrisse zeigten schlechtere Ergebnisse im
Rahmen vom gleichzeitigen VKB-Ersatz. Rezidivrupturen treten in etwa 4 von 5 Fällen
innerhalb des ersten Jahres auf. In fast der Hälfte dieser Rupturen kann ein erneuter
Erhaltungsversuch unternommen werden.

Tab. 10.1: Resultate der Meniskusreparation bei Kindern und Jugendlichen.

Autor	Jahr	Prozedur	Ergebnisse
Accadbled	2007	arthroskopisch ass. Meniskusnaht	3 Jahre FU: 7von 9 Beschwerdefrei, 8x A im IKDC, Lysholm 65 auf 96, 6 / 8 geheilt CT/MRT
Anderson	2003	Meniskusnaht + VKB-Rekonstruktion	100 % asymptomatisch nach 4.1 Jahren FU
Cannon und Vittori	1992	isolierte Meniskunaht. versus Meniskusnaht + VKB-Plastik	54 % Heilungsrate bei isolierter Meniskusnaht versus 88 % Meniskusnaht + VKB-Plastik
Henning	1987	isolierte Meniskusnaht. versus Meniskusnaht + VKB-Plastik	59 % Heilungsrate bei isolierter Meniskusnaht versus 94 % Meniskusnaht + VKB-Plastik
Krych	2010	99 Patienten; Meniskusreparation + VKB-Ersatzplastik	74 % Gesamterfolgsrate nach durchschnittlich 8 Jahren (84 % Erfolgsrate bei einfachen Meniskusläsionen; 59 % bei dislozierten Korbhenkelläsionen; 57 % bei Komplexrissen)
Noyes und Barber-Westin[38]	2002	arthroskopische Meniskusnaht (avaskuläre Zone)	13 von 36 komplett geheilt,11 inkomplett geheilt (Evaluation durch ASK), 80 % asymptomatisch nach 51 Monaten FU
Schmitt	2016	Isolierte & kombinierte (mit VKB) Meniskusreparation	89 % Heilungsrate nach durchschnittlich 6 Jahren
Shieh	2016	129 Meniskusreparation	82 % Heilungsrate; > 80 % der Rerupturen innerhalb des 1. postoperativen Jahres.

Tab. 10.2: Ergebnisse der Meniskusresektion bei Kindern und Jugendlichen.

Autor	Jahr	Prozedur	Ergebnisse
Abdon	1990	Totale Meniskektomie	17 Jahren FU: 57 % exzellent/befriedigend im Ergebnis
Manzione	1983	Totale Meniskektomie 17/20 Patienten	5.5 Jahre FU: 40 % exzellente oder gute Resultate, 80 % deg. Veränderungen im Rx
McNicholas	2000	Totale Meniskektomie	30 Jahre FU: 3x so viele degenerative Veränderungen wie die Gegenseite, 47 % gut/exzellent bei lateraler Meniskektomie
Okazaki	1998	Totale Meniskektomie	17.9 Jahren FU: vermehrt deg. Veränderungen
Räber	2006	Totale Meniskektomie	9 Jahren FU: vermehrt deg. Veränderungen

10.11 Literatur

1. Abdon P, Turner MS, Pettersson H, Lindstrand A, Stenstrom A, Swanson AJ (1990) A long-term follow-up study of total meniscectomy in children. Clin Orthop Relat Res166 – 170
2. Accadbled F, Bergerault F, Cassard X, Knorr J (2007a) Traitement conservateur des lésions méniscales traumatiques : étude rétrospective. Rev Chir Orthop3S 107 – 3S 108
3. Accadbled F, Cassard X, Sales de GJ, Cahuzac JP (2007b) Meniscal tears in children and adolescents: results of operative treatment. J Pediatr Orthop B 16:56 – 60
4. Adachi N, Ochi M, Uchio Y, Kuriwaka M, Shinomiya R (2004) Torn discoid lateral meniscus treated using partial central meniscectomy and suture of the peripheral tear. Arthroscopy 20:536 – 542
5. Ahn J H, Lee Y S, Chang J Y, Chang M J, Eun S S, Kim S M (2009) Arthroscopic all inside repair of the lateral meniscus root tear. Knee 16: 77 – 80
6. Ahn JH, Lee YS, Ha HC, Shim JS, Lim KS. A Novel Magnetic Resonance Imaging Classification of Discoid Lateral Meniscus Based on Peripheral Attachment. Am J Sports Med. 2009 Aug;37 (8):1564 – 9.
7. Ahn JH, Kim KI, Wang JH, Jeon JW, Cho YC, Lee SH. Long-term results of arthroscopic reshaping for symptomatic discoid lateral meniscus in children. Arthroscopy. 2015 May;31(5):867 – 73.
8. Aichroth PM, Patel DV, Zorrilla P (2002) The natural history and treatment of rupture of the anterior cruciate ligament in children and adolescents. A prospective review. J Bone Joint Surg Br 84:38 – 41
9. Allaire R, Muriuki M, Gilbertson L, Harner CD (2008) Biomechanical consequences of a tear of the posterior root of the medial meniscus. Similar to total meniscectomy. J Bone Joint Surg Am 90: 1922 – 1931
10. Anderson AF (2003) Transepiphyseal replacement of the anterior cruciate ligament in skeletally immature patients. A preliminary report. J Bone Joint Surg Am 85-A:1255 – 1263
11. Arendt EA, Fontbote CA (2012) Displacing lateral meniscus masquerading as patellar dislocation. Knee Surg Sports Traumatol Arthrosc 20 (suppl 1) S 280
12. Arnold MP, Van Kampen A. Symptomatic ring-shaped lateral meniscus. . Arthroscopy 2000;16:852 – 4.
13. Beaufils, P.; Hardy, P.; Chambat, P.; Clavert, P.; Djian, P.; Frank, A.; Hulet, C.; Potel, J. F.; Verdonk, R.: Adult lateral meniscus. Rev Chir Orthop, 92(5 Suppl): 2S169 – 2S194, 2006.
14. Berg EE (1991) The meniscal ossicle: the consequence of a meniscal avulsion. Arthroscopy 7: 241 – 243
15. Bloome DM, Blevins FT, Paletta GA, Jr., Newcomer JK, Cashmore B, Turker R (2000) Meniscal repair in very young children. Arthroscopy 16:545 – 549
16. Brody JM, Lin HM, Hulstyn MJ, Tung GA (2006) Lateral meniscus root tear and meniscus extrusion with anterior cruciate ligament tear. Radiology 239: 805 – 810
17. Cannon WD, Jr., Vittori JM (1992) The incidence of healing in arthroscopic meniscal repairs in anterior cruciate ligament-reconstructed knees versus stable knees. Am J Sports Med 20:176 – 181
18. Choi NH, Kim NM, Kim HJ. Medial and lateral discoid meniscus in the same knee. Arthroscopy 2001;17:E9.
19. Choi CH, Cho SH, Kim JH, Chung HK. Prevalence of lateral discoid meniscus. J Korean Orthop Assoc 2002;37:353 – 6.
20. Choi SH, Ahn JH, Kim KI, Ji SK, Kang SM, Kim JS, Lee SH. Do the radiographic findings of symptomatic discoid lateral meniscus in children differ from normal control subjects? Knee Surg Sports Traumatol Arthrosc. 2015 Apr;23(4):1128 – 34.
21. Crues JV, III, Mink J, Levy TL, Lotysch M, Stoller DW (1987) Meniscal tears of the knee: accuracy of MR imaging. Radiology 164:445 – 448

22. DeHaven KE (1990) Decision-making factors in the treatment of meniscus lesions. Clin Orthop Relat Res49 – 54
23. DeHaven KE, Black KP, Griffiths HJ (1989) Open meniscus repair. Technique and two to nine year results. Am J Sports Med 17:788 – 795
24. Deie, M.; Ochi, M.; Sumen, Y.; Kawasaki, K.; Adachi, N.; Yasunaga, Y.; and Ishida, O.: Relationship between osteochondritis dissecans of the lateral femoral condyle and lateral menisci types. J Pediatr Orthop, 26(1): 79 – 82, 2006.
25. Engelsohn E, Umans H, DiFelice GS (2007) Marginal fractures of the medial tibial plateau: possible association with medial meniscal root tear. Skeletal Radiol 36: 73 – 76
26. Flouzat-Lachaniette CH, Pujol N, Boisrenoult P, Beaufils P. Discoid medial meniscus: report of four cases and literature review. Orthop Traumatol Surg Res. 2011 Dec;97(8):826 – 32.
27. Fuchs R, Wheatley W, Uribe JW, Hechtman KS, Zvijac JE, Schurhoff MR (2002) Intra-articular anterior cruciate ligament reconstruction using patellar tendon allograft in the skeletally immature patient. Arthroscopy 18:824 – 828
28. Fujikawa K, Iseki F, Mikura Y. Partial resection of the discoid meniscus in the child's knee. J Bone Joint Surg Br 1981;63-B:391 – 5.
29. Funahashi KM, Moksnes H, Maletis GB, Csintalan RP, Inacio MC, Funahashi TT (2014) Anterior cruciate ligament injuries in adolescents with open physis: effect of recurrent injury and surgical delay on meniscal and cartilage injuries. Am J Sports Med 42:1068 – 73
30. Garofalo R, Kombot C, Borens O, Djahangiri A, Mouhsine E (2005) Locking knee caused by subluxation of the posterior horn of the lateral meniscus. Knee Surg Sports Traumatol Arthrosc 13: 569 – 571
31. George M, Wall EJ. Locked knee caused by meniscal subluxation: magnetic resonance imaging and arthroscopic verification. Arthroscopy. 2003 Oct;19(8):885 – 8.
32. Good CR, Green DW, Griffith MH, Valen AW, Widmann RF, Rodeo SA (2007) Arthroscopic treatment of symptomatic discoid meniscus in children: classification, technique, and results. Arthroscopy 23:157 – 163
33. Graf BK, Lange RH, Fujisaki CK, Landry GL, Saluja RK (1992) Anterior cruciate ligament tears in skeletally immature patients: meniscal pathology at presentation and after attempted conservative treatment. Arthroscopy 8:229 – 233
34. Hashimoto, Y.; Yoshida, G.; Tomihara, T.; Matsuura, T.; Satake, S.; Kaneda, K.; and Shimada, N.: Bilateral osteochondritis dissecans of the lateral femoral condyle following bilateral total removal of lateral discoid meniscus: a case report. Arch Orthop Trauma Surg, 2007.
35. Henning CE, Lynch MA, Clark JR (1987) Vascularity for healing of meniscus repairs. Arthroscopy 3:13 – 18
36. Henry J, Chotel F, Chouteau J, Fessy MH, Berard J, Moyen B (2009) Rupture of the anterior cruciate ligament in children: early reconstruction with open physes or delayed reconstruction to skeletal maturity? Knee Surg Sports Traumatol Arthrosc 17:748 – 755
37. Kelly, B. T., and Green, D. W.: Discoid lateral meniscus in children. Curr Opin Pediatr, 14(1): 54 – 61, 2002.
38. Klingele KE, Kocher MS, Hresko MT, Gerbino P, Micheli LJ (2004) Discoid lateral meniscus: prevalence of peripheral rim instability. J Pediatr Orthop 24:79 – 82
39. Kocher MS, Klingele K, Rassman SO (2003) Meniscal disorders: normal, discoid, and cysts. Orthop Clin North Am 34:329 – 340
40. Krych AJ, Pitts RT, Dajani KA, Stuart MJ, Levy BA, Dahm DL. Surgical repair of meniscal tears with concomitant anterior cruciate ligament reconstruction in patients 18 years and younger. Am J Sports Med. 2010 May;38(5):976 – 82.
41. Lawrence JTR, Argawal N, Ganley TJ. Degeneration of the knee joint in skeletally immature patients with a diagnosis of an anterior cruciate ligament tear: is there harm in delay of treatment? Am J Sports Med. 2011; 39(12):2582 – 7.

42. Lorbach O, Wilmes P, Pape D, Seil R (2009). Operative Versorgung kindlicher Meniskusläsionen. Indikationen und Ergebnisse. Arthroskopie 22:27–34

43. Manzione M, Pizzutillo PD, Peoples AB, Schweizer PA (1983) Meniscectomy in children: a long-term follow-up study. Am J Sports Med 11:111–115

44. Marzo JM (2009) Medial meniscus posterior horn avulsion. J Am Acad Orthop Surg 17: 276–283

45. McNicholas MJ, Rowley DI, McGurty D, Adalberth T, Abdon P, Lindstrand A, Lohmander LS (2000) Total meniscectomy in adolescence. A thirty-year follow-up. J Bone Joint Surg Br 82:217–221

46. Mitsuoka T, Shino K, Hamada M, Horibe S. Osteochondritis dissecans of the lateral femoral condyle of the knee joint. Arthroscopy 1999;15:20–6.

47. Mizuta H, Kubota K, Shiraishi M, Otsuka Y, Nagamoto N, Takagi K (1995) The conservative treatment of complete tears of the anterior cruciate ligament in skeletally immature patients. J Bone Joint Surg Br 77:890–894

48. Mizuta, H.; Nakamura, E.; Otsuka, Y.; Kudo, S.; and Takagi, K.: Osteochondritis dissecans of the lateral femoral condyle following total resection of the discoid lateral meniscus. Arthroscopy, 17(6): 608–12, 2001.

49. Monllau JC, Leon A, Cugat R, Ballester J. Ring-shaped lateral meniscus. Arthroscopy

50. Noyes FR, Barber-Westin SD (2002) Arthroscopic repair of meniscal tears extending into the avascular zone in patients younger than twenty years of age. Am J Sports Med 30:589–600

51. Okazaki K, Miura H, Matsuda S, Hashizume M, Iwamoto Y (2006) Arthroscopic resection of the discoid lateral meniscus: long-term follow-up for 16 years. Arthroscopy 22:967–971

52. Pagnani MJ, Cooper DE, Warren RF (1991) Extrusion of the medial meniscus. Arthroscopy 7:297 –300

53. Papadopoulos A. Histology of the discoid meniscus. In: In: Beaufils P, Verdonk R: The meniscus. Springer 2009

54. Pellacci F, Montanari G, Prosperi P, Galli G, Celli V. Lateral discoid meniscus: treatment and results. Arthroscopy 1992;8:526–30.

55. Räber DA, Friederich NF, Hefti F. Discoid lateral meniscus in children. Long-term follow-up after total meniscectomy. J Bone Joint Surg Am 1998;80:1579–86.

56. Schmitt A, Batisse F, Bonnard C. Results with all-inside meniscal suture in pediatrics. Orthop Traumatol Surg Res. 2016 Apr;102(2):207–11.

57. Seil R, Rupp S, Jochum P, Schofer O, Mischo B, Kohn D (1999) Prevalence of popliteal cysts in children. A sonographic study and review of the literature. Arch Orthop Trauma Surg 119:73–75

58. Seil R, Dück K, Pape D (2011) A clinical sign to detect root avulsions of the posterior horn of the medial meniscus. Knee Surg Sports Traumatol Arthrosc 19:2072–5

59. Seong SC, Park MJ. Analysis of the discoid meniscus in Koreans. Orthopedics 1992;15:61–5.

60. Shieh AK, Edmonds EW, Pennock AT.Revision Meniscal Surgery in Children and Adolescents: Risk Factors and Mechanisms for Failure and Subsequent Management. Am J Sports Med. 2016 Apr;44(4):838–43.

61. Simonian PT, Sussmann PS, Wickiewicz TL, Potter HG, van Trommel M, Weiland-Holland S, Warren RF (1997) Popliteomeniscal fasciculi and the unstable lateral meniscus: clinical correlation and magnetic resonance diagnosis. Arthroscopy 13: 590–596

62. Stärke C, Kopf S, Gröbel KH, Becker R (2009) Tensile forces at the porcine anterior meniscal horn attachment. J Orthop Res. 27:1619–24

63. Strobel M (1998) Arthroskopische Chirurgie. Springer Verlag

64. Takeda Y, Ikata T, Yoshida S, Takai H, Kashiwaguchi S (1998) MRI high-signal intensity in the menisci of asymptomatic children. J Bone Joint Surg Br 80:463–467

65. Van Trommel MF, Simonian PT, Potter HG, Wickiewicz TL (1998) Arthroscopic meniscal repair with fibrin clot of complete radial tears of the lateral meniscus in the avascular zone. Arthroscopy 14:360–5
66. Vaquero J, Vidal C, Cubillo A (2005) Intra-articular traumatic disorders of the knee in children and adolescents. Clin Orthop Relat Res97–106
67. Watanabe M, ed. Disorders of the knee. Philadelphia: Lippincott; 1974
68. West R, Kim JG, Armfield D, Harner CD (2004) Lateral meniscal root tears associated with ACL injury: Classification and management. Arthroscopy 20: 32–33
69. Woods GW, O'Connor DP (2004) Delayed anterior cruciate ligament reconstruction in adolescents with open physes. Am J Sports Med 32:201–210
70. Yoo JC, Ahn JH, Lee SH, Lee SH, Kim JH (2007) Suturing complete radial tears of the lateral meniscus. Arthroscopy 23: 1249–7
71. Yoo WJ, Jang WY, Park MS, Chung CY, Cheon JE, Cho TJ, Choi IH. Arthroscopic Treatment for Symptomatic Discoid Meniscus in Children: Midterm Outcomes and Prognostic Factors. Arthroscopy. 2015 Dec;31(12):2327–34.
72. Youm, T., and Chen, A. L.: Discoid lateral meniscus: evaluation and treatment. Am J Orthop, 33 (5): 234–8, 2004.
73. Young RB. The external semilunar cartilage as a complete disc. London: Williams and Norgate; 1889.

Romain Seil, Alexander Hoffmann, Dietrich Pape

11 Kindliche Kapselbandverletzungen

11.1 Einleitung

Kapselbandverletzungen des Kniegelenks bei Kindern unterscheiden sich wesentlich von den gleichen Verletzungen beim Erwachsenen. Hierfür sind gleich mehrere Faktoren verantwortlich, wie die Präsenz der kniegelenknahen Wachstumsfugen, die physiologisch erhöhte Bandlaxität, spezifische neuromuskuläre Faktoren und zuletzt die wachstumsbedingt wechselnde kapsuloligamentäre Steifigkeit. Kollateralbandverletzungen sind laxitätsbedingt verhältnismäßig viel seltener aufzufinden als bei Erwachsenen. Bei vermuteter Seitenbandverletzung in Präsenz einer vermehrten Laxität muss aber immer zuerst eine Fraktur der distalen femoralen Wachstumsfuge ausgeschlossen werden. Auch Verletzungen des hinteren Kreuzbandes sind selten. Am häufigsten sind Läsionen des vorderen Kreuzbandes (VKB).

11.2 Verletzungen des VKB

Bei VKB-Läsionen im Kindes- und Jugendalter unterscheidet man zwischen kartilaginären und knöchernen Ausrissen sowie reinen Bandläsionen. Erstere werden eher bei jungen präpubertären Kindern beschrieben [9, 61], während ligamentäre Läsionen meist erst ab dem 8.–9. Lebensjahr, am häufigsten aber bei pubertären Jugendlichen auftreten [62]. Letztere betreffen insgesamt weniger als 5% aller VKB-Rupturen, und ihre jährliche Inzidenz wird auf etwa 1/100.000 Einwohner geschätzt [20]. Sie machen etwa 3–5% aller VKB-Läsionen aus. In etwa 3 von 4 Fällen liegt der Verletzung ein Sportunfall zugrunde [4]. Differentialdiagnostisch sollte in Abwesenheit eines eindeutigen Traumas immer eine kongenitale Agenesie des VKB ausgeschlossen werden [58]. Aufgrund der verbesserten klinischen und apparativen diagnostischen Maßnahmen, bei gleichzeitiger Zunahme von Risikosportarten im Kindesalter, werden VKB-Verletzungen zunehmend diagnostiziert [1, 40, 94].

11.2.1 Anteriore Eminentiafrakturen

Kartilaginäre VKB-Ausrisse wurden erst vor wenigen Jahren beschrieben. Sie treten vor allem bei kleinen Kindern im Rahmen eines Spielunfalls wie z. B. einem Sturz von einer Schaukel auf. Klassischerweise werden sie von einem Hämarthros begleitet und sind nicht oder nur in Form einer dünnen Lamelle sichtbar. In diesen Fällen ist eine systematische magnetresonanztomografische (MRT) Abklärung zu empfehlen. Der Ausriss stellt sich hier gerne in Form eines „double PCL signs" dar, wie man es z. B. von dislozierten Meniskuskorbhenkelläsionen her kennt. Therapeutisch wird eine operative Refixation empfohlen (9, 10).

Knöcherne VKB-Ausrisse werden normalerweise an der Tibia beobachtet und treten auch bei Erwachsenen auf. Femoral sind sie eine Seltenheit. Bei Kindern unter 12 Jahren treten sie häufiger auf als Bandläsionen [22]. Entsprechend dem Dislokationsgrad und der Fragmentation der Fraktur werden sie nach Meyers und MacKeever in 4 Gruppen unterteilt [37]. Nicht oder kaum dislozierte Grad 1 und 2 Läsionen können konservativ über eine 4-wöchige Ruhigstellung in Extension behandelt werden. Grad 2 Läsionen mit Weichteileinklemmung (fand sich bei 26 % der Fälle, [24]) oder die dislozierten Grad 3 und 4 Läsionen stellen eine Indikation zur arthroskopischen Reposition und Osteosynthese dar. Hierbei muss die häufige Interposition des Ligamentum transversum genus systematisch ausgeschlossen werden, da sie ein Repositionshindernis darstellt (in 26 % der Grad 2 und 65 % der Grad 3 Läsionen: [24, 53]). Es wurden verschiedene Arten der Fragmentrefixation beschrieben: Schrauben- und Drahtrepositionen sowie Repositionen mit transossären Nähten (z. B. PDS, Vicryl, Ethibond). Fugenüberbrückende Schraubenfixationen sollten vermieden oder nur temporär belassen werden. Nahtrepositionen haben den Vorteil, dass sie insbesondere bei Fragmentation der Eminentia eine gute Reposition der häufig intakten tibialen ligamentären Insertionsfläche erlauben. Diese Refixationen führen in der Regel zu guten Ergebnissen. Dennoch sind sekundäre Instabilitäten auch bei durchgeführter Reposition und Osteosynthese möglich, da mit der Fraktur oft eine starke Dehnung und plastische Deformierung des Ligamentes assoziiert sind. In solchen Fällen ist es möglich, das elongierte Band durch ein Ausfräsen der ligamentären Bruchstelle etwas tiefer im Knochen zu verankern. Verbleibt postoperativ oder nach der konservativen Behandlung ein Streckdefizit, muss eine inkomplette Reposition ausgeschlossen und im Falle einer Bestätigung gegebenenfalls erneut operiert werden. Vor Narkosemobilisationen bei solchen Arthrofibrosen muss gewarnt werden, da sie zu gravierenden Frakturen führen können [60].

11.2.2 Bandläsionen

Bis vor wenigen Jahren wurden Verletzungen des vorderen Kreuzbandes bis zum Wachstumsabschluss überwiegend konservativ behandelt. In Folge der resultierenden pathologischen Laxität und Instabilität des Kniegelenks wurden bei diesen Kindern und Jugendlichen häufig frühzeitige sekundäre Meniskusläsionen und bereits Arthrosezeichen beobachtet. In einer frühen Studie zum Thema berichtete Aichroth [1] über eine schlechte Kniefunktion und eine schwere Instabilität bei 23 Kindern und Jugendlichen mit konservativer Behandlung nach VKB-Ruptur. Bei 15 Patienten wurde eine sekundäre Meniskusläsion, bei 3 eine osteochondrale Fraktur und bei 10 eine beginnende Arthrose festgestellt. Zu ähnlichen Ergebnissen kamen Streich et al. [57], die bei 58 % ihrer initial konservativ behandelten Patienten eine sekundäre VKB-Plastik durchführen mussten. In einer frühen Literaturanalyse [49] fassten wir die

Ergebnisse aus 17 Arbeiten mit konservativ behandelten Patienten bzw. Bandnähten und extraartikulären Bandplastiken zusammen. Diese Therapiemassnahmen führten in 91% bzw. 73% und 64% der Fälle zu einer chronischen Kniegelenkinstabilität, während intraartikuläre Bandplastiken in 86% der Fälle stabile Kniegelenke ergaben.

Problematisch wird die Tatsache angesehen, dass man die körperliche Aktivität der Kinder nach überwundener akuter Verletzungsphase nur begrenzt einschränken kann. Deswegen erscheint auch die Verwendung von Orthesen bei Kindern häufig problematisch, zumal derzeit noch kaum Stabilisierungsorthesen für dieses Patientenkollektiv auf dem Markt angeboten werden.

11.2.3 Konservative Therapie, Sekundärschäden und Funktionstests

Auch wenn der natürliche Verlauf von VKB-Rupturen bei Kindern noch nicht vollständig geklärt werden konnte, gibt es zahlreiche Hinweise dafür, dass die hieraus resultierende pathologische Laxität eine präarthrotische Bedingung darstellt [1, 5, 13, 21, 39]. Der degenerative Prozess beginnt häufig mit sekundären Meniskusläsionen. Initiale Meniskusverletzungen wurden bei 36–100% der intraligamentären VKB-Rupturen bei Kindern beschrieben [2, 5, 34], sekundäre Meniskusverletzungen fanden sich in 75% der Fälle innerhalb des 1. Jahres nach VKB-Ruptur [5]. Hierbei ist es vor allem der mediale Meniskus, der bei chronischer vorderer Instabilität Sekundärschäden erleidet [18, 38]. Die Arbeit von Lawrence et al. [32] ergab, dass eine konservative Therapie von mehr als 12 Wochen das Risiko eines irreparablen medialen Meniskusschadens vervierfachte, während die Wahrscheinlichkeit des Vorliegens eines Knorpelschadens im lateralen Kompartiment um 11 mal und die eines patellotrochlearen Knorpelschadens um 3 mal höher im Vergleich zu einem frühzeitig operierten Patientenkollektiv lag. Nach stattgefundener „giving-way"-Episode stieg das Risiko eines irreparablen medialen Meniskusschadens sogar auf das 11-fache an. Diese Angaben bestätigen den Trend früherer Arbeiten, in denen die Entwicklung einer Früharthrose bei diesem jungen Patientenkollektiv beschrieben wurde [1, 21, 39]. Sie stehen allerdings im Gegensatz zu den Beobachtungen von Woods u. O'Connor [64], die möglicherweise als Folge eines zu kleinen Patientenkollektivs (13 Jugendliche) keine erhöhte Rate an Kniebinnenschäden bei verzögerter VKB-Plastik fanden. Es gab aber dennoch einen Trend zu einer höheren Zahl an Innenmeniskusläsionen im Falle einer chronischen VKB-Insuffizienz von mehr als 6 Monaten [64].

Die einzige prospektive Studie mit primär konservativer Behandlung bei präpubertären VKB-Rupturen wurde von Moksnes [44] veröffentlicht. Die Autoren konnten nach einer Nachuntersuchungszeit von mindestens 2 Jahren an 52 Kindern unter 12 Jahren die initial eingeleitete, nicht operative Therapie bei 78% ihrer Patienten fortführen, unter der Berücksichtigung, dass 38% sogenannte „pivoting" Sportarten aufgeben mussten. Bei 17% der Patienten entwickelten sich sekundäre Meniskusläsionen. Streich et al. [57] fanden, dass 58% der initial konservativ behandelten Patienten sekundär stabilisiert werden mussten. Dies bedeutete aber auch gleichzeitig, dass 42% der Patienten ohne Operation zurechtkamen. Zu ähnlichen Ergebnissen kam auch Moksnes (42), der systematisch Funktionsanalysen und Sprungtests nach VKB-Ruptur bei Kindern durchführten. In Abhängigkeit der Tatsache, ob Patienten ihre VKB-Insuffizienz funktionell kompensieren konnten oder nicht, wurden sie in „copers" (Kompensierer) oder „non-copers" unterteilt. Vier verschiedene Einbeinsprungtests, isokinetische Muskelkraftmessungen und 3 Funktionsscores (IKDC 2000, KOS-ADLS und Lysholm) wurden hierzu verwendet. Nachuntersucht wurden 26 Kinder (20 nichtoperierte und 6 operierte). Von den nichtoperierten Patienten kehrten 65% zum Aktivitätsniveau vor der Verletzung zurück, 50% wurden als „Kompensierer" eingestuft; bei 9,5% traten sekundäre Meniskusläsionen auf. In der Gruppe der operierten Patienten wurden 67% als „copers" eingestuft [42]. Auch wenn diese funktionellen Untersuchungen ein erhebliches Potenzial haben, welches sowohl bei der Operationsindikation als auch in der Nachbehandlung bei der Frage der Wiederaufnahme des Sports nützlich sein könnte, so erscheint es derzeit noch nicht möglich, prospektiv die Patienten mit einer funktionellen Instabilität von sogenannten Kompensierern zu unterscheiden.

Noch nicht abschließend geklärt sind Verlauf und Vorgehensweise bei VKB-Partialrupturen. Kocher et al. [25, 26] untersuchten 45 Patienten mit offenen Wachstumsfugen und arthroskopisch gesicherten Partialrupturen, bei denen initial kein VKB-Ersatz durchgeführt wurde. In einem Zeitraum von 2 Jahren nach der Diagnose musste bei 31% eine VKB-Plastik durchgeführt werden. Dies war insbesondere dann der Fall, wenn eine Ruptur von mehr als 50% des VKB-Durchmessers oder eine Läsion des posterolateralen Bündels vorlag. Die Empfehlung der Autoren war, bei Kindern und Jugendlichen unter 14 Jahren mit VKB-Partialrupturen zunächst eine konservative Behandlung einzuleiten.

Die therapeutische Herausforderung besteht demnach darin, die Balance zwischen operativer Behandlung, mit dem Risiko von Wachstumsdeformitäten bei Epiphysenfugenverletzung, und konservativer Therapie, mit der Möglichkeit von sekundären Meniskusläsionen und folglich der Entwicklung einer Früharthrose, zu finden.

11.2.4 Differentialdiagnose, Wachstum und kapsuloligamentäre Reifung des Kniegelenks

Es erscheint uns wichtig darauf hinzuweisen, dass die Diagnose der Kreuzbandläsion bei Kindern trotz des heutigen Kenntnisstandes leider noch allzu häufig verspätet gestellt wird (durchschnittlich 1 Jahr nach dem Erstunfall [6]). Dies ist dadurch bedingt, dass die Diagnosestellung unter anderem wegen der vermehrten Laxität schwieriger als beim erwachsenen Patienten ist. Deswegen muss die klinische Untersuchung immer im Seitenvergleich erfolgen. Bei 10-Jährigen ist eine anteriore Laxität von 4 mm normal [65]. Hierdurch ist auch der Pivot-Shift Test trotz intaktem VKB häufig abnormal. Mit zunehmender Reifung nimmt diese Laxität etwa ab dem 12.

(Mädchen) bzw. 13. Lebensjahr (Jungen) ab. Dies verläuft parallel zur Ausreifung der Wachstumsfugen.

Im Akutstadium tritt häufig ein Hämarthros ein, der jeweils zu etwa einem Drittel durch die Kreuzbandläsion, eine Patellaluxation oder eine Meniskusläsion bedingt sein kann [35]. Liegt eine Kniegelenkblockade vor, so ist sie meist durch eine osteochondrale Läsion oder einen eingeschlagenen Meniskuslappen oder Korbhenkel bedingt.

Das Wachstum am Kniegelenk wird von 3 Wachstumsfugen bestimmt: die Fuge am distalen Femur, die Fuge der proximalen Tibia und ihre ventrale Ausschwingung nach distal, die Apophyse der Tuberositas tibiae. Sie haben das höchste Wachstumspotenzial im menschlichen Körper und machen 2/3 des Längenwachstums der unteren Extremität aus (im Schnitt 34 cm bei Frauen und 38 cm bei Männern). 60% des Wachstums der unteren Extremität kommen aus der femoralen, 40% aus der tibialen Fuge. Das Wachstumspotenzial des Kniegelenks beträgt zwischen dem 10. und dem 16. Lebensjahr 7,3 cm bei Mädchen und 12,3 cm bei Jungen. Der Fugenverschluss ist bei Mädchen bei einem Skelettalter von 14–15 Jahren zu erwarten. Bei Jungen kommt es etwa 2 Jahre später zum physiologischen Fugenverschluss [50]. Im Hinblick auf die operative Versorgung sind folgende Faktoren von Bedeutung: Vor der Pubertät beträgt die Wachstumsgeschwindigkeit der kniegelenknahen Fugen ca. 2 cm/Jahr. Der pubertäre Wachstumsschub ist an der unteren Extremität geringer ausgeprägt als am Rumpf. Es kommt zu einem leichten Anstieg der Wachstumsgeschwindigkeit bei einem Skelettalter von 11 Jahren bei Mädchen und 13 Jahren bei Jungen. Ab dem 13. Jahr bei Mädchen und dem 15. Jahr bei Jungen nimmt sie rapide ab, um ein Jahr später zum Stillstand zu kommen (Abb. 11.1; [16]). Es ist nahe liegend, dass während dieser langsameren Wachstumsphase die Gefahr eines frühzeitigen iatrogenen Fugenverschlusses am höchsten ist, da die Wachstumsfuge nur noch eine ungenügende Distraktionskraft aufbringen kann, um eine permanente Knochenbrückenbildung zu verhindern [7, 8]. Der Verschluss der Fugen beginnt zentral und verläuft zentrifugal. Bei transphysären Bohrkanälen ist dies v. a. für den femoralen Tunnel von Bedeutung, da er exzentrisch im posterolateralen Fugenbereich liegt. Demnach ist die Fuge hier noch länger offen als im zentraler gelegenen Bereich des tibialen Bohrkanals. Die Apophyse der Tuberositas tibiae sollte bei der Präparation des tibialen Bohrkanaleingangs oder der Entnahme der Pes anserinus-Sehnen geschützt werden.

11.2.5 Präoperative Diagnostik und Operationsplanung

Zur standardmäßigen Röntgendiagnostik empfehlen wir eine a.p.–, seitliche und patellofemorale Aufnahmen sowie eine a.p.-Aufnahme in 45° Beugestellung zum Ausschluss der sehr seltenen knöchernen Ausrisse der femoralen Bandinsertion. Die MRT Diagnostik gehört ebenfalls zu den Standarduntersuchungen bei VKB-Läsionen im Kindes- und Jugendalter, zum einen zur Beurteilung des VKB selbst, zum anderen zur Abklärung von Begleitverletzungen am Knorpel und Meniskus. Hierzu bedarf es

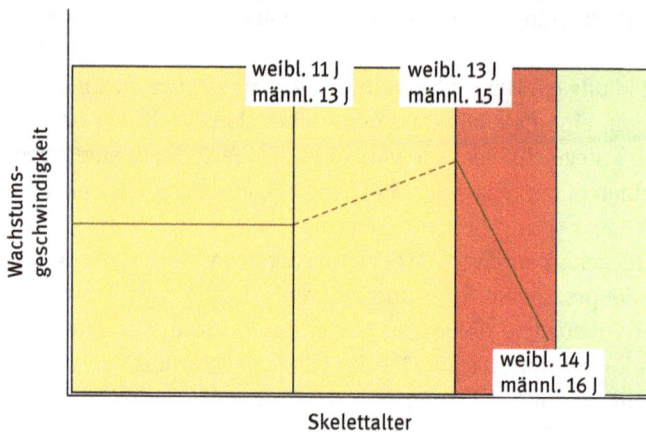

Abb. 11.1: Wachstumsgeschwindigkeit der kniegelenknahen Fugen in Abhängigkeit vom Skelettalter. In Phase 1 (orange) wachsen die Fugen ca. 2 cm/Jahr. In der ersten Phase steigt die Geschwindigkeit zum Zeitpunkt des Wachstumsschubes leicht an. In der Phase 2 (rot) kommt es zu einer Abnahme der Wachstumsgeschwindigkeit (Jungen ca. 15 Jahre, Mädchen ca. 13 Jahre). Hier ist das Risiko eines vorzeitigen Fugenschlusses höher. Ggf. sollte hier eine abwartende Strategie verfolgt werden und die Rekonstruktion nach Abschluss des Wachstums erfolgen (Phase 3, grün) (modifiziert nach [16]).

eines Kernspintomogramms von guter Qualität, da die Beurteilung der Kreuzbandläsion bei Kindern schwieriger ist als bei Erwachsenen. Insbesondere in der Altersgruppe unter 12 Jahren konnte gezeigt werden, dass die Sensitivität der MRT zur Diagnostik von Kniebinnenschäden lediglich 62 % bei einer Spezifität von 90 %, betrug. In der Alterskategorie von 12–16 Jahren verbesserten sich Sensitivität und Spezifität auf 78 bzw. 96 % [23].

Bei gesicherter VKB-Ruptur bei offenen Wachstumsfugen sollten eine Bestimmung des Skelettalters und eine Wachstumsprognose anhand einer Röntgenaufnahme der linken Hand und z. B. der Tabellen von Greulich und Pyle durchgeführt werden. Diese Bestimmung ist präziser als die physiologische Reifebestimmung mit Hilfe der Tanner Stadien. Zur Objektivierung des Restwachstums im Knie können die Patienten dann in eine der 3 „Wachstumskategorien" des Kniegelenks unterteilt werden (Abb. 11.1). Diese Vorgehensweise hat sich bei Kindern vor oder während der Pubertät im klinischen Alltag bestätigt [63]. Eine präoperative Ganzbeinaufnahme dient zur Objektivierung der Achsverhältnisse und bereits bestehender Beinlängendifferenzen.

11.2.6 Indikationsstellung

Die Indikation zur operativen Therapie bei Kindern und Jugendlichen wird zunehmend großzügiger gestellt [3], unter anderem auch deswegen, weil die Operationstechnik bei technisch korrekter Durchführung als risikoarm eingestuft werden kann [55]. Dennoch ist der evidenzbasierte Kenntnisstand von kindlichen VKB-Verletzungen immer noch zu gering [43].

Auf eine Kreuzbandrekonstruktion im Akutstadium sollte in Abwesenheit einer operationsrelevanten Begleitverletzung verzichtet werden. Als solche können osteochondrale Absprengungen oder spezifische Meniskusläsionen wie eingeschlagene Korbhenkelläsionen, Abrisse der Meniskuswurzel oder Radiärrisse kategorisiert werden. Beim derzeitigen Stand der Meniskusreparationen müssen insbesondere Korbhenkelresektionen bei Kindern und Jugendlichen der Vergangenheit angehören. Beherrscht man die Technik der Meniskusreparation nicht, sollte das eingeschlagene Gewebe reponiert, das Kniegelenk ruhiggestellt und der junge Patient zur Sekundärversorgung in ein ausgewiesenes Zentrum für spezialisierte Gelenkchirurgie überwiesen werden. Wird der Meniskus repariert, sollte die VKB-Plastik nur dann gleichzeitig erfolgen, wenn der Operateur Erfahrung mit diesen Eingriffen bei Kindern besitzt und wenn die Eltern im Vorfeld eingehend auf die spezifischen Komplikationsmöglichkeiten des Eingriffs hingewiesen wurden. Das Risiko der Arthrofibrose nach Kniegelenkeingriffen im Akutstadium ist nach unserer Erfahrung bei Kindern geringer ausgeprägt als beim Erwachsenen. Meniskusreparationen ohne gleichzeitigen bzw. sekundären Bandersatz sollten aufgrund der sehr hohen Reruptrate der Menisken vermieden werden. Wie bereits erwähnt, sollte im Akutstadium differentialdiagnostisch die Möglichkeit der Patellaluxation nicht außer Acht gelassen werden, da sie für etwa ein Drittel der Fälle eines im Rahmen einer Kniedistorsionen auftretenden Hämarthros verantwortlich ist [35]. Liegt keine operationswürdige Meniskus- oder Knorpelläsion im Akutstadium vor, empfehlen wir in den ersten Wochen nach der Kniegelenkdistorsion eine konservative Behandlung einzuleiten. Anschließend schlagen wir ein strukturiertes Rehabilitationsprogramm über einen Zeitraum von 3 – 6 Monaten vor, mit engmaschigen klinischen Kontrollen. Eine normale physische Aktivität sollte erlaubt werden mit der Einschränkung, dass die Teilnahme an so genannten „Pivoting"-Sportarten wenn möglich nur mit einer stabilisierenden Orthese erlaubt werden sollte – auch wenn diese häufig nur ungern getragen werden. Diese Zeit sollte ebenfalls genutzt werden, um die jungen Patienten und ihre Eltern auf die bei Kindern schwierigere Problematik als bei Erwachsenen zu sensibilisieren.

Im chronischen Stadium bzw. bei verspäteter Diagnosestellung hängt die Indikation zum VKB-Ersatz von den funktionellen Symptomen und den Begleitläsionen ab. Der Eingriff ist dann absolut indiziert, wenn es bereits zu instabilitätsbedingten Meniskusläsionen gekommen ist. Ziel ist in solchen Fällen die Prävention der Früharthrose. Aufgrund der häufig beobachteten sekundären Meniskusläsionen nach konservativ versorgter kindlicher VKB-Ruptur (75 % innerhalb des 1. Jahres [5]) erscheint besonders bei sehr jungen Kindern ein frühzeitiger Bandersatz gerechtfertigt. Dieser soll den Kindern ein normales Leben ohne Einschränkung ihrer körperlichen Alltagsaktivitäten ermöglichen. Die bei Erwachsenen sehr leicht zu erfragenden subjektiven Instabilitätszeichen (sog. „Giving-way"-Phänomene) können bei Kindern häufig nur nach längerem, präzisen Nachfragen in Erfahrung gebracht werden.

Seit wenigen Jahren stehen mit der Hilfe von Funktionstests und besseren Kenntnissen des kniegelenknahen Wachstums neue Instrumente zur Verfügung, die bei der Indikationsstellung und Operationsplanung behilflich sein können. Ihre Auswertung ist wissenschaftlich noch nicht abgeschlossen, sie verfügen aber über ein großes Potential zur objektiven Klärung der Notwendigkeit der Operationsindikation. Funktionstests können außerhalb des Akutstadiums über die subjektive Instabilität Auskunft geben (41). Es ist bekannt, dass Kinder bei der Rezeption eines Sprunges ein valgisches Landungsmuster aufweisen, ähnlich dem, das man bei Frauen beobachten kann. Dieses ist mit einem erhöhten Risiko von Kreuzbandverletzungen vergesellschaftet. Mit zunehmendem Reifeprozess nehmen die Jungen dann ein eher varisches Landungsmuster ein [19]. Solche Sprungtests lassen sich unkompliziert in den Behandlungsprozess einbauen und stellen eine einfache Orientierungshilfe bei der späteren Entscheidungsfindung dar [43]. Hinweise auf das verbleibende Wachstumspotential des Kniegelenks liefert die Skelettalterbestimmung in Kombination mit Abb. 11.1. Diese Methode verdeutlicht auf eine sehr einfache Art und Weise die verbleibende Zeit bis zum Fugenverschluss und ist insbesondere dann hilfreich, wenn Skelettalter und biologisches Alter nicht übereinstimmen.

Die Autoren schlagen demnach folgenden Behandlungsalgorithmus vor: bei einer isolierten VKB-Ruptur sollte zugunsten einer konservativen Behandlung mit sehr engmaschiger Betreuung zunächst auf eine frühzeitige Rekonstruktion verzichtet werden. Eine Operationsindikation liegt bei sekundären Meniskusläsionen und einem oder mehreren „Giving-way"-Phänomenen vor [43]. Nach Abschluss des Längenwachstums kann wie bei Erwachsenen vorgegangen werden.

11.2.7 Operative Technik

In der Literatur findet sich eine Vielzahl an Techniken zur VKB-Plastik bei Kindern [45]. Sie unterscheiden sich in Bezug auf Art, Verlauf und Fixation des Sehnentransplantats. Es wird unterschieden zwischen Verfahren, bei denen die Bohrkanäle die femorale und die tibiale Wachstumsfuge kreuzen (transepiphysäre Techniken), und solchen, bei denen weder die tibiale noch die femorale Fuge verletzt wird (Abb. 11.2). Bei Letzteren differenziert man Eingriffe, bei denen das Transplantat um die Wachstumsfuge herumgeleitet werden kann (extraepiphysäre Techniken), von solchen, bei denen die Bohrkanäle ausschließlich durch die Epiphyse führen (epiphysäre Techniken). Beide sind technisch anspruchsvoller als die transepiphysäre Technik. Während die extraepiphysäre VKB-Plastik keinen anatomischen VKB-Ersatz ermöglicht, bergen epiphysäre VKB-Plastiken ein größeres Verletzungsrisiko für die Wachstumsfugen. Alle 3 Techniken beinhalten spezifische Vor- und Nachteile; eine ideale Technik konnte bislang noch nicht entwickelt werden.

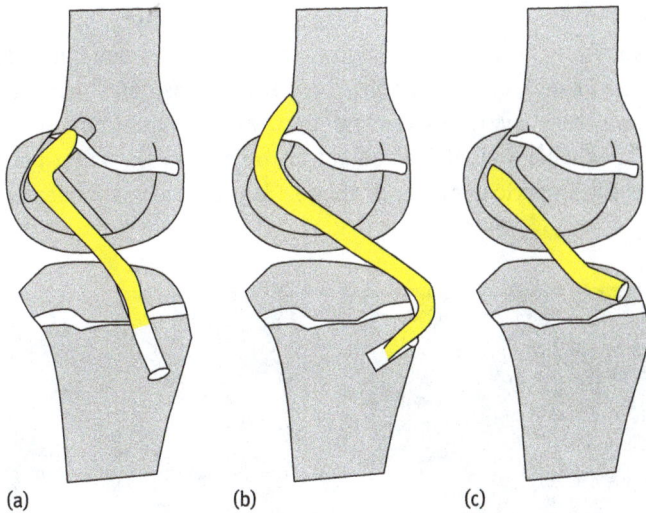

(a)　　　　　　　　　(b)　　　　　　　　　(c)

Abb. 11.2: Darstellung der verschiedenen Operationstechniken zum VKB-Ersatz bei offenen Wachstumsfugen. Man unterscheidet zwischen transepiphysären (bei denen die Bohrkanäle die femorale und die tibiale Wachstumsfuge kreuzen, (a), extraepiphysären (bei denen das Transplantat um die Wachstumsfuge herumgeleitet wird, (b) und epiphysären Techniken (bei denen die Bohrkanäle ausschließlich durch die Epiphyse führen, (c). Darüber hinaus gibt es noch Mischformen, bei denen an Tibia und Femur mit unterschiedlicher Technik operiert werden kann.

Die früher bei Kindern häufig verwendeten extraartikulären Bandplastiken werden heute nur noch vereinzelt durchgeführt [15]. Wie bei Erwachsenen werden auch bei Kindern heute überwiegend intraartikuläre Bandplastiken empfohlen. Im deutschen Sprachraum scheint die arthroskopische transepiphysäre Einkanalrekonstruktion die am weitesten verbreitete Technik zu sein (Abb. 11.3). Sie wird mit einem 3- oder 4-bündeligen-Semitendinosussehnentransplantat durchgeführt. Die Transplantatfixation erfolgt gelenkfern und extrakortikal (femoraler Kippknopf, z. B. Endobutton, Smith & Nephew oder Retrobutton, Arthrex; tibialer Nahtknopf, z. B. Suture Disc, Aesculap bzw. über eine Pollerschraube). Eine direkte Sehnenfixation mit einer biodegradierbaren tibialen Interferenzschraube wurde von Ulmer [59] beschrieben, wenn die Distanz zwischen tibialem Tunneleingang und tibialer Wachstumsfuge groß genug war, um die Schraube zu verankern. Mit Ausnahme der spezifischen Berücksichtigung der Anatomie des kindlichen Kniegelenks unterscheidet das Verfahren sich nur unwesentlich von der gleichen Technik beim Erwachsenen. Der Durchmesser des Transplantats beträgt in der Regel 6 – 7 mm (maximal 8 mm). Obwohl die Sehnen gewöhnlich dünner als beim Erwachsenen sind, gelingt es meistens dennoch, den gewünschten Transplantatdurchmesser zu erhalten. Sollte dies nicht der Fall sein, oder im Falle einer inkompletten Sehnenstrangentnahme, kann alternativ oder zusätzlich auf einen Sehnenstreifen ohne Knochenblöckchen aus der Patellar- oder Quadrizepssehne zurückgegriffen werden. Zur Vermeidung einer möglichen Knochenbrückenbildung wird empfohlen, das Transplantat dem Kanaldurchmesser bestmöglich anzupassen. Um die tibiale Fugenverletzung zu minimieren, kann der tibiale Bohrkanal etwas vertikaler positioniert werden als beim Erwachsenen und der Tunneleingang etwas weiter medial, um die Apophyse der Tuberositas tibiae nicht zu verletzen. Zur Minimierung des Risikos einer sekundären Wachstumsstimulierung sollte versucht werden, möglichst weichteilschonend zu operieren. So sollte beispielsweise auf eine aggressive Deperiostierung des tibialen Tunneleingangs verzichtet werden [7].

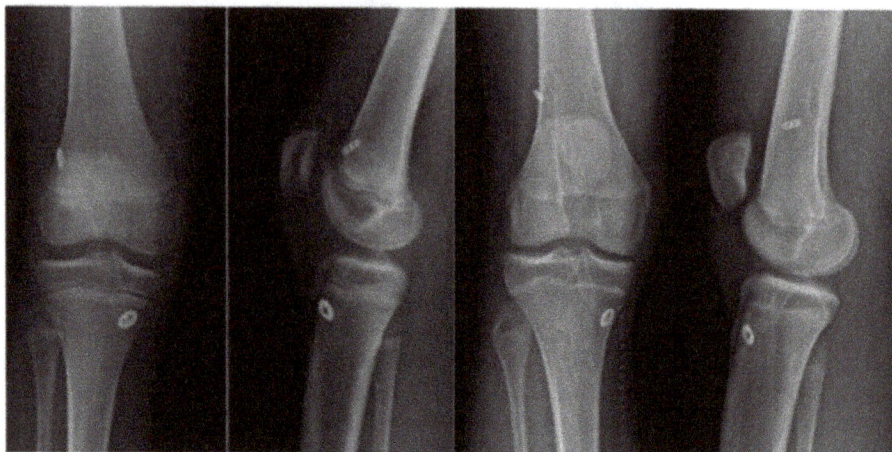

Abb. 11.3: Ap und Seitaufnahme eines Jungen, der im Alter von 11 Jahren mit einer transepiphysären 4-fach-Semitendinosus-Grazilisplastik und gelenkferner, extrakortikaler Fixation versorgt wurde (links). Fünf Jahre später, bei fast abgeschlossenem Längenwachstum (20 cm seit der Operation) (rechts), fanden sich weder Beinlängendifferenz noch Achsabweichung. Der femorale Fixationsknopf hat sich durch das Wachstum nach proximal verschoben. Bei der letzten klinischen Untersuchung fanden sich ein negatives Lachman-Zeichen sowie ein negativer Pivot-shift-Test.

Femoral sollte das VKB möglichst anatomisch positioniert werden. Sogenannte „over-the-top" Techniken wurden weitgehend verlassen. Zur Vermeidung einer Verletzung der perichondralen Strukturen oder eines Ausbrechens der dorsalen Femurkortikalis wurde empfohlen, auch bei Kindern ein femorales Zielgerät mit einer 5-mm oder sogar 7-mm-Stufe („offset") zu benutzen [51]. Bohrt man den femoralen Tunnel transtibial, kommt es in der Regel zu einer vertikaleren Positionierung des Transplantats, welches eine geringere Kontrolle der femorotibialen Rotationsstabilität zur Folge haben kann. Wird der femorale Kanal durch das anteromediale Portal angebracht, kommt es zwar zu einer horizontaleren und anatomischeren Positionierung des Transplantats und somit möglicherweise zu einer Verbesserung der Rotationsstabilität, allerdings wird hierbei die femorale Wachstumsfuge in einem schrägeren Winkel angebohrt. Hierdurch entsteht eine um ein Vielfaches größere Fugenläsion als bei der transtibialen Tunnelanlage. Inwiefern dies zum vermehrten Auftreten von Wachstumsschäden führen kann, wurde noch nicht abschließend geklärt. Alternativ kann eine rein epiphysäre Technik gewählt werden, bei der der femorale Kanal von außen nach innen bzw. von intraartikulär nach extraartikulär mit Hilfe von neu entwickelten speziellen Bohrtechniken (z. B. Retrodrill oder Flippcutter, Arthrex) gebohrt wird. Der Bohrer muss kaudal und parallel zur Epiphysenfuge liegen. Wird letztere tangiert, entsteht ein sehr großer Fugenschaden mit hohem Risiko einer Wachstumsstörung. Deswegen sollte bei dieser Technik die systematische intraoperative Zuhilfenahme eines Bildwandlers gefordert werden. Diese verschiedenen technischen Variationen im Zusammenhang mit dem femoralen Bohrkanal zeigen, dass diesbezüglich noch kein Konsens gefunden werden konnte und für den Operateur weiterhin Spielraum für eine individuelle Betreuung dieses sehr spezifischen Problems besteht.

Die in >50 % der Fälle assoziierten Meniskusläsionen [5, 42, 63] sollten wenn immer möglich repariert werden. Resektionen von Korbhenkelläsionen sind nur noch in Ausnahmefällen zu empfehlen (lange Luxationszeit des Korbhenkels mit sekundärer plastischer Deformierung des Meniskusgewebes, spontane Reluxation nach Reposition bei 90° gebeugtem Kniegelenk) und sollten wenn möglich systematisch repariert werden.

11.2.8 Fugenverletzung bei arthroskopischer VKB-Plastik

Verletzungen der kniegelenknahen Wachstumsfugen können zu Epiphysiodesen und sekundären Beinverkürzungen oder Achsabweichungen führen. Die Wachstumsfugen tolerieren aber ein gewisses Grad an Traumatisierung, ohne dass es zu diesen unerwünschten Ereignissen kommt. Wird die Fuge durchbohrt, regeneriert sich der Fugenknorpel nicht und der Bohrkanal füllt sich mit Knochen. Durch das weitere Wachstum erzeugt die verbleibende Fuge eine Distraktionskraft, die dazu führt, dass die entstandene Knochenbrücke sich dem Wachstum anpasst und ständig umgebaut wird. Tierversuche haben ergeben, dass dieser knöcherne Umbauprozess ab einer Verletzung von 7–10 % der Wachstumsfugenfläche nicht mehr stattfinden kann und Wachstumsstörungen zu erwarten sind. Übertragen auf ein a.p.-Röntgenbild beim Kind entspricht dieser Grenzwert etwa 20 % der Wachstumsfugenbreite. Wählt man eine VKB-Plastik, bei der es zu einer Durchbohrung der Fuge kommt, sollte der Durchmesser des Bohrkanals möglichst klein gewählt werden. Es konnte gezeigt werden, dass mit einem Bohrkanal von 6–8 mm bei einem 10-jährigen Kind weniger als 5 % der tibialen Wachstumsfuge verletzt werden. Füllt man den Bohrkanal mit Weichteilgewebe, kann die Bildung einer vollständig ausgeprägten Knochenbrücke verhindert werden [56, 51]. Untersuchungen an knapp hundert VKB-Plastiken bei präpubertären Kindern haben gezeigt, dass es einen Zusammenhang zwischen der Beinachse sowie der Beinlänge und dem Bohrkanaldurchmesser gibt. Wurde ein Bohrkanaldurchmesser von 9 oder mehr mm angelegt, kam es tendenziell zu einer Beinverlängerung und einer Valgisierung der Beinachse auf der operierten Seite [6]. Wir empfehlen deshalb, bei offenen Wachstumsfugen immer einen Bohrkanal von weniger als 9 mm Durchmesser zu wählen.

Bei der transepiphysären VKB-Plastik, wie wir sie auch klassischerweise vom Erwachsenen kennen, unterscheiden sich beide Bohrkanäle durch ihre Lage erheblich voneinander. Während der tibiale Bohrkanal die Fuge in ihrem Zentrum durchquert, wird die femorale Fuge durch die posterolaterale Lage des Bohrkanals an ihrer Peripherie verletzt. Neuere Tierversuche am Schafsmodell ergaben, dass das Risiko eines Fugenverschlusses mit Achsabweichung femoral höher ist als tibial [51]. Zentrale Läsionen der tibialen Wachstumsfuge hatten hier keine Wachstumsschäden zur Folge. Am peripheren Femur hingegen führten posterolaterale Fugenverletzungen bei leeren Bohrkanälen zu Femurverkürzungen, Valgus- und Flexionsdeformitäten. Die histologischen Untersuchungen zeigten eine feste Knochenbrücke sowie eine Verletzung eigenständiger histologischer Strukturen an der Peripherie der Wachstumsfuge, dem Ranvierschen Schnürring und dem perichondralen Ring von LaCroix. Sofern man die Ergebnisse dieser Tierversuche auf das menschliche Knie übertragen kann, scheint es demnach empfehlenswert, diese histologischen Strukturen zu schonen. Sie können durch ein Ausbrechen der dorsalen Femurkortikalis („posterior blow out") oder durch eine zu starke Deperiostierung bei der früher häufig verwendeten sogenannten „over the Top Technik" verletzt werden.

Bei der Durchführung einer VKB-Plastik bei Kindern erscheint uns die exakte Kenntnis der spezifischen anatomischen Gegebenheiten und der hieraus resultierenden Operationsrisiken von großer Bedeutung. Eine Zusammenfassung der operationstechnischen Empfehlungen bei transepiphysärer VKB-Plastik ist in Tab. 11.1 dargestellt (52).

Tab. 11.1: Aufteilung der möglichen Wachstumsschäden nach VKB-Plastik bei offenen Wachstumsfugen.

	Klinische Darstellung	Behandlungsoption
Typ	**Pathophysiologische Klassifikation**	
A	Wachstumsstop	Bei früher Diagnose: Langenskiöld-Prozedur Späte Diagnose: Korrekturosteotomie
B	Wachstumsbeschleunigung	Beobachtung; eventuell temporäre Epiphysiodese
C	Abnahme der Wachstumsgeschwindigkeit	VKB-Revision, um Transplantatspannung zu minimieren
Lokalisation	**Anatomische Klassifikation (7)**	
Mediale proximale Tibia	Varusdeformität	Uniplanare Deformitätenkorrektur bei klinisch relevanter Deformität
Tuberositas tibiae	Genu recurvatum	Uniplanare Deformitätenkorrektur bei klinisch relevanter Deformität
Distales, posterolaterales Femur	Valgusdeformität	Uniplanare Deformitätenkorrektur bei klinisch relevanter Deformität

Tab. 11.1: Aufteilung der möglichen Wachstumsschäden nach VKB-Plastik bei offenen Wachstums-fugen. *(Fortsetzung)*

	Klinische Darstellung	Behandlungsoption
Distales Femur & pro-ximale Tibia	Schwere dreidimensionale Deformität	Komplexe, multiplanare Deformitätenkorrek-tur
Typ	**Klinische Klassifikation**	
Klinisch, symptoma-tisch	> 5° Deformityät bei Wachs-tumsabschluss	Deformitätenkorrektur nach Wachstumsab-schluss
Klinisch, asymptoma-tisch	3 – 5° Deformität bei Wachs-tumsabschluss	Beobachtung
Subclinisch, asympto-matisch	< 3° Deformität	Beobachtung

11.2.9 Nachbehandlung

Einheitliche Nachbehandlungsprotokolle gibt es nicht [45, 46]. Grundsätzlich wird die Nachbehandlung aber in der Regel vorsichtiger gehandhabt als beim Erwachsenen. Postoperativ ist eine Orthesenanlage notwendig, dies aus Gründen des Transplan-tatschutzes, aber insbesondere auch zur Sensibilisierung des Kindes und seines Umfeldes. Die Kinder dürfen das operierte Bein mit einer Orthese für 6 Wochen in Streckstellung belasten. Kontaktsportarten werden frühestens ab 9 Monaten freige-geben. Der Entscheid zur Freigabe obliegt dem Operateur in Zusammenarbeit mit den behandelnden Physiotherapeuten und Trainern im Falle von jugendlichen Leis-tungssportlern. Sie sollte idealerweise erst nach erfolgreich bestandener Sprungtest-reihe und Funktionstests erfolgen [17, 42, 47, 48].

11.2.10 Komplikationen nach VKB-Plastik bei Kindern

Die Risiken, die mit VKB-Plastiken bei offenen Wachstumsfugen einhergehen, werden zunehmend erkannt, und die wissenschaftlichen Untersuchungen auf diesem Gebiet schreiten rasch voran (52). In den vergangenen 10 Jahren konnte gezeigt werden, dass ein technisch korrekt durchgeführter Eingriff ein minimales Risiko einer Wachs-tumsstörung birgt [7, 14]. Trotzdem werden immer wieder auch schwerwiegende Komplikationen beschrieben [25, 28]. Ihre Gesamtzahl wird möglicherweise unter-schätzt [45]. Das Verständnis der pathophysiologischen Veränderungen nach einem iatrogenen Fugenschaden ist derzeit aber noch inkomplett. Die beschriebenen Wachstumsanomalien können aus unterschiedlichen Blickwinkeln betrachtet wer-den, in Abhängigkeit ihrer pathophysiologischen Grundlage, ihrer anatomischen Lage und ihrer klinischen Relevanz. Eine Gesamtübersicht mitsamt Klassifikationsversuch wird in Tab. 11.1 dargestellt.

Neben den allgemeinen Operationsrisiken bestehen die Hauptkomplikationen nach VKB-Plastiken bei Kindern in postoperativen Wachstumsstörungen. Chotel [7] unterteilte sie in 3 verschiedene Kategorien: A) ein definitiver Wachstumsstillstand (*Arrest*); B) eine Wachstumsstimulierung (*Boost*) und C) eine Verlangsamung des Wachstums (*deCeleration*). Sie verdeutlichen, dass die jungen Patienten postoperativ in regelmäßigen Abständen bis zum Abschluss ihrer Wachstumsphase klinisch und röntgenologisch untersucht werden sollten. Charakteristisch für das Auftreten einer solchen Komplikation sind die röntgenologisch leicht erkennbaren sogenannten Harris-Linien. Liegt die Wachstumsstörung in der Peripherie der Wachstumsfuge, kommt es zu einer Achsabweichung. Durch die dezentrale Lage des femoralen Bohrkanals ist dieses am ehesten am distalen Femur zu erwarten. Liegt die Ursache der Wachstumsstörung im Zentrum der Wachstumsfuge, kommt es zu einer symmetrischen Veränderung, am ehesten einer Beinverkürzung.

Bislang wurden weniger als 50 Fälle von Wachstumsstörungen nach VKB-Plastik bei Kindern in der Literatur beschrieben. Eine Umfrage unter den Mitgliedern der *Herodicus Society* und des *ACL Study Group* konnte 15 Fälle von Wachstumsschäden nach VKB-Plastik erheben. Diese gliederten sich in 8 Valgusdeformitäten der distalen lateralen Femurepiphyse, 3 sekundäre Rekurvatumfehlstellungen nach Verletzungen der Tuberositasapophyse, 2 Valgusfehlstellungen und 2 Beinverkürzungen auf. Die meisten Fälle waren auf operationstechnische Mängel zurückzuführen, insbesondere auf fugenüberbrückende Transplantatfixationen mit Knochenblöcken (bei Patellarsehnentransplantaten) oder Metallimplantaten. Andere Komplikationen traten auf bei zu großen Bohrkanälen, Verletzungen des Ranvierschen Schnürrings am Femur sowie bei gleichzeitig durchgeführten extraartikulären Tenodesen. Bei letzteren war möglicherweise der auch experimentell nachgewiesene Tenodeseeffekt bei zu großer Transplantatspannung für die Wachstumsstörung verantwortlich. Des Weiteren wurden ein aggressives Aufraspeln der femoralen *Over-the-top-Position* sowie die Naht nahe der Tuberositasapophyse als Ursachen angeführt [25]).

In der bereits erwähnten französischen Multizenterstudie [6] konnten 11 Wachstumsstörungen (12 %) mit verschiedenen Operationstechniken beobachtet werden. In einem Fall war eine Korrekturosteotomie in Form einer varisierenden Femurosteotomie notwendig. An der Tibia wurden eine Verkürzung (−13 mm), 2 Varus- und 3 Valgusdeformitäten erhoben, *Slope*-Veränderungen lagen nicht vor. Als Mechanismen wurden der Tenodeseeffekt und die Wachstumsstimulation durch Deperiostierung beschrieben. Femoral dagegen fanden sich eine Verlängerung von 11 mm und 4 Valgusdeformitäten, wobei ein femoraler Tunneldurchmesser ≥9 mm mit einem femoralen Valgus korrelierte. Es fand sich ebenfalls eine eindeutige positive Korrelation zwischen der Beinlänge und dem benutzten Tunneldurchmesser. Mit Ausnahme einer Valgusfehlstellung von 13° waren alle anderen Störungen klinisch nicht relevant. Ihre Auswirkung auf die langfristige Ausbildung einer Sekundärarthrose bleibt offen [4]. Der Grad, ab dem eine Wachstumsstörung klinisch relevant wird, ist schwer zu definieren. Er hängt von der anatomischen Lokalisation, der Ebene (frontal vs. sagittal), sowie dem Ausmaß der Deformität ab. In einer früheren Arbeit wurde beschrieben, dass eine Achsabweichung von 3° oder weniger unterhalb der Messgenauigkeit einer Ganzbeinaufnahme liegt [50]. Obwohl sie wahrscheinlich asymptomatisch bleiben, können höhergradige Deformitäten makroskopisch sichtbar und etwa ab 5° oder mehr klinisch relevant werden.

Zur Minimierung des Komplikationsrisikos wurden die zu beachtenden Grundregeln bei transepiphysären VKB-Plastiken bei Kindern in einer Publikation zusammengefasst [52]. Als Folge dieser möglichen Veränderungen sollte die Nachbeobachtungsphase bei Kindern stringenter als bei Erwachsenen sein, auch um die Prävalenz dieser Schäden richtig einordnen zu können [45]. Klinische und radiologische Kontrollen sollten deshalb bis zum Ende der Wachstumsphase durchgeführt werden. Im Falle einer Deformität kann eine sofortige chirurgische Revision in Erwägung gezogen werden, wenn die Ursache der Komplikation eindeutig identifiziert wurde (z. B. bei einer fugenüberbrückenden Schraubenfixation oder Knochenblocklage). Bei verbleibendem Wachstum kann je nachdem eine Fugenverödung, eine temporäre Epiphysiodese oder die Entfernung der Knochenbrücke mit anschließendem Weichteilinterponat [29 – 31] zur Lösung des Problems beitragen. Wenn keine sofortige chirurgische Maßnahme getroffen wird, kann eine Korrekturosteotomie am Ende des Wachstums der unteren Extremität in Erwägung gezogen werden [28]. In allen Fällen ist die Komplexität des Eingriffes vom Ausmaß der Deformität abhängig. Eine uniplanare Fehlstellung eines einzigen Knochens ist einfacher zu korrigieren als eine ausgeprägte multiplanare Deformität von Tibia und Femur [28]. Glücklicherweise sind solche Fälle sehr selten, insbesondere dann, wenn die VKB-Plastik technisch korrekt durchgeführt wurde. Dennoch sollten die Patienten und ihre Eltern über diese Möglichkeiten aufgeklärt werden, die auch in sehr erfahrenen chirurgischen Händen auftreten können.

11.2.11 Ergebnisse

Die weiter oben bereits zitierte Multizenterstudie aus Frankreich stellt die derzeit größte publizierte Serie von Kreuzbandplastiken bei offenen Wachstumsfugen dar [4]. Von 119 operierten Kindern standen 102 (86 %) zur Nachuntersuchung zur Verfügung. Der mittlere Zeitraum zwischen Verletzung und Operation betrug 10,4 (1– 65) Monate. Zum Zeitpunkt der Operation betrug das mittlere Alter 12,3 (6,4 – 15,1) Jahre. In 3 von 4 Fällen wurde die Indikation aufgrund einer Instabilität, in einem von 4 Fällen wegen sekundärer Meniskusschäden gestellt; ein Patient wurde wegen seiner Aktivität als Hochleistungssportler operiert. Fünf unterschiedliche Techniken wurden angewendet: Technik nach Clocheville (63 Fälle), Technik nach Debrousse (14 Fälle), Over-the-top-Technik mit Fascia lata (14 Fälle), transphysäre Technik mit Semitendinosustransplantat (5 Fälle), femorale epiphysäre Technik (6 Fälle).

Zum Zeitpunkt der operativen Erstversorgung lagen 34 Meniskusläsionen (23 Außenmenisken, 11 Innenmenisken) vor, wovon 30 rekonstruiert werden konnten.

Der mittlere Nachuntersuchungszeitraum betrug 3,5±2,7 (1–14) Jahre. Der mittlere Zufriedenheitskoeffizient betrug 8,5/10 (n=101), wobei 70% der Patienten zu keinem Zeitpunkt Schmerzen im Bereich des operierten Kniegelenks angaben. Der mittlere subjektive IKDC-Score lag bei 91±13 (39–100). Die Wiederaufnahme des Sports erfolgte nach 11±4,5 Monaten (n=85), 18% der Patienten erlangten hierbei ein höheres Niveau als vor der Verletzung, 11% dagegen mussten ihr Sportniveau reduzieren bzw. die Sportausübung aufgeben.

Fünf Rerupturen wurden beobachtet, wovon 2 auf technisches, eine auf biologisches Versagen und 2 auf ein erneutes Trauma zurückgeführt wurden. Bei 21 Patienten wurde eine konstitutionelle Bandlaxität festgestellt. Die Laxitätsmessungen wurden als differenzielle Werte nach Untersuchung mit dem KT-1000 bestimmt. Bezüglich der a.p.-Laxität wurden 77% der Patienten in die IKDC-Kategorie A, 18% in die Kategorie B und 2 bzw. 5% in die Kategorien C und D eingestuft. Insgesamt wurden 84% gute Ergebnisse nach dem IKDC-Score beobachtet und 9 IKDC-Werte <72 erhoben. Die Erfolgsrate nach Meniskuserhalt betrug 83%. Lediglich eine sekundäre Meniskusläsion trat nach 3,5 Jahren auf. Diese detaillierte Darstellung zeigt, dass die Ergebnisse der VKB-Ersatzplastik bei offenen Wachstumsfugen sehr ansprechend und durchaus mit den Ergebnissen von erwachsenen Patienten vergleichbar sind.

Eine interessante Vergleichsstudie zwischen operativem und konservativem Behandlungsschema führten Streich et al. [57] durch. In einem Zeitraum von 5 Jahren schlossen sie 31 Kinder im Tanner Stadium 1 oder 2 (mittleres Alter 11 Jahre) in ihre Studie ein. 17 Patienten, bei denen eine assoziierte intraartikuläre Pathologie (Meniskusschaden oder osteochondrale Läsion) vorlag, wurden mit einer autologen, transphysären Semitendinosussehnenrekonstruktion versorgt, während die 14 verbleibenden Patienten mit einer isolierten VKB-Ruptur konservativ behandelt wurden. 28 Patienten konnten nach durchschnittlich 70 Monaten nachuntersucht werden. Es fand sich kein Patient mit einer Varus- oder Valgusdeformität oder Beinlängendifferenz. Das mittlere Körperwachstum betrug 20.3 cm. Die operativ versorgten Patienten hatten signifikant bessere klinische Ergebnisse sowohl in Bezug auf Kniestabilität (KT-1000 und *pivot shift*) als auch Funktion (IKDC median 95 gegen 87; Lysholm score median 93 gegen 84). Auch der Tegner Score erwies sich bei den operierten als signifikant besser. 58% der initial konservativ behandelten Patienten mussten bei persistierender Instabilität einer nachfolgenden Operation zugeführt werden.

Courvoisier et al. [12] untersuchten 38 Kinder und Jugendliche, welche mit einer VKB-Plastik bei offenen Wachstumsfugen und transphysärer 4-fach Semitendinosusgrazilissehnentransplantaten versorgt wurden. Nach Wachstumsabschluss erreichten 28 einen IKDC score A (74%), 4 B (11%) und 5 D (13%). Es fanden sich keine Wachstumsstörungen. Fünf Patienten mussten reoperiert werden (3 wegen einer traumatischen Reruptur und 2 wegen einer verbleibenden Instabilität). Ähnlich gute klinische und röntgenologische Ergebnisse mit der transepiphysären 4-fach Semitendinosustechnik wurden von Cohen et al., Liddle und McIntosh vorgestellt [11, 33, 36]. Auch bei Marx et al. fanden sich bei 55 Patienten zwischen 8 und 16 Jahren gute klinische Ergebnisse (IKDC A und B bei 90,7% der

Patienten). Die Laxitätswerte konnten von präoperativ 5,8 mm auf 1,0 mm
(0 – 4 mm) verbessert werden. Die traumatische Rerupturrate lag bei 5,5 %, und in 2
Fällen konnte eine Partialruptur des Transplantats arthroskopisch gesichert werden. Wachstumsstörungen wurden keine festgestellt.

11.2.12 Diskussion

Bei einer isolierten VKB-Ruptur im Kindesalter empfehlen wir zunächst, wenn immer
möglich, eine funktionelle Behandlung einzuleiten. Sie sollte abschwellende Maßnahmen, eine Wiedererlangung der Kniegelenkbeweglichkeit, ein Koordinationstrai-
ning und eine Kräftigung der Oberschenkelmuskulatur beinhalten. Wir empfehlen eine
engmaschige klinische Kontrolle mit Funktionstests und einer jährlichen MRT-Kon-
trolle durchzuführen. Insbesondere sollten hierbei Instabilitätsprobleme und Sublu-
xationsphänomene erfragt werden, die von den Kindern häufig nicht als problematisch erkannt werden. In einigen Fällen kann mit der Kreuzbandplastik bis zum Ende
des Wachstums der unteren Extremität abgewartet werden.

Als hilfreich hat sich in unserer Praxis die in Abb. 11.1 gezeigte Grafik der
Wachstumsgeschwindigkeit der kniegelenknahen Fugen in Abhängigkeit vom Ske-
lettalter ergeben. In der Phase der abnehmenden Wachstumsgeschwindigkeit kann der
Operation in manchen Fällen eine mehrmonatige abwartende Haltung vorgezogen
werden. Aufgrund der hohen Rate an sekundären Meniskusläsionen ist ein operatives
Vorgehen häufig aber bereits früher indiziert. Spätestens nach dem Auftreten einer
sekundären Meniskusläsion ist die operative Stabilisierung dringend zu empfehlen.
Wegen der möglichen Wachstumsstörungen müssen der Eingriff, die postoperative
Nachbehandlung und die regelmäßigen Kontrollen bis zum Wachstumsabschluss
eingehend mit der Familie besprochen werden. Bei mangelnder Bereitschaft hierzu ist
eine abwartende Haltung empfehlenswert.

Im Einzelfall gilt es immer, die Vor- und Nachteile des konservativen und operativen Vorgehens abzuwägen. Entscheidet man sich zu Letzterem, sollte eine intraartikuläre VKB-Plastik durchgeführt werden. Die früher empfohlenen extraartikulären
Bandplastiken und Bandnähte sind nicht ausreichend [49]. Biologische Therapieansätze sind noch rein experimentell [27]. Von den vielen intraartikulären Bandersatz-
techniken hat sich bislang keine als wesentlich vorteilhaft erwiesen. Seit kurzem liegen
nun auch größere Fallzahlen präpubertärer Kinder vor, die gezeigt haben, dass der
VKB-Ersatz beim Kind bei technisch korrekter Durchführung in ausgewählten Zentren
zu guten Ergebnissen führt [4]. Fast alle der in der Literatur beschriebenen schwerwiegenden Wachstumsschäden waren auf operationstechnische Probleme zurückzuführen. Wachstumsstörungen, die bei technisch korrekter Durchführung der Operation auftraten, waren gering und klinisch nicht relevant. Regelmäßige postoperative
Kontrollen bis zum Wachstumsabschluss sind dennoch systematisch zu empfehlen.

In den letzten 5–10 Jahren wurde zunehmend über VKB-Plastiken bei Kindern berichtet. Operationstechnisch erfreut sich die transepiphysäre 4-fach Semitendinosustechnik weltweit zunehmender Beliebtheit. Ihre Ergebnisse sind gut, Komplikationen treten – unter Berücksichtigung der anatomischen Besonderheiten bei offenen Wachstumsfugen – selten auf, und die Rerupturrate erscheint gegenüber dem Erwachsenenkollektiv nicht wesentlich erhöht zu sein. Langfristige Ergebnisse stehen aber noch aus. Inwiefern die Bandplastik bei offenen Wachstumsfugen eine Rückkehr in den Leistungssport ermöglicht oder im Hinblick auf die langfristige berufliche Prognose auch sinnvoll ist, konnte noch nicht abschließend geklärt werden.

In seiner Übersicht zu den Ergebnissen der kindlichen VKB-Versorgung schrieb Moksnes [43], dass die wissenschaftliche Grundlage der operativen Therapie noch nicht ausreichend belegt wurde. Es gibt zwar eine hohe Anzahl an klinischen Arbeiten, die über zufriedenstellende Ergebnisse nach diesem Eingriff berichteten, ihre Qualität ist allerdings häufig nicht ausreichend, um höchsten klinisch-wissenschaftlichen Kriterien gerecht zu werden. Moksnes [43] bewertete die Qualität der bis 2012 erschienenen Arbeiten anhand des „Coleman methodology scores", einer Bewertungsskala mit maximal 100 Punkten. Von 31 berücksichtigten Arbeiten lag der durchschnittliche Score bei 44,7. Nur 4 Arbeiten erreichten einen Punktwert von 60 oder mehr. In der Tat kann man heute schlussfolgern, dass die operativen Techniken ein geringes Komplikationsrisiko besitzen und dass die kindliche VKB-Plastik eine gute Kniegelenkfunktion ermöglicht. Im Umkehrschluss konnte allerdings bislang noch nicht gezeigt werden, dass ein systematischer operativer Eingriff die Prävalenz sekundärer Meniskusläsionen und Knorpelschäden langfristig verringert.

11.3 Verletzungen des HKB

Läsionen des hinteren Kreuzbandes (HKB) bei Kindern und Jugendlichen sind im Vergleich zu VKB-Läsionen noch seltener [54]. Ihre Prävalenz ist unbekannt, genauso wie relativ wenig über ihren natürlichen Verlauf bekannt ist. Sie können wie bei Erwachsenen isoliert oder im Rahmen von multiligamentären Verletzungen auftreten. Die meisten Studien befassten sich mit Einzelfallbeschreibungen oder kleinen Fallserien. Die größte Studie zum Thema wurde bislang von Kocher [26] publiziert und enthielt 25 Patienten unter 18 Jahren mit 26 HKB-Läsionen. Elf Patienten wurden konservativ behandelt, 15 wurden operativ versorgt. Die Ergebnisse unterschieden sich nicht in beiden Gruppen, mit guten funktionellen Resultaten und keinen postoperativen Komplikationen. Die Autoren empfahlen eine konservative Vorgehensweise mit Ausnahme von multiligamentären Verletzungen und konservativen Fehlschlägen. Die Kriterien hierzu wurden nicht eindeutig festgelegt. Wie bei Erwachsenen auch handelt es sich hierbei am ehesten um sekundäre Meniskusläsionen und Schmerzen. In unserem Krankengut führen wir bei konservativer Behandlung jährliche MRT-Kontrollen durch zur Überprüfung der Meniskus- und Knorpelverhältnisse. Bei operativem Vorgehen wird ähnlich wie bei VKB-Ersatzplastiken eine HKB-Plastik mit Semitendinosus-

und Grazilissehne durchgeführt. Der femorale Bohrkanal wird unter Bildwandler-kontrolle rein epiphysär angelegt, während der tibiale Kanal durch die proximale Tibiaepiphyse gelegt wird (Abb. 11.4).

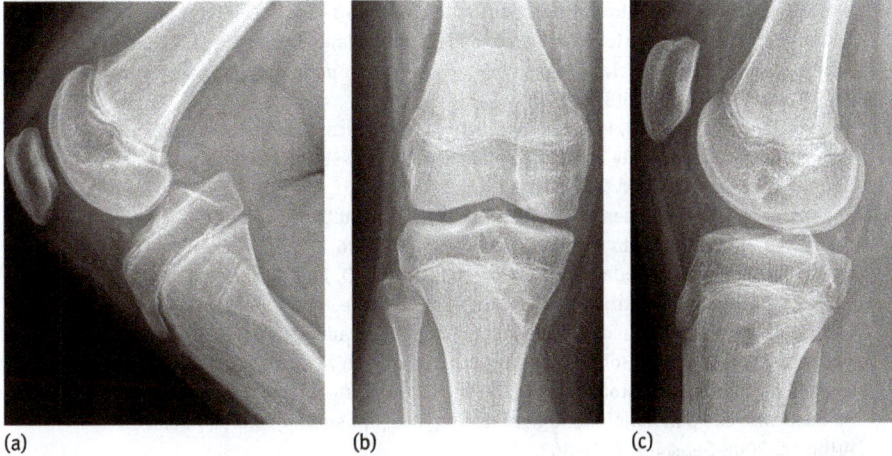

(a)　　　　　　　　　(b)　　　　　　　　　(c)

Abb. 11.4: HKB-Plastik mit Semitendinosus- und Grazilissehnentransplantat bei einem 14-jährigen Jungen; (a) präoperative Seitaufnahme mit deutlicher hinterer Schublade der Tibia; (b und c) post-operative AP und Seitaufnahme). Der femorale Bohrkanal wird unter Bildwandlerkontrolle rein epi-physär angelegt, während der tibiale Kanal durch die proximale Tibiaepiphyse gebohrt wird. In diesem Falle erfolgte eine direkte Sehnenfixation mit degradierbaren Interferenzschrauben.

11.4 Literatur

1. Aichroth P (2002) The natural history and treatment of ACL ruptures in children and adolescents. J Bone Joint Surg 84-B:38–41
2. Andrews M, Noyes FR, Barber-Westin SD (1994) Anterior cruciate ligament allograft reconstruction in the skeletally immature athlete. Am J Sports Med 22(1):48–54
3. Beynnon BD, Johnson RJ, Abate JA, Fleming BC, Nichols CE.Treatment of anterior cruciate ligament injuries, part I. Am J Sports Med. 2005 Oct;33(10):1579–602
4. Bonnard C, Chotel F (2007) Les lésions ligamentaires et méniscales du genou de l'enfant et de l'adolescent. Rev Chir Orthop 93:3S95–3S139
5. Bracq H, Robert H, Bonnard C et al. (1996) Anterior cruciate tears in adolescents. Ann Soc Orthop Angers 28:171–194
6. Chotel F, Bonnard C, Accabled F, Gicquel P, Bergerault F, Robert H, Seil R, Hulet C, Cassard X, Garraud P. Résultats et facteurs pronostiques de la reconstruction du LCA sur genou en croissance. À propos d'une série multicentrique de 102 cas. Rev Chir Orthop Reparatrice Appar Mot. 2007 ;93(Suppl): 3S131–138
7. Chotel F, Henry J, Seil R, Chouteau J, Moyen B, Bérard J. Growth disturbances without growth arrest after ACL reconstruction in children. Knee Surg Sports Traumatol Arthrosc. 2010 Nov;18 (11):1496–500. Epub 2010 Feb 25.
8. Chotel F, Seil R (2013) Growth Disturbances After Transphyseal ACL Reconstruction in Skeletally Immature Patients: Who Is More at Risk? Young Child or Adolescent? J Pediatr Orthop 33: 585–586

9. Chotel F, Seil R, Greiner P, Chaker MM, Berard J, Raux S. The difficult diagnosis of cartilaginous tibial eminence fractures in young children. Knee Surg Sports Traumatol Arthrosc. 2014 Jul;22 (7):1511–6.
10. Chotel F, Raux S, Accadbled F, Gouron R, Pfirrmann C, Bérard J, Seil R. Cartilaginous tibial eminence fractures in children: which recommendations for management of this new entity? Knee Surg Sports Traumatol Arthrosc. 2016 Mar;24(3):688–96.
11. Cohen M, Ferretti M, Quarteiro M, Marcondes FB, de Hollanda JP, Amaro JT, Abdalla RJ. Transphyseal anterior cruciate ligament reconstruction in patients with open physes. Arthroscopy. 2009 Aug;25(8):831–8.
12. Courvoisier A, Grimaldi M, Plaweski S. (2010) Good surgical outcome of transphyseal ACL reconstruction in skeletally immature patients using four-strand hamstring graft. Knee Surg Sports Traumatol Arthrosc. 2010 Oct 2.
13. Engebretsen L, Svenningsen S, Benum P (1988) Poor results of anterior cruciate ligament repair in adolescence. Acta Orthop Scand 59(6):684–686
14. Frosch KH, Stengel D, Brodhun T, Stietencron I, Holsten D, Jung C, Reister D, Voigt C, Niemeyer P, Maier M, Hertel P, Jagodzinski M, Lill H (2010) Outcomes and risks of operative treatment of rupture of the anterior cruciate ligament in children and adolescents. Arthroscopy 26:1539–50
15. Gebhard F, Ellermann A, Hoffmann F, Jaeger JH, Friederich NF. Multicenter-study of operative treatment of intraligamentous tears of the anterior cruciate ligament in children and adolescents: comparison of four different techniques. Knee Surg Sports Traumatol Arthrosc. 2006 Sep;14(9):797–803.
16. Gicquel P, Giacomelli MC, Karger C, Clavert JM (2007) Développement embryonnaire et croissance normale du genou. Rev Chir Orthop 93:3S100–3S102
17. Gustavsson A, Neeter C, Thomeé P, Silbernagel KG, Augustsson J, Thomeé R, Karlsson J. A test battery for evaluating hop performance in patients with an ACL injury and patients who have undergone ACL reconstruction. Knee Surg Sports Traumatol Arthrosc. 2006 Aug;14(8):778–88. Epub 2006 Mar 9.
18. Henry J, Chotel F, Chouteau J, Fessy MH, Berard J, Moyen B (2009). Rupture of the anterior cruciate ligament in children: early reconstruction with open physes or delayed reconstruction to skeletal maturity ? Knee Surg Sports Traumatol Arthrosc 17:748–755
19. Hewett TE, Myer GD,Ford KR, Slauterbeck JK. Preparticipation Physical Examination Using a Box Drop Vertical Jump Test in Young Athletes. The Effects of Puberty and Sex. Clin J Sport Med 2006; 16 (4): 298–304
20. Janarv PM. Acl injuries in children. Thesis. Karolinska Institute, Stockholm, Sweden, 2000
21. Kannus P, Järvinen M (1988) Knee ligament injuries in adolescents. Eight year follow-up of conservative management. J Bone Joint Surg [Br] 70(5):772–776
22. Kellenberger R, Von Laer L. Nonosseous lesions of the ACL in children and adolescents. Prog Pediatr Surg 1990, 25: 123–131
23. Kocher MS, DiCanzio J, Zurakowski D, Micheli LJ (2001) Diagnostic performance of clinical examination and selective magnetic resonance imaging in the evaluation of intraarticular knee disorders in children and adolescents. Am J Sports Med 29(3):292–296
24. Kocher MS, Micheli LJ, Gerbino P, Hresko MT. Tibial eminence fractures in children: prevalence of meniscal entrapment. Am J Sports Med. 2003 May-Jun; 31(3):404–7.
25. Kocher MS, Saxon HS, Hovis WD, Hawkins RJ (2002) Management and complications of ACL injuries in skeletally immature patients: survey o the Herodicus Society and the ACL Study Group. J Pediatr Orthop 22:452–457
26. Kocher MS, Shore B, Nasreddine AY, Heyworth BE (2012) Treatment of posterior cruciate ligament injuries in pediatric and adolescent patients. J Pediatr Orthop. Sep;32(6):553–60.
27. Kiapour AM, Fleming BC, Murray MM. Biomechanical Outcomes of Bridge-enhanced Anterior Cruciate Ligament Repair Are Influenced by Sex in a Preclinical Model. Clin Orthop Relat Res. 2015 Aug;473(8):2599–608.

28. Kurosaka M (2013) Dramatic growth abnormality after paediatric ACL reconstruction with transphyseal synthetic graft placement. Instructional course, ISAKOS meeting, Toronto

29. Langenskiöld A (1993) Partial closure of the epiphyseal plate. Principles of treatment. 1978. Clin Orthop Relat Res 297:4–6

30. Langenskiöld A, Videman T, Nevalainen T (1986) The fate of fat transplants in operations for partial closure of the growth plate. Clinical examples and an experimental study. J Bone Joint Surg-B 68:234–8

31. Langenskiöld A (1975) An operation for partial closure of an epiphysial plate in children, and its experimental basis. J Bone Joint Surg-B 57:325–30

32. Lawrence JTR, Agrawal N, Ganley TJ. Anterior Cruciate Ligament Rupture in Patients with significant Growth Remaining: What is the risk to the Meniscus and Cartilage When Treatment is Delayed? Annual meeting of the American Orthopaedic Society for Sports Medicine, Keystone, Colorado 2009

33. Liddle AD, Imbuldeniya AM, Hunt DM. Transphyseal reconstruction of the anterior cruciate ligament in prepubescent children. J Bone Joint Surg Br. 2008 Oct; 90(10):1317–22.

34. Lipscomb AB, Anderson AF (1986) Tears of the anterior cruciate ligament in adolescents. J Bone Joint Surg [Am] 68(1):19–28

35. Luhmann SJ.(2003) Acute traumatic knee effusions in children and adolescents. J Pediatr Orthop. 2003 Mar-Apr;23(2):199–202

36. McIntosh AL, Dahm DL, Stuart MJ. Anterior cruciate ligament reconstruction in the skeletally immature patient. Arthroscopy. 2006 Dec;22(12):1325–30.

37. Meyers MH, McKeever FM. Fracture of the intercondylar eminence of the tibia. J Bone Joint Surg – A 1970, 52: 1677–1683

38. Millett PJ, Willis AA, Warren RF (2002) Associated Injuries in Pediatric and Adolescent Anterior Cruciate Ligament Tears: Does a Delay in Treatment Increase the Risk of Meniscal Tear? Arthroscopy, 18,(9) 955–959

39. Mizuta H, Kubota K, Shiraishi M et al. (1995) The conservative treatment of complete tears of the anterior cruciate ligament in skeletally immature patients. J Bone Joint Surg [Br] 77 (6):890–894

40. Mohtadi N, Grant J (2006) Managing anterior cruciate ligament deficiency in the skeletally immature individual: a systematic review of the literature. Clin J Sport Med 16(6):457–464

41. Moksnes H, Engebretsen L, Risberg MA (2008) Performance-based functional outcome for children 12 years or younger following anterior cruciate ligament injury: a two to nine-year follow-up study. Knee Surg Sports Traumatol Arthrosc 16(3):214–223

42. Moksnes H, Snyder-Mackler L, Risberg MA (2008) Individuals with an anterior cruciate ligament-deficient knee classified as noncopers may be candidates for nonsurgical rehabilitation. J Orthop Sports Phys Ther 38(10):586–595

43. Moksnes H, Engebretsen L, Risberg MA (2012) The current evidence for treatment of ACL injuries in children is low: a systematic review. J Bone Joint Surg Am. 20; 94:1112–9.

44. Moksnes H, Engebretsen L, Risberg MA (2013) Prevalence and incidence of new meniscus and cartilage injuries after a nonoperative treatment algorithm for ACL tears in skeletally immature children: a prospective MRI study. Am J Sports Med 41(8):1771–1779

45. Moksnes H, Engebretsen L, Seil R (2016) The ESSKA paediatric anterior cruciate ligament monitoring initiative. Knee Surg Sports Traumatol Arthrosc. Mar;24(3):680–7.

46. Moksnes H, Grindem H. Prevention and rehabilitation of paediatric anterior cruciate ligament injuries. Knee Surg Sports Traumatol Arthrosc. 2016 Mar;24(3):730–6.

47. Neeter C, Gustavsson A, Thomeé P, Augustsson J, Thomeé R, Karlsson J. Development of a strength test battery for evaluating leg muscle power after anterior cruciate ligament injury and reconstruction. Knee Surg Sports Traumatol Arthrosc. 2006 Jun;14(6):571–80. Epub 2006 Feb 14.

48. Risberg MA, Ekeland A. Assessment of functional tests after anterior cruciate ligament surgery. J Orthop Sports Phys Ther 19:212–217, 1994
49. Seil R, Kohn D (2000) Les ruptures du ligament croisé antérieur chez l'enfant. Bull Soc Sci Med Grand Duche Luxemb (1):39–5327.
50. Seil R, Robert H (2004) Les ruptures complètes du ligament croisé antérieur chez l'enfant. Rev Chir Orthop 90 [suppl 8]:3S11–3S20
51. Seil R, Pape D, Kohn D (2008) The risk of growth changes during transphyseal drilling in sheep with open physes. Arthroscopy 24(7):824–833
52. Seil R, Weitz F, Pape D (2015). Surgical-experimental principles of anterior cruciate ligament (ACL) reconstruction with open growth plates. J Exp Orthop 2:11
53. Senekovic V, Veselko M. Anterograde arthroscopic fixation of avulsion fractures of the tibial eminence with a cannulated screw: five-year results. Arthroscopy. 2003 Jan;19(1):54–61.
54. Shea KG, Apel PJ, Pfeiffer R (2006) Injury of the medial collateral ligament, posterior cruciate ligament, and posterolateral complex in skeletally immature patients. In: Micheli LJ & Kocher MS (eds.): The pediatric and adolescent knee. Saunders, Elsevier, 377–399
55. Siebold R, Seil R, Engebretsen L (2016) ACL tear in kids: serious injury with high risk of osteoarthritis. Knee Surg Sports Traumatol Arthroscopy 2016 Mar; 24(3):641–3.
56. Stadelmaier DM, Arnoczky SP, Dodds J, Ross H (1995) The effect of drilling and soft tissue grafting across open growth plates. Am J Sports Med 23(4):431–435
57. Streich NA, Barie A, Gotterbarm T, Keil M, Schmitt H. (2010) Transphyseal reconstruction of the anterior cruciate ligament in prepubescent athletes. Knee Surg Sports Traumatol Arthrosc. 2010 Nov;18(11):1481–6.
58. Thomas NP, Jackson AM, Aichroth PM. Congenital absence oft the anterior cruciate ligament. A common component of knee dysplasia. J Bone Joint Surg Br 67: 572–575, 1985
59. Ulmer M, Mehling AP, Jäger A (2008) Kindliche vordere Kreuzbandruptur. Arthroskopie 21:279–282
60. Vander Have KL, Ganley TJ, Kocher MS, Price CT, Herrera-Soto JA. Arthrofibrosis after surgical fixation of tibial eminence fractures in children and adolescents. Am J Sports Med. 2010 Feb; 38(2):298–301. Epub 2009 Dec 23.
61. Vaquero J, Vidal C, Cubillo A (2005) Intra-articular traumatic disorders of the knee in children and adolescents. Clin Orthop Relat Res 432:97–106
62. Williams JS Jr, Abate JA, Fadale PD et al. (1996) Meniscal and nonosseous ACL injuries in children and adolescents. Am J Knee Surg 9:22–26
63. Wilmes P, Lorbach O, Chotel F, Seil R. Ersatzplastik des vorderen Kreuzbandes bei offenen Wachstumsfugen. Arthroskopie 2009; 22: 35–44
64. Woods GW, O'Connor DP (2004) Delayed anterior cruciate ligament reconstruction in adolescents with open physes. Am J Sports Med 32(1):201–210
65. Baxter MP (1988) Assessment of normal pediatric knee ligament laxity using the genucom. J Pediatr Orthop 8(5):546–550

Sabine Lippacher

12 Überlastungssyndrome – Vorderer Knieschmerz

Der vordere Knieschmerz, auch anterior knee pain oder patellofemorales Schmerz-syndrom (PFPS) genannt, ist weit verbreitet und die häufigste Ursache für Kniege-lenkschmerzen in der Adoleszenz. In der Literatur werden Inzidenzraten zwischen 25 und 43 % angegeben, wobei das weibliche Geschlecht häufiger als das männliche betroffen ist [11].

12.1 Symptome

Zu den vielfältigen Symptomen zählen diffuse, in seltenen Fällen stechende, dumpfe Schmerzen im anterioren Kniegelenkbereich. Die Beschwerden treten typischerweise bei sportlicher Betätigung, aber auch nach längerem Sitzen auf (*cinema pain* oder *theater/movie sign*). Provoziert wird der Schmerz auch durch langes Bergabgehen oder Treppensteigen, Hocken oder Knien (*housemaid's knee*). Die Schmerzen werden durch Belastung und die Anspannung des M. quadriceps oder durch Kniebeugung verstärkt. Das Aufrichten aus dem Hockstand bereitet Schmerzen. [6] Der Schmerz kann ver-bunden sein mit Krepitus und Knirschen bei der Flexionsbewegung. Schnappphä-nomene der Kniescheibe und intraartikuläre Ergussbildung mit Spannungsgefühl sind häufige Begleiterscheinungen. Gelegentlich wird von plötzlichen Instabilitätsgefühlen berichtet (*giving way*, reflektorische Relaxation des M. quadriceps) [7].

12.2 Pathophysiologie

Bis heute ist noch nicht vollständig geklärt, wie der vordere Knieschmerz entsteht. **Der Begriff „vorderer Knieschmerz" ist ein Überbegriff für eine Symptomenkon-stellation, die multifaktorielle und in Einzelfällen sogar deutlich voneinander abweichende Ursachen haben kann** [6].

Am weitaus häufigsten findet sich eine muskuläre Dysbalance als Hauptursache für die Beschwerden.

Neben einer generellen Quadrizepsschwäche sind v. a. Balancestörungen des M. vastus medialis und lateralis in EMG-Messungen beschrieben worden, die zu einer Störung des physiologischen Patellagleitverhaltens beitragen können [6].

Im Vordergrund steht ein funktionelles Malalignment durch Muskelschwäche der Hüftabduktoren und -außenrotatoren oder Fehlstellungen im Bereich des Fußes [8].

Eine gleichzeitig nachgewiesene erhöhte Aktivität des M. gluteus maximus ist wahrscheinlich der kompensatorische Versuch, das Becken trotz Schwäche der hüftgelenkumgreifenden Muskulatur zu stabilisieren [16].

Auch eine chronische Überlastung der Weichteile kann vordere Knieschmerzen hervorrufen.

Die chronische Überlastung wird entweder durch ein Fehlgleiten der Patella oder eine übermäßige Beanspruchung bei normalem Lauf der Kniescheibe verursacht. Mögliche Ursachen sind eine zugrunde liegende Instabilität der Patella, ein retropatellarer Knorpelschaden oder eine Torsionsfehler der unteren Extremität mit erkennbarem „Patellaschielen" als Hinweis für eine erhöhte femorale Antetorsion. Weitere auslösende Faktoren können eine Störung des Kniegelenkstreckapparates sein, die ebenfalls zu einem Fehlgleiten führen kann.

Eine valgische Stellung des Kniegelenks sowie eine hieraus resultierende Lateralisierung der Patella führen zu Schmerzen vor allem bei der Kniestreckung.

Früher wurde angenommen, dass Knorpelschäden (Chondropathia patellae) hauptverantwortlich für den vorderen Knieschmerz sind. Heute ist jedoch bekannt, dass lediglich der subchondrale Knochen Schmerzen verursachen kann, und dass der Knorpel selbst keine Schmerzrezeptoren besitzt. Daraus wurde die Theorie entwickelt, dass vermehrter Druck und Scherkräfte der Kniescheibe zu einer sekundären Überlastung des subchondralen Knochens führen.

Demgegenüber steht die Theorie der gestörten Weichteilhomöostase, bei welcher es zu einer Hyperinnervation der Weichteile um das patellofemorale Gelenk kommt [15].

Sanchis-Alfonso stellt die Hypothese auf, dass wiederholt auftretende kurze Episoden einer Ischämie im lateralen Retinaculum durch das Auslösen einer neuralen Proliferation von nozizeptiven Axonen (Substanz-P-positive Nerven) mit hauptsächlich perivaskulärer Lokalisation einen vorderen Knieschmerz auslösen kann [14].

Weiterhin können psychische Faktoren bei der Entstehung des vorderen Knieschmerzes eine Rolle spielen. Tatsächlich manifestiert sich der Schmerz häufig in der Adoleszenz und damit in einem Lebensalter, das in ganz besonderer Weise von der Ablösung und Entwicklung einer personalen Identität der Jugendlichen geprägt ist. Die damit einhergehende Veränderung der Beziehung der Jugendlichen zu sich selbst und zu ihrer Umwelt ist in der Regel gravierend [6].

Zusammengefasst kann festgestellt werden, dass die Identifikation der auslösenden Faktoren beim schmerzhaften Patellofemoralgelenk häufig schwierig und ohne ausreichende Kenntnisse der biomechanischen Prinzipien nicht möglich ist.

Tabelle 12.1 gibt einen Überblick über die wichtigsten Ursachen für den vorderen Knieschmerz [15].

Tab. 12.1: Ursachen des anterioren Knieschmerzes.

Malalignment der unteren Extremität	Patellainstabilität/Patellofemorale Dysplasie
	vermehrte femorale Antetorsion (Abb. 12.1)
	vermehrte tibiale Außenrotation
	Genu valgum
	Genu recurvatum
	Rückfußpronation
	Beinlängendifferenz
muskuläre Dysbalance	Kniegelenk- und hüftgelenkumgreifende Muskulatur
	Schwäche (M. vastus medialis und lateralis, M. rectus femoris, Hüftrotatoren, Kniebeuger)
	Verkürzung/Kontrakturen (Ischiocruralmuskulatur, M. iliopsoas, Wadenmuskulatur)
	allgemeine Hyperlaxität
	mediales und laterales Retinakulum, iliotibiales Ligament, mediales patellofemorales Ligament MPFL, mediales patellomeniskales Ligament MPML, mediales patellotibiales Ligament MPTL
	SIG- Blockierung
Überlastung	Exzessives Training
	Quadrizepssehne/Patellarsehne, Hallenfußboden
Trauma	*flake fracture*
	Osteochondrosis dissecans (Abb. 3.5)
psychologische Faktoren	Angst, Depression, Katastrophisierungstendenzen, Kinesiophopie = die Angst, sich zu bewegen)

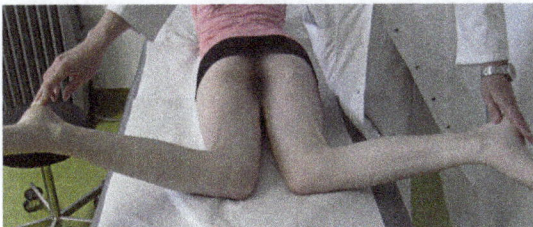
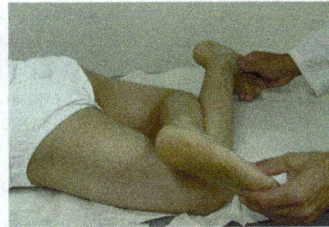

(a) (b)

Abb. 12.1: (a) Vermehrte Innenrotation bei der Bewegungsprüfung beider Hüftgelenke als Zeichen einer vermehrten femoralen Antetorsion. (b) Vermehrte Außenrotation als Zeichen einer verminderten femoralen Antetorsion.

12.3 Diagnostik

Wichtig ist, dass durch eine entsprechende Diagnostik intraartikuläre Schäden und Riskofaktoren für eine patellofemorale Instabilität ausgeschlossen werden. Entscheidend für die Behandlung des vorderen Knieschmerzes ist die Analyse der zugrunde liegenden Pathologie.

Die Anamnese umfasst die Art, Dauer und Qualität des Schmerzes und dient zur Abgrenzung der Beschwerden von anderen Ursachen. Bei jungen Kindern sollte immer auch eine Fremdanamnese durch Eltern oder Verwandte erfolgen [17].

Die klinische Untersuchung erfolgt im Stehen, Sitzen und Liegen in Anwesenheit der Eltern oder einer Vertrauensperson. Das Gangbild gibt wichtige Hinweise für eventuell vorliegende Beinachsenfehler, Fußdeformitäten, Torsionsfehler und Muskelatrophien [13].

In Tabelle 12.2 sind die wichtigsten Untersuchungsschritte dargestellt.

Tab. 12.2: Klinische Untersuchung des Gangbildes.

Untersuchung im Stehen	Beinachse, Genu recurvatum, Genu valgum, Genu varum
	Schmerzangabe bei Kniebeugen (Squats)
	Koordination im Einbeinstand
	Antetorsion des Femur, Patellaschielen (squinting patella/kissing patella) (Abb. 12.2)
	Außentorsion der Tibia, Femur-Fuß-Winkel
	Knick-Senk-Fuß, Rückfußpronation
Untersuchung im Sitzen	Patella alta
	Muskelatrophie (M. Vastus medialis)
	J-sign, Apprehension-Test
Liegende Patienten	Rötung, Überwärmung
	Bewegungsumfang Kniegelenk, Hüftgelenk, Extension/Flexion, Innenrotation/Außenrotation
	grab sign (peripatellare Schmerzen , die mit einem die Kniescheibe umfassenden Handgriff beschrieben werden)
	retropatellare Krepitationen, Zohlen-Zeichen
	Erguss (tanzende Patella)
	patellar tilt Test (Anheben der lateralen Patellafacette) als Zeichen der lateralen Hyperkompression
	J-sign, Apprehension sign als Zeichen der patellofemoralen Instabilität
	Bandstabilität (vorderes und hinteres Kreuzband, Kollateralbänder), Meniskuszeichen
	verdickte Patellarsehne
	Straight leg raise (Quadrizepsmuskulatur)
	Verkürzung der Extensoren (Fersen-Gesäß-Abstand)
	Ober-Test

12.4 Bildgebung

Die Bildgebung dient vorrangig dem Ausschluss struktureller Schädigungen (z. B. Osteochondrosis dissecans, kniegelenknahe Tumoren, Frakturen) und sollte bei persistierenden Schmerzen erfolgen.

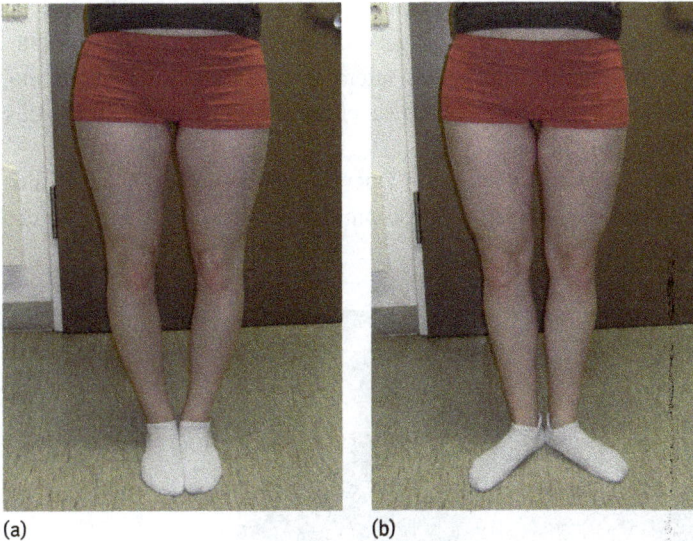

(a) (b)

Abb. 12.2: (a) Patellaschielen als Zeichen einer vermehrten femoralen Antetorsion. Bei nach vorne zeigenden Patellae stellt sich eine gerade Beinachse ein (b).

12.4.1 Röntgenuntersuchung

Nativ-radiologisch kann zudem eine Trochleadysplasie als Hauptursache für eine patellofemorale Instabilität auf einer exakten seitlichen Aufnahme mit übereinanderliegenden dorsalen Kondylen diagnostiziert werden. In der seitlichen Aufnahme sollte auch die Patellahöhe bestimmt werden. Eine Patella alta prädisponiert zu einer femoropatellaren Instabilität, während die Patella baja häufiger zu anterioren Knieschmerzen und Bewegungseinschränkungen führt [3].

12.4.2 Sonografie

Sonografisch kann ein intraartikulärer Erguss sowie eine popliteale Bakerzyste dargestellt werden.

12.4.3 MRT

Mit einer kernspintomographischen Aufnahmeserie können intraartikuläre Pathologien (z. B. Meniskusläsionen, Kreuzbandrupturen, Knorpelschäden, Plicae synoviales, Insertionstendinopathien, freie Gelenkkörper) ausgeschlossen werden.

Ein Stressödem kann durch die Lokalisation bereits einen indirekten Hinweis auf die Ursache des patellofemoralen Schmerzes geben. Das Ödem im Bereich der lateralen Patellafacette ist meist Ausdruck eines lateralen Fehllaufs der Kniescheibe, wohingegen ein Ödem im Bereich des Patellafirsts eher für eine Überbeanspruchung bei normalem Patellalauf spricht [15].

Ebenso sollte eine MRT-Untersuchung vor Operationen bei femoralen Torsionsfehlern oder tibialen Rotationsfehlern zur Bestimmung des exakten Ausmaßes des Torsionsfehlers erfolgen (Abb. 12.3).

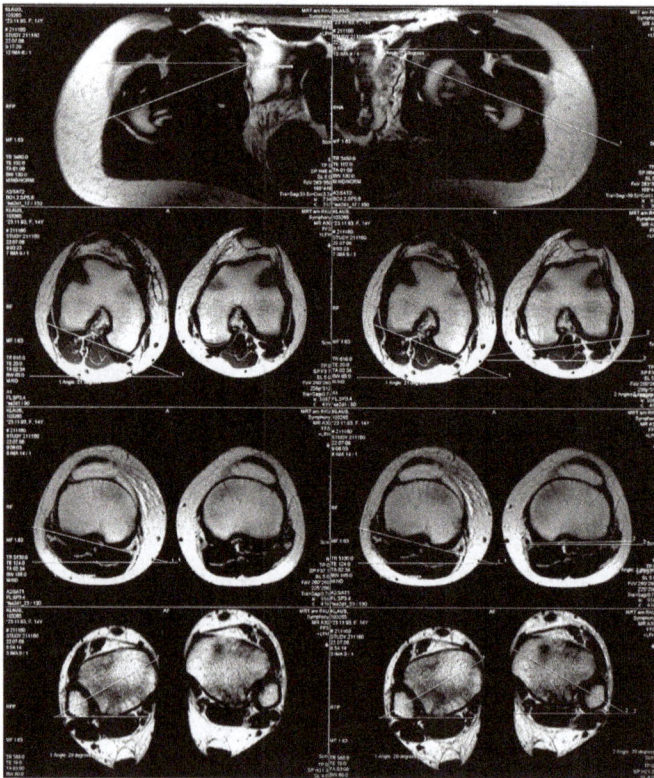

Abb. 12.3: MRT-morphologische Bestimmung der femoralen Antetorsion und tibialen Außenrotation.

Die CT-Untersuchung spielt aufgrund der hohen Strahlenbelastung und der hohen Zuverlässigkeit der Magnetresonanztomographie in der Diagnostik des vorderen Knieschmerzes bei Kindern und Jugendlichen keine große Rolle.

Zum Ausschluss einer intraartikulären Infektion bei sonografischem Nachweis eines Ergusses können ggf. eine Laboruntersuchung und eine diagnostische Punktion notwendig sein.

12.5 Krankheitsbilder

12.5.1 Morbus Osgood-Schlatter und Morbus Sinding-Larsen

Der Morbus Osgood-Schlatter äußert sich durch eine typische Schmerzlokalisation über der Tuberositas tibiae. Es handelt sich um eine aseptische Nekrose an der Apophyse der Tuberositas tibiae (Abb. 12.4). Jungen sind bis zu zehnmal häufiger betroffen als Mädchen. Der Altersgipfel liegt bei Jungen zwischen dem 13. und 14. Lebensjahr, bei Mädchen zwischen dem 11. und 12. Lebensjahr. In bis zu 25 % der Fälle können beide Kniegelenke betroffen sein. Durch repetetive Überbeanspruchung (sportlich aktive Kinder und Jugendliche) kommt es zu einer Vereinigungsstörung der Ossifikationszentren. Vor allem Sprungbelastungen und schnelle Richtungswechsel, wie sie beispielsweise beim Fußball spielen auftreten, werden als ursächlich angesehen. In der Regel lässt sich die Diagnose klinisch stellen. Nativ-radiologisch kann im Verlauf die Knochennekrose in der Kondensations- und Fragmentationsphase mit irregulärer Auflockerung der Apophyse beobachtet werden. Im MRT zeigen sich Signalanhebungen im Bereich der Tuberositas tibiae und eine irreguläre Auflockerung und Fragmentation der Apophyse.

Die Therapie ist immer konservativ, da es sich um eine selbstlimitierende Behandlung handelt, die mit Wachstumsabschluss zum Stillstand kommt. Empfohlen wird eine Belastungsreduktion, um die Apophyse vor weiteren Mikrotraumata zu schützen, kombiniert mit einer physiotherapeutischen Behandlung der Quadrizepsmuskulatur und Kryotherapie. Sportliche Aktivitäten können und sollen im beschwerdefreien Bereich ausgeübt werden. Eine komplette Sportkarenz oder Immobilisation ist nur im Einzelfall und nur für einen kurzen Zeitraum zur Schmerzlinderung zu empfehlen. Verbleiben nach Wachstumsabschluss schmerzhafte Ossikel in der Tuberositas tibiae, können diese operativ entfernt werden.

Der Morbus Sinding-Larsen entspricht der gleichen Pathologie an der Patellaspitze (Abb. 12.5) [5, 10, 12].

12.5.2 Jumper's Knee

Das *Jumper's Knee* ist eine Tendinopathie der proximalen Patellarsehne mit Nekrosezonen als Hinweis für abgelaufene Mikrotraumata und ein Überlastungssyndrom typisch für Sprungsportarten, z. B. Volleyball oder Basketball [12].

Symptomatisch klagen Patienten über belastungsabhängige suprapatellare Schmerzen [4].

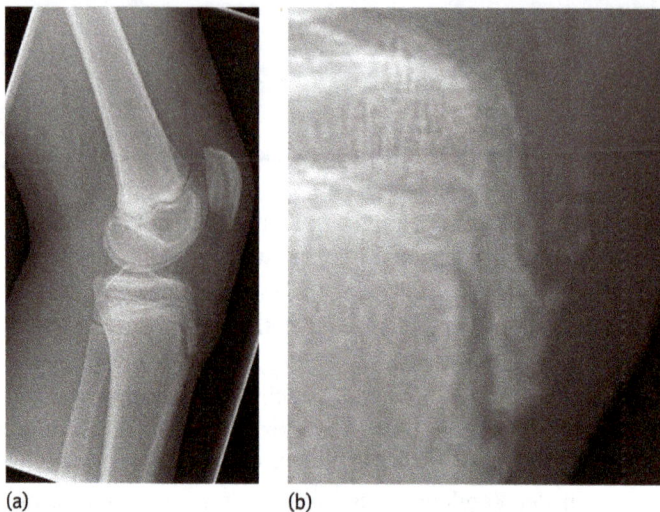

(a)   (b)

Abb. 12.4: (a) M. Osgood-Schlatter: aseptische Nekrose an der Apophyse der Tuberositas tibiae. (b) In der Vergrößerung zeigt sich die Vereinigungsstörung der Ossifikationszentren.

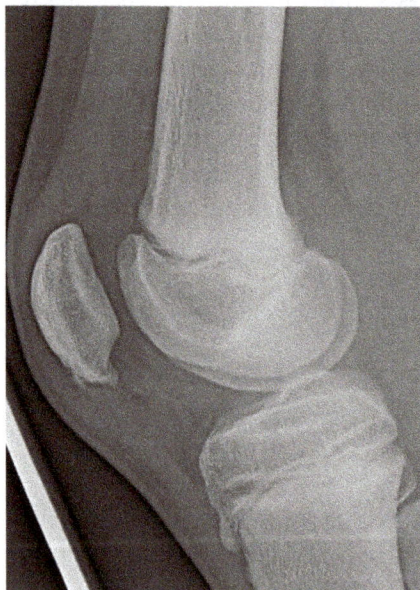

Abb. 12.5: Röntgenaufnahme einer Patella mit Morbus Sinding-Larsen.

12.5.3 Plica mediopatellaris

Das Plicasyndrom wird mit vorderem Knieschmerz, Blockierungszeichen, Krepitationen in Zusammenhang gebracht und verursacht eine Funktionseinschränkung des Kniegelenks. Schmerzen werden vor allem durch ein Reiben der Plica über die Femurkondyle bei der Kniegelenkflexion verursacht. Ein Zerreißen der Plica kann zu einer akuten Entzündungsreaktion führen. Die Plica mediopatellaris ist selten bei Kindern und Jugendlichen, kann aber durch eine ständige Überlastung durch Sprungbelastung und damit verbundener rezidivierender Entzündung, Fibrose und Hypertrophie der Synovia entstehen [5].

Klinisch zeigt sich eine druckschmerzhafte mediale Patellafacette sowie ein Schnappphänomen der Plica in 30–40° Kniebeugung, selten entwickelt sich ein Erguss.

Die Therapie ist meist konservativ und besteht vorrangig aus einer Belastungsanpassung, selten ist bei persistierenden Schmerzen die Arthroskopie und Plicaresektion indiziert [5].

12.5.4 Laterales Hyperkompressionssyndrom

Die ungleichmäßige Druckverteilung führt zu einem subchondralen Druck, bei dem die knöcherne Homöostase nicht mehr aufrechterhalten werden kann. Da der subchondrale Knochen über eine gute nervale Versorgung verfügt, entstehen bei Reizung dieser Nervenenden Schmerzen.

Die Verkürzung des lateralen Retinakulums ist nicht durch bildgebende Verfahren nachweisbar, daher ist hier die klinische Untersuchung mit der typischen Trias:
1. schmerzhaftes laterales Retinakulum bei Palpation,
2. eingeschränkte Verschieblichkeit der Patella nach medial (weniger als 5 mm oder 1 Quadrant)
3. eingeschränkte Abhebbarkeit des lateralen Patellarandes vom lateralen Femurkondylus

für das Vorliegen einer lateralen Hyperkompression beweisend [9].

12.6 Therapie

Die Behandlung des vorderen Knieschmerzes stellt nach wie vor eine große Herausforderung dar. In vielen Fällen kann bei milden Beschwerden der Spontanverlauf abgewartet werden.

Bei persistierenden Beschwerden stützt sich die Therapie auf multimodale konservative Maßnahmen.

Sie basiert auf 3 Säulen:
- Analgesie (kurzzeitiger Einsatz von NSAR)
- Physiotherapie für mindestens 6–12 Wochen
- Rezentrierung des lateralisierten Patellalaufs

Bei hartnäckigen Problemen sollten physiotherapeutische Maßnahmen mit Kräftigung und Dehnung der knie- und hüftgelenknahen Muskulatur (M. rectus femoris, M. vastus medialis, ischiokrurale Muskulatur) und der Beckenmuskulatur erfolgen. Dabei sollten Belastungen in Kniebeugung vermieden werden. Die oftmals verkürzte Oberschenkelmuskulatur (M. quadriceps femoris, Tractus iliotibialis) muss suffizient gedehnt werden. Ziel sollte ein Fersen-Gesäß-Abstand von 0 cm sein. Gleichzeitig erfolgt die manuelle Mobilisation der Patella kombiniert mit einer Schmerz dämpfenden physikalischen Therapie. Neuere Studien weisen auf die Bedeutung propriozeptiven Trainings und der neuromuskulären Steuerung hin [10].

Die funktionelle Beinachse sollte trainiert und sensomotorische Defizite (Valgusachse, Innenrotation des Kniegelenks bei Kniebeuge) behoben werden. Hierzu zählen auch eine gezielte Kräftigung der Hüftaußenrotatoren zur Vermeidung eines häufig innenrotierten Gangbildes und das Training der Rumpfstabilisatoren.

Die funktionelle Therapie kann mit zentrierenden Tape-Verbänden oder einer die Patella stabilisierenden Orthese kombiniert werden. Unterstützend können ebenso Manuelle Therapie oder Biofeedback eingesetzt werden [4].

Bei zugrundeliegender Tendinopathie werden in der Literatur Platelet-rich-Plasma-Injektionen diskutiert. Prospektive randomisierte Studien fehlen jedoch, um eine Evidenz nachzuweisen [4].

Eine konsequent durchgeführte konservative Therapie kann in 70 – 95 % der Fälle zu einem vollständigen Rückgang der Symptome führen [15].

Bei therapieresistenten Beschwerden über einen Zeitraum von mehr als 3 – 6 Monaten ist insbesondere bei Vorliegen höhergradiger Torsionsfehler die Indikation zur femoralen und ggf. tibialen Derotationsosteotomie zu überprüfen.

Bei lateralem Hyperkompressionssyndrom kann eine Verlängerung des lateralen Retinakulums und damit eine individuelle Anpassung der lateralen Kniegelenkstrukturen erfolgen. Das früher häufig angewandte isolierte *lateral Release* wird nicht mehr empfohlen, da dadurch eine sekundäre Patellainstabilität resultieren kann [1].

Das Vorliegen intraartikulärer Pathologien (z. B. Osteochondrosis dissecans oder freie Gelenkkörper) erfordert meist eine operative Therapie im Sinne einer arthroskopischen Entfernung der freien Gelenkkörper, einer Mikrofrakturierung oder einer Knorpel-Knochentransplantation OATS).

12.6 Literatur

1. Biedert RM (2010) Laterale Retinakulumverlängerung bei arthroskopischen Eingriffen. Arthroskopie 23:191–194.
2. Boeker T, Oberle M, Schlickewei W (2014) Knieschmerzen im Kindesalter. Teil 1: Traumatische kindliche Knieschmerzen. Orthopädie und Unfallchirurgie up2date 9:227–248.
3. Bohnsack M, Börner C, Rühmann O, Wirth CJ (2005) Patellofemorales Schmerzsyndrom. Orthopäde 34:668–676.
4. Covey CJ, Hawks MK (2014) Nontraumatic knee pain: A diagnostic & treatment guide. J Fam Pract 63:720–728.

5. Duri ZAA, Patel DV, Aichroth PM (2002) The immature athlete. Clin Sports Med 21:461–482.
6. Günther KP, Thielemann F, Bottesi M (2003) Der vordere Knieschmerz bei Kindern und Jugendlichen. Diagnostik und konservative Behandlung. Orthopäde 32:110–118.
7. Gunsch MD (2006) Die Behandlung des patellofemoralen Schmerzsyndroms mit Kompression und deren Wirkungsweise (Teil 1). Z. f. Physiotherapeuten 58:4–19.
8. Ireland ML, Willson JD, Ballantyne BT, Davis IM (2003) Hip strength in females with and without patellofemoral pain. J Orthop Sports Phys Ther 33: 671–676.
9. Kolowich PA, Paulos LE, Rosenberg TD, Farnsworth S (1990) Lateral release of the patella: indications and contraindications. Am J Sports Med 18:359–365.
10. Nelitz M, Lippacher S (2013) Das schmerzhafte kindliche Kniegelenk. Welche Besonderheiten sind bei offenen Wachstumsfugen zu beachten? Orthopädie im Profil 1:20–23.
11. Lankhorst NE, Bierma-Zeinstra SM, van Middelkoop M (2012) Risk factors for patellofemoral pain syndrome: A systematic review. J Orthop Sports Phys Ther 42:81–94.
12. Oberle M, Boeker T, Schlickewei W (2014) Knieschmerzen im Kindesalter. Teil 2: Nicht traumatische kindliche Knieschmerzen. Orthopädie und Unfallchirurgie up2date 9:363–381.
13. Pagenstert GI, Bachmann M (2008) Klinische Untersuchung bei patellofemoralen Problemen. Orthopäde 37:890–903.
14. Sanchis-Alfonso V (2008) Patellofemorale Schmerzen. Orthopäde 37:835–840.
15. Seitlinger G, Beitzel K, Scheurecker G, Imhoff A, Hofmann S (2011) Das schmerzhafte Patellofemoralgelenk. Orthopäde 40:353–370.
16. Souza RB, Powers CM (2009) Differences in hip kinematics, muscle strength and muscle activation between subjects with and without patellofemoral pain. J Orthop Sports Phys Ther 39:12–19.
17. Werner S (2014) Anterior knee pain: an update of physical therapy. Knee Surg Sports Traumatol Arthrosc 22:2286–2294.

Manfred Nelitz

13 Patellaluxation und patellofemorale Instabilität

Die Patellaluxation tritt typischerweise bei sportlichen Aktivitäten in der Adoleszenz zwischen dem 12. und 15. Lebensjahr auf. Die meisten Erstluxationen der Patella treten bei sportlichen Aktivitäten auf. Meist handelt es sich um eine atraumatische oder geringtraumatische Luxation durch ein Bagatellereignis [1], eine echte traumatische Luxation mit tangentialer Krafteinwirkung auf die Patella von medial ist extrem selten. Typisch findet sich ein Valgus-Flexions-Außenrotationstrauma ähnlich dem Unfallmechanismus bei Ruptur des vorderen Kreuzbandes vor. Häufig kommt es zur spontanen Reposition der Patella, dies wird von den Patienten bisweilen irrtümlicherweise als mediale Luxation empfunden. Die Luxation oder häufig auch Subluxation der Patella tritt jedoch fast ausschließlich nach lateral auf.

13.1 Biomechanik

In Kniestreckung ist die Patella leicht lateralisiert. Erst bei ca. 20 – 30° Kniebeugung gleitet die Patella in die Gleitrinne ein und wird durch die laterale Trochleawand zentriert. Mit zunehmender Beugung folgt die Patella dem Verlauf der Trochlea femoris und wird dadurch in tiefer Beugung wieder etwas lateralisiert [2].

Da die Patella in strecknaher Stellung nicht knöchern geführt wird und lediglich durch das mediale patellofemorale Ligament (MPFL) als Bestandteil des medialen Retinakulums gegen die laterale Luxation geschützt wird, ereignen sich die meisten Patellaluxationen in strecknaher Stellung. Über 90 % der Patienten zeigen nach einer Luxation eine Ruptur des MPFL. Eine traumatische Ruptur des MPFL führt deshalb zu einer Destabilisierung der Patella strecknah.

Ab 30° Flexion kommt der Dysplasie der Trochlea femoris eine wesentliche Bedeutung zu. Bei Vorliegen einer Trochleadysplasie ist die Trochlea insbesondere in der Eingangsebene abgeflacht oder in schweren Formen konvex. Dadurch erniedrigt sich oder fehlt die Steigung der lateralen Trochleafacette und damit der knöcherne Widerstand gegen eine laterale Luxation der Patella (Abb.13.1). Die Dysplasie der Trochlea femoris stellt deshalb den wichtigsten Risikofaktor für das Auftreten einer patellofemoralen Instabilität dar [3]. Dejour et al. [3] zeigten, dass bei 85 % aller Patienten mit rezidivierenden Patellaluxationen eine Dysplasie der Trochlea femoris nachweisbar ist.

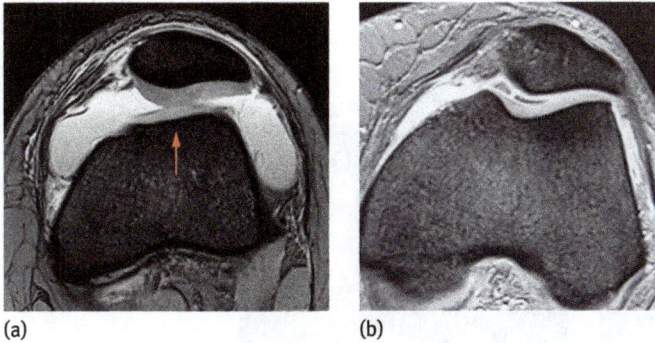

(a)   (b)

Abb. 13.1: Transversales MRT des Kniegelenkes in Höhe der proximalen Eingangsebene der Trochlea femoris zeigt eine Konvexität des trochlearen Knorpels (roter Pfeil). Zusätzlich ist die fehlende Steigung der lateralen Trochleafacette erkennbar (a). Zum Vergleich Normalbefund der Trochlea femoris mit erkennbarer Konkavität (b).

Neben der Trochleadysplasie sind mehrere weitere Risikofaktoren für das Auftreten einer patellofemoralen Instabilität bekannt. Meist finden sich bei der klinischen und radiologischen Untersuchung ein oder mehrere Risikofaktoren [3,4]. In einer aktuellen Studie fanden Steensen et al. [4] bei 58,3 % der Patienten mit rezidivierenden Patellaluxationen mehrere gleichzeitig vorliegende Risikofaktoren. Insbesondere die Kombination aus offenen Wachstumsfugen und Trochleadysplasie gilt als prognostisch ungünstig [5].

In Tabelle 13.1 sind die wesentlichen Risikofaktoren aufgeführt.

Tab. 13.1: Risikofaktoren der patellofemoralen Instabilität.

Trochleadysplasie
Patella alta
Erhöhter TT-TG
Femoraler oder tibialer Torsionsfehler
Genu valgum
Genu recurvatum
Hypermobilität (z. B. Ehlers-Danlos Syndrom)

13.2 Patellaerstluxation

Die Erstluxation der Patella führt meist zu einer schmerzhaften Schwellung des Kniegelenkes mit Hämarthros (Abb. 13.2). Häufig kommt es zur spontanen Reposition der Patella, so dass die Luxation unerkannt bleiben kann. Kommt es nicht zur spontanen Reposition, muss die Patella unter ausreichender Analgesie in Kniestreckung vorsichtig reponiert werden. Die Anamneseerhebung sollte vor allem die Klärung des Unfallmechanismus und die Frage nach einer möglicherweise bereits vorbestehenden Instabilität beinhalten. Die klinische Untersuchung zeigt typischerweise einen Kniegelenkerguss sowie Schmerzen über dem medialen Retinakulum.

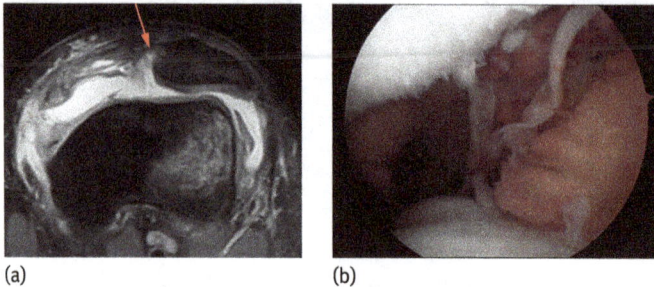

(a) (b)

Abb. 13.2: (a) Das transversale MRT des Kniegelenkes zeigt den typischen Befund einer akuten Luxation der Patella mit Ruptur des medialen patellofemoralen Ligamentes (MPFL), Ergussbildung und lateraler Subluxation der Patella (roter Pfeil). Zusätzlich ist eine abgeflache Trochlea femoris als Zeichen einer Trochleadysplasie erkennbar. Arthroskopischer Befund des gleichen Kniegelenkes mit erkennbarer intraartikulärer Verletzung des medialen Retinakulum (b).

Zusätzliche intraartikuläre osteochondrale Flake-Frakturen fanden sich bei 37,7 % der Patienten mit Patellaluxation (37,7 %) [6]. Bei schweren Verletzungen kann es zusätzlich zur Ruptur des vorderen Kreuzbandes kommen. Deshalb ist die kernspintomographische Abklärung eines Hämarthros nach Erstluxation der Patella obligat. Die Kernspintomographie ermöglicht zudem eine Beurteilung der Rupturlokalisation des MPFL. Zusätzlich sollten Röntgenbilder des Kniegelenkes in 2 Ebenen sowie eine Patella-Tangentialaufnahme angefertigt werden. Auf der exakt seitlichen Röntgenaufnahme lässt sich eine möglicherweise vorliegende Trochleadysplasie auch bei noch offenen Wachstumsfugen sicher diagnostizieren (Abb. 13.3). Abb. 13.4 zeigt eine typische osteochondrale Abscherverletzung nach Patellaluxation. Neben Begleitverletzungen kann die Kernspintomographie zusätzlich Aufschluss über möglicherweise vorliegende Risikofaktoren geben.

Findet sich, wie in Abb. 13.4 dargestellt, eine osteochondrale Verletzung, besteht die Indikation zur Arthroskopie des Kniegelenkes und wenn möglich Refixation des Fragmentes.

Bei einer Erstluxation ohne Begleitverletzung kann zunächst eine konservative Behandlung mit kurzfristiger Ruhigstellung in einer Orthese und anschließendem Muskelaufbautraining erfolgen [7]. Intermittierend kann durch eine Tapebehandlung die Patella zusätzlich stabilisiert werden. Liegen jedoch zusätzliche Risikofaktoren vor, beträgt das Reluxationsrisiko bis zu 69 % [5]. Auch wenn bisher keine eindeutigen Daten vorliegen, die eine primäre operative Stabilisierung nach Erstluxation favorisieren, so wird doch von verschiedenen Autoren eine Risikoanalyse zur Frage der Höhe des Reluxationsrisikos vorgeschlagen [8,9]. Liegt ein ungünstiges Risikoprofil vor, muss eine primäre operative Stabilisierung in Erwägung gezogen werden. Ein aktuelles

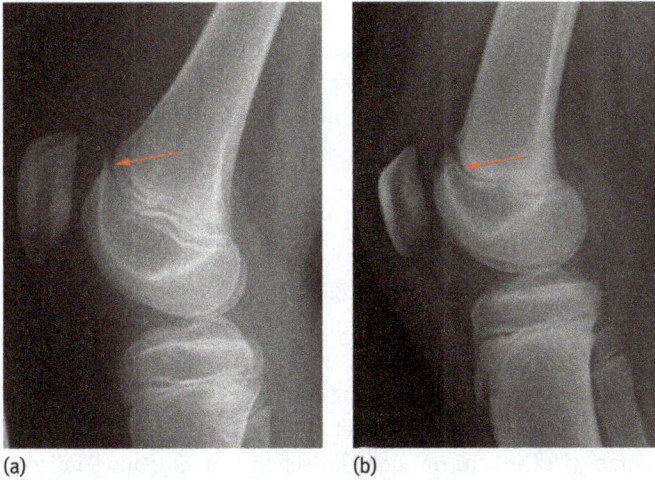

(a)   (b)

Abb. 13.3: Exakt seitliches Röntgenbild eines 11-jährigen Jungen mit positivem crossing-sign (Pfeil) als typischem radiologischen Zeichen einer hochgradigen Trochleadysplasie (a). Zum Vergleich Normalbefund mit parallel zu den Kondylen auslaufender Trochlea femoris (b).

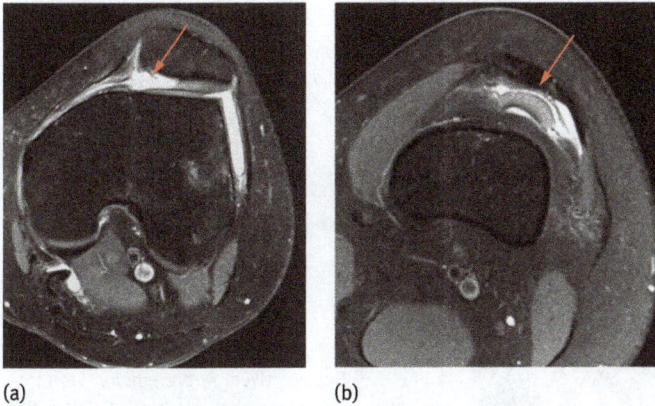

(a)   (b)

Abb. 13.4: Traumatischer chondraler Knorpelflake (roter Pfeil) an der medialen Patellafacette (a). Der chondraler Knorpelflake (roter Pfeil) findet sich als freier Gelenkkörper im oberen Rezessus (b).

Cochrane review [9] kommt ebenfalls zu der Schlussfolgerung, dass eine operative Therapie bei auch bei der Erstluxation erwogen werden sollte.

13.3 Patellofemorale Instabilität

Aktuelle Untersuchungen belegen das höhere Reluxationsrisiko bei Kindern und Jugendlichen im Vergleich zu Erwachsenen [5, 10]. Bei Versagen der konservativen Therapie mit rezidivierenden Subluxationen oder Luxationen der Patella besteht deshalb die Indikation zur operativen Stabilisierung der Patella. Rezidivierende Subluxationen und sogenannte latente Instabilitäten sind häufig schwierig zu diagnostizieren, da die Patienten nur über vordere Knieschmerzen berichten. Deshalb ist eine sorgfältige Anamneseerhebung und klinische Untersuchung erforderlich.

13.4 Klinische und radiologische Untersuchung

Klinisch zeigt sich fast immer eine Schmerzhaftigkeit mit häufig vorliegendem Schutzreflex bei Wegdrücken der Patella nach lateral (positives Apprehension-Sign) (Abb. 13.5). Die klinische Untersuchung bei Kindern umfasst zusätzlich die mediolaterale Verschieblichkeit der Patella sowie Überprüfung des *J-signs*. Bei positivem J-sign kommt es bei Streckung des Kniegelenkes zu einer plötzlichen Lateralisation der Patella, einem umgedrehten „J" ähnlich. Bei der klinischen Untersuchung müssen zusätzlich auch die angrenzenden Gelenke eingeschlossen werden, so kann ein möglicherweise zusätzlich vorliegender Torsions- oder Achsfehler als zusätzlicher Risikofaktor erkannt werden (Abb. 13.6).

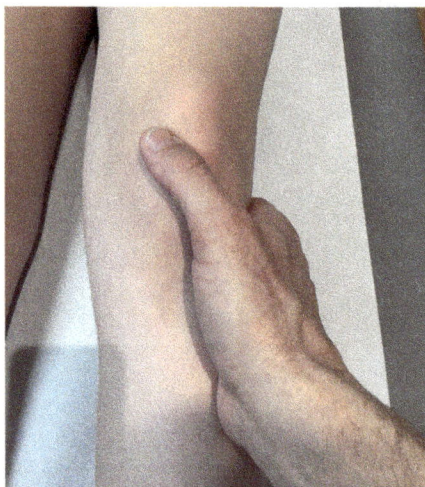

Abb. 13.5: Bei positivem *Apprehension-Sign* findet sich eine Schmerzhaftigkeit mit Schutzreflex bei Wegdrücken der Patella mit dem Daumen nach lateral.

Die erforderliche Bildgebung entspricht im Wesentlichen der der Erstluxation. Es sollten Röntgenbilder des Kniegelenkes in zwei Ebenen sowie eine Patella-Tangentialaufnahme angefertigt werden. Zudem ist eine MRT Diagnostik mit transversaler Schichtung obligat. In Abhängigkeit vom klinischen Befund sind ggf. zusätzlich eine Röntgen-Ganzbeinaufnahme oder ein MR-tomographisches Torsionsprofil erforderlich.

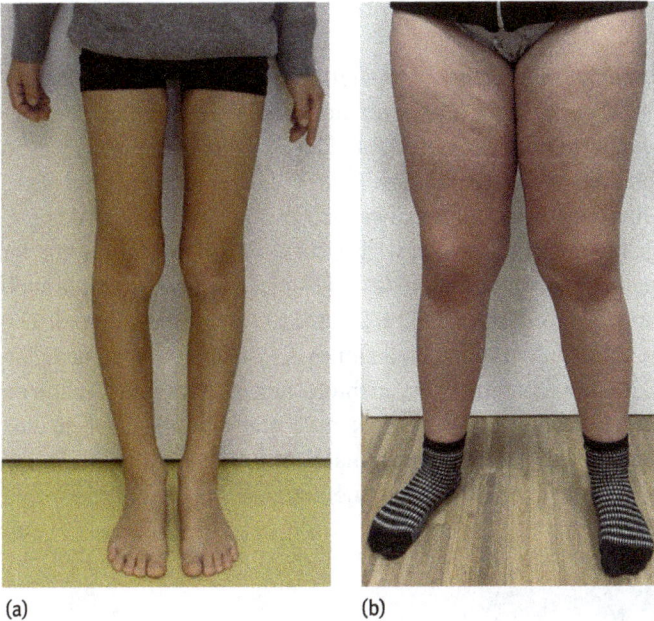

(a)   (b)

Abb. 13.6: Klinisches Bild eines 10-jährigen Jungen mit *inwardly pointing knee* als Hinweis für erhöhte femorale Antetorsion als typischer Risikofaktor der patellofemoralen Instabilität (a). Genua valga als Risikofaktor bei 12-jährigem Mädchen mit rezidivierenden Patellaluxationen (b).

13.4.1.1 TT-TG Abstand

Die Messung des TT-TG Abstands erfolgt anhand transversaler MRT-Aufnahmen. Der TT-TG Abstand beschreibt die Relation zwischen dem tiefsten Punkt der Trochlea und der Mitte der Tuberositas tibiae. Je höher der Messwert, desto höher der nach lateral gerichtete Zug des M. quadrizeps femoris. Als Richtwert wird ein TT-TG Wert über 20 mm als pathologisch angesehen. Es besteht jedoch kein Konsens, ab welchem Wert insbesondere bei Kindern eine operative Korrektur notwendig ist. Die Nachuntersuchung der eigenen Patienten zeigte auch bei erhöhtem TT-TG nach alleiniger MPFL Rekonstruktion gute klinische Ergebnisse.

13.4.1.2 Patella alta

Ein Hochstand der Patella stellt ebenfalls einen Risikofaktor der patellofemoralen Instabilität dar. In der Literatur sind mehrere radiologische Indizes (Insall/Salvati, Caton-Deschamps und Blackburn-Peel) beschrieben, mit denen die Höhe der Patella quantifiziert werden kann. Eindeutige Empfehlungen, ab welchem Wert eine Distalisierung der Patella erforderlich ist, existieren nicht. Bei offenen Fugen ist eine Distalisierung der Tuberositas tibiae obsolet. Die Nachuntersuchung der eigenen Patienten zeigte auch bei vorliegender Patella alta nach alleiniger MPFL-Rekonstruktion gute klinische Ergebnisse.

13.5 Therapie

Die Behandlung der kindlichen Patellaluxation stellt aufgrund der offenen Wachstumsfugen eine Besonderheit dar. In der Literatur wurden eine Vielzahl an weichteiligen Operationsmethoden wie laterales Release, mediale Raffung oder die Operation nach Goldthwait beschrieben. Mehrere Studien haben jedoch gezeigt, dass diese operativen Therapien eine hohe Rezidivrate aufweisen [11, 12, 13, 14, 15]. Da das mediale patellofemorale Ligament (MPFL) als der wichtigste weichteilige Stabilisator der Patella gilt, rückt die operative Rekonstruktion des MPFL als operative Therapie auch bei Kindern vermehrt in den Vordergrund [7, 17]. Abb. 13.7 zeigt die anatomische Präparation des medialen patellofemoralen Ligamentes als Bestandteil des medialen Retinakulum. In der aktuellen Literatur sind mehrere fugenschonende Techniken beschrieben [14, 15, 16, 17, 18, 19]. Der Ergebnisse eigener Untersuchungen zeigen eine hohe Patientenzufriedenheit ohne Reluxationen nach fugenschonender MPFL-Rekonstruktion mit distal gestieltem Quadrizepssehnentransplantat bei Kindern und Jugendlichen (Abb. 13.8) [17].

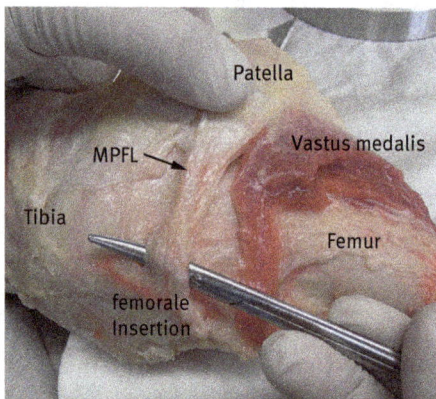

Abb. 13.7: Präparation des medialen patellofemoralen Ligament am anatomischen Präparat mit erkennbarer Lagebeziehung zum M. vastus medialis.

Ein wesentlicher Vorteil des Quadrizepssehnentransplantates zu Hamstring-Sehnen ist die Vermeidung von Bohrkanälen oder Knochenankern in der Patella. Liegt eine in Relation zum Zentrum der Trochlea pathologisch erhöhte Lateralisation der Tuberositas tibiae (erhöhter TT-TG) vor, kann die Rekonstruktion des MPFL mit einer OP nach Goldthwait mit Verlagerung der lateralen Patellasehnenhälfte nach medial kombiniert werden. Bei zusätzlich vorliegender Patella alta kann die Patella durch eine Tenodese der Patellasehne zusätzlich distalisiert werden. Sowohl die mediale Raffung als auch das laterale Release sollten als operative Therapie bei Kindern und Jugendlichen weitgehend verlassen werden. Liegt eine schwere Trochleadysplasie als wichtigster Risikofaktor einer patellofemoralen Instabilität vor, ist eine alleinige weichteilige Stabilisierung nicht erfolgversprechend. Von wesentlicher Bedeutung für die Therapieplanung ist die Bestimmung des Ausmaßes der Trochleadysplasie. Liegt allenfalls eine Abflachung der Trochlea (*low-grade Dysplasie*) vor, ist eine weichteilige

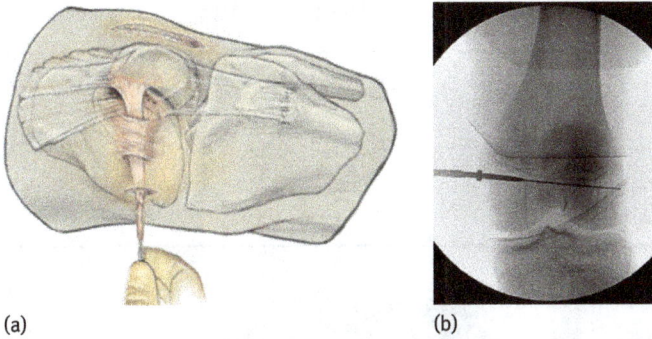

(a) (b)

Abb. 13.8: Schematische Darstellung der Operationstechnik der MPFL-Rekonstruktion mit distal ge-stieltem Quadrizepssehnentransplantat. Das Transplantat wird zwischen der 2. und 3. Kapselschicht zum femoralen Insertionspunkt gezogen (a) und anschließend unter Röntgenkontrolle anatomischen femoralen Insertionspunkt distal der Wachstumsfuge fixiert (b).

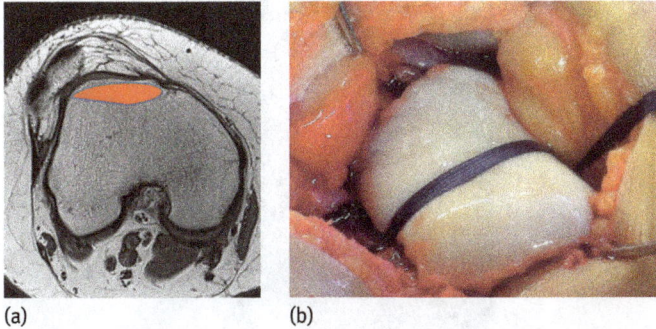

(a) (b)

Abb. 13.9: Erkennbare hochgradige Trochleadysplasie mit Luxation der Patella nach lateral. Der rot markierte Bereich zeigt den zu resezierenden subchondralen Knochen bei der vertiefenden Troch-leaplastik (a). Intraoperatives Bild nach Trochleaplastik und Fixation der osteochondralen Lamelle mit Vicrylband (b).

Stabilisierung durch Rekonstruktion des MPFL ausreichend. Liegt eine schwere Trochleadysplasie mit konvexer Eingangsebene und proximalem bump vor (high-grade Dysplasie), ist die Notwendigkeit einer Trochleaplastik gegeben [20, 21, 22, 23]. Die operative Korrektur einer schweren Dysplasie der Trochlea femoris ist aufgrund der möglichen Fugenverletzung erst nach Verschluss der Wachstumsfugen im späteren Jugendalter möglich. Nach Fugenschluss stellt die kombinierte Korrektur der Trochlea femoris und gleichzeitige Rekonstruktion des MPFL die kausale Therapie bei Patienten mit patellofemoraler Instabilität und Vorliegen einer hochgradigen Trochleadysplasie dar (Abb. 13.9). Mehrere Studien belegen die guten klinischen Ergebnisse der Troch-leaplastik ohne Reluxation der Patella [21, 22, 23].

Tab. 13.2: Kinderorthopädische Erkrankungen, die mit dem Risiko einer Patellaluxation einhergehen.

Down-Syndrom
Ehlers-Danlos-Syndrom
Nail-Patella-Syndrom
Ellis-van-Creveld-Syndrom
Infantile Zerebralparese
Osteogenesis imperfecta

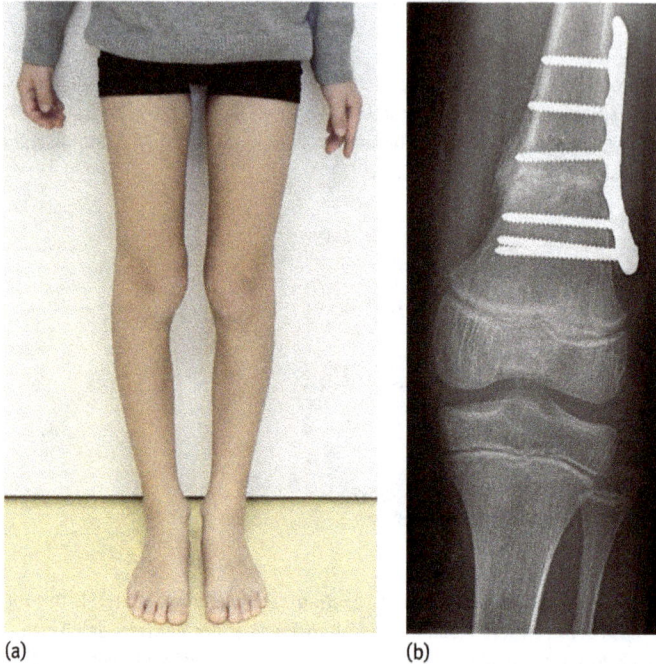

(a)   (b)

Abb. 13.10: Postoperatives Röntgenbild (b) nach Derotationsosteotomie mit winkelstabilem Implantat bei 11-jährigem Jungen mit hochgradigem Antetorsionssyndrom und rezidivierenden Patellaluxationen (a).

Ziel der operativen Therapie sollte die Korrektur der zugrunde liegenden Pathologie sein. Bei Vorliegen einer erhöhten femoralen Antetorsion als zusätzliche Ursache der Instabilität muss eine femorale Derotationsosteotomie als kausale Therapie in Erwägung gezogen werden (Abb. 13.10).

Eine Besonderheit stellt die kongenitale Luxation der Patella dar. Typischerweise ist die Patella sehr klein (Abb. 13.11). Unbehandelt führt die chronische Luxation der Patella durch die Lateralistion zu einer valgischen Beinachse mit medialer Instabilität und dadurch bedingten Belastungsbeschwerden. Therapeutisch ist in Abhängigkeit der zugrundeliegenden Pathologie eine operative Rezentrierung der Patella erforderlich (Abb.13.11).

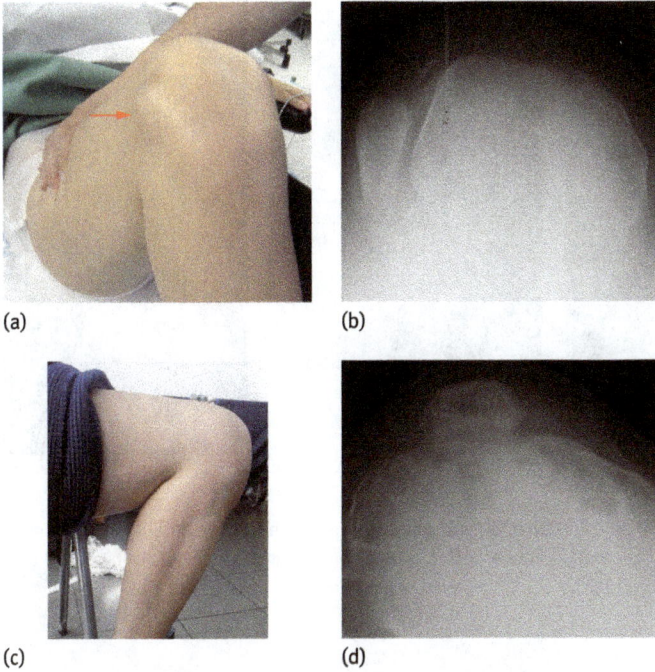

(a) (b) (c) (d)

Abb. 13.11: Klinisches Bild einer chronischen Luxation der Patella. Die Patella (roter Pfeil) liegt nicht reponibel im lateralen Rezessus (a). Die entsprechende Tangentialaufnahme der Patella bestätigt den klinischen Befund, zusätzlich erkennbare Abflachung der Trochlea femoris (b). Postoperative Tangentialaufnahme nach operativer Rezentrierung der Patella (c). Ein Jahr postoperativ beschwerdefreie Patientin und freie Beugefähigkeit des Kniegelenkes (d).

Unterschiedliche kinderorthopädische Erkrankungen sind mit erhöhtem Risiko für eine patellofemorale Instabilität assoziiert (Tab. 13.2) [24, 25]. Abb. 13.12 zeigt die operative Korrektur bei chronischer Patellaluxation mit konsekutivem Genu valgum bei einer Patientin mit Ellis-van-Creveld-Syndrom [24].

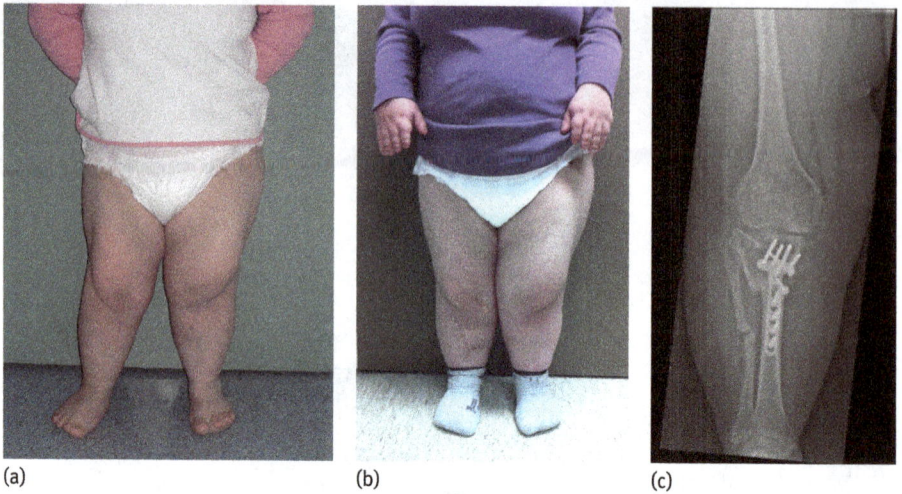

(a)   (b)   (c)

Abb. 13.12: Genu valgum bei Ellis-van-Creveld-Syndrom mit schmerzhaft eingeschränkter Gehstrecke (a). Begradigung der Beinachse nach knöcherner operativer Korrektur der tibialen Fehlstellung mit Rezentrierung der Patella (b, c) [24].

13.6 Literatur

1. Balcarek P, Frosch KH. Die Patellaluxation im Kindes- und Jugendalter. Arthroskopie 2012; 25:266–274
2. Amis AA, Senavongse W, Bull AM. Patellofemoral kinematics during knee flexion-extension: an in vitro study. 2006; J Orthop Res 24:2201–2211
3. Dejour H, Walch G, Nove-Josserand L, Guier CH. Factors of patellar instability: an anatomic radiographic study. Knee Surg Sports Traumatol Arthrosc. 1994; 2:19–26
4. Steensen RN, Bentley JC, Trinh TQ, Backes JR, Wiltfong RE. The prevalence and combined prevalences of anatomic factors associated with recurrent patellar dislocation: a magnetic resonance imaging study. Am J Sports Med. 2015; 43:921–7
5. Lewallen LW, McIntosh AL, Dahm DL Predictors of recurrent instability after acute patellofemoral dislocation in pediatric and adolescent patients. Am J Sports Med. 2013; 41:575–81
6. Seeley MA, Knesek M, Vanderhave KL. Osteochondral injury after acute patellar dislocation in children and adolescents J Pediatr Orthop. 2013 33:511–8).
7. Vavken P, Wimmer MD, Camathias C, Quidde J, Valderrabano V, Pagenstert G. Treating patella instability in skeletally immature patients. Arthroscopy. 2013; 29:1410–22
8. Balcarek P, Oberthür S, Hopfensitz S, Frosch S, Walde TA, Wachowski MM, Schüttrumpf JP, Stürmer KM (2014) Which patellae are likely to redislocate? Knee Surg Sports Traumatol Arthrosc. 22:2308–14
9. Smith TO, Donell S, Song F, Hing CB. Surgical versus non-surgical interventions for treating patellar dislocation Cochrane Database Syst Rev. 2015; 26;2
10. Atkin DM, Fithian DC, Marangi KS. Characteristics of patients with primary acute lateral patellar dislocation and their recovery within the first 6 months of injury. Am J Sports Med. 2000; 28:472–479

11. Bedi H, Marzo J The biomechanics of medial patellofemoral ligament repair followed by lateral retinacular release. Am J Sports Med. 2010 38:1462–7
12. Vähäsarja V, Kinnunen P, Lanning P, Serlo W. Operative realignment of patellar malalignment in children. J Pediatr Orthop. 1995; 15:281–285
13. Aärimaa V, Ranne J, Mattila K, Rahi K, Virolainen P, Hiltunen A. Patellar tendon shortening after treatment of patellar instability with a patellar tendon medialization procedure. Scand J Med Sci Sports. 2008; 18:442–44
14. Gerbino PG, Zurakowski D, Soto R, Griffin E, Reig TS, Micheli LJ. Long-term functional outcome after lateral patellar retinacular release in adolescents: an observational cohort study with minimum 5 year follow-up. J Pediatr Orthop. 2008; 28: 118–123
15. Nelitz M, Theile M, Dornacher D, Lippacher S. Analysis of failed sugery for patellar instability in children with open growth plates. Knee Surg Sports Traumatol Arthrosc. 2012; 20:822–828
16. Deie M, Ochi M, Sumen Y, Yasumoto M, Kobayashi K, Kimura H. Reconstruction of the medial patellofemoral ligament for the treatment of habitual or recurrent dislocation of the patella in children. J Bone Joint Surg Br. 2003; 85:887–890
17. Nelitz M, Williams SR. Anatomic reconstruction of the medial patellofemoral ligament in children and adolescents using a pedicled quadriceps tendon graft. Arthrosc Tech. 2014; 28;3: e303–8
18. Nelitz M, Dreyhaupt J, Reichel H, Woelfle J, Lippacher S. Anatomic reconstruction of the medial patellofemoral ligament in children and adolescents with open growth plates: surgical technique and clinical outcome. Am J Sports Med.2013; 41:58–63.
19. Sillanpää PJ, Mäenpää HM, Arendt EA. Treatment of lateral patella dislocation in the skeletally immature athlete. Oper Tech Sports Med. 2010; 18:83–92
20. Bereiter H, Gautier E. The trochleaplasty as a surgical therapy of recurrent dislocation of the patella in dysplastic trochlea of the femur. Arthroskopie 1994; 7:281–286
21. Nelitz M, Dreyhaupt J, Lippacher S. Combined trochleoplasty and patellofemoral ligament reconstruction for recurrent patellar dislocation in severe trochlear dysplasia. A minimum two years follow-up study. Am J Sports Med 2013; 41:1005–12
22. Nelitz M, Williams SR. Kombinierte Trochleaplastik und Rekonstruktion des medialen patellofemoralen Ligaments zur Behandlung der patellofemoralen Instabilität. Oper Orthop Traumatol. 2015. 27:495–504
23. Ntagiopoulos PG, Byn P, Dejour D.Midterm results of comprehensive surgical reconstruction including sulcus-deepening trochleoplasty in recurrent patellar dislocations with high-grade trochlear dysplasia. Am J Sports Med 2013;41:998–1004
24. Jöckel JA, Reichel H, Nelitz M. Correction of knee deformity in patients with Ellis-van Creveld syndrome: A case report and review of the literature. Knee. 2012; 19:218–22.
25. Lippacher S, E. Mueller-Rossberg, H. Reichel, M. Nelitz Correction of malformative patellar instability in patients with nail-patella syndrome: A case report and review of the literature Orthop Traumatol Surg Res. 2013 99:749–54

Register